柳氏中医方证法式

柳少逸 编著

全国百佳图书出版单位
中国中医药出版社
·北京·

图书在版编目（CIP）数据

柳氏中医方证法式／柳少逸编著．—北京：中国中医药出版社，2023.8
ISBN 978－7－5132－8158－4

Ⅰ.①柳… Ⅱ.①柳… Ⅲ.①中医临床-辨证论治 Ⅳ.①R241

中国国家版本馆 CIP 数据核字（2023）第 087033 号

中国中医药出版社出版
北京经济技术开发区科创十三街 31 号院二区 8 号楼
邮政编码　100176
传　真　010－64405721
山东华立印务有限公司印刷
各地新华书店经销

开本 880×1230　1/32　印张 13　字数 278 千字
2023 年 8 月第 1 版　2023 年 8 月第 1 次印刷
书　号　ISBN 978－7－5132－8158－4

定　价　68.00 元
网　址　www.cptcm.com

服 务 热 线　010－64405510
购 书 热 线　010－89535836
维 权 打 假　010－64405753

微信服务号　zgzyycbs
微商城网址　https：／kdt. im／LIdUGr
官方微博　http：／e. weibo. com／cptcm
天猫旗舰店网址　https：／／zgzyycbs. tmall. com

如有印装质量问题请与本社出版部联系（010－64405510）
版权专有　侵权必究

序

宋代林亿《金匮要略方论》序云："尝以对方证对者，施之于人，奇效若神。"家父吉忱公临证，均以"方证立论"，大有"以对方证对者，施之于人，其效若神"之验，从而成为柳氏医学流派"以方证立论法式"施于临床的开山之祖。据《汉书·艺文志》序及方技略可知，经方十一家有《汤液经法》三十二卷。据陶弘景《辅行诀脏腑用药法要》可知，张仲景《伤寒杂病论》中的方剂，来源于伊尹《汤液经法》。于是，后世医家宗其立方之要，在临床实践的基础上，形成众多的有效方剂。余亦"以对方证对者，施之于人"，或经方，或时方，或经方头时方尾，均收效于预期。从《柳吉忱诊籍纂论》《牟永昌诊籍纂论》《柳少逸医案选》《柳少逸医论医话》《伤寒方证便览》《金匮要略讲稿》及《柴胡汤类方及其应用》中之医案，均可见之。于是，"以方证立论"遂成为柳氏医学流派临床辨证施治之法式，并以此形成柳氏"方证学派"的学术特色。即便是针灸术、推拿术，也是以"方证立论"为临床应用之法式。从拙著《经络腧穴原始》《〈黄帝内经〉针法针方讲记》《〈扁鹊心书〉灸法讲解》《小儿推拿讲稿——广意派传承录》《医经学派推拿术讲稿》，均可见之。

本书共分为四章。第一章在理论上阐述了"以方证立论"是柳氏医学流派的临床思辨方法，具有重要方法论的意义。同时，阐发了方剂学的产生和发展，为方证立论提供了坚实的理论支持和广阔的应用范围，即有众多的可用之方。应该说，同病异治和异病同治，是方证立论法式应用的两大法门，故在后三章中，以"临床应用举隅"形式，分别以"同病异治""异病同治"及针灸推拿法，谈"以方证立论法式"在临床上的应用。应当说仅为举例说明，权为引玉之作。

本书表述的是一种临床思维方法，同时对工作室的同学们学习柳氏医学丛书，传承"柳氏医学流派"的理论体系、临床经验和学术思想，也会有所裨益，故结集名曰《柳氏中医方证法式》。

柳少逸

2019 年 6 月 30 日

目 录

第一章 方证法式概要 ·············· 1
第一节 "以方证立论"为柳氏医派临证法式 ········ 3
第二节 方剂学的产生和发展为"方证立论"提供了坚实的理论支持 ············· 9
第三节 同病异治与异病同治是方证应用的两大法门 ······ 13

第二章 同病异治方证法式 ·············· 17
第一节 痛风及尿酸肾病方证法式 ············ 19
一、概述 ························ 19
二、病因病机 ···················· 19
三、方证法式 ···················· 22
第二节 水肿方证法式 ·················· 68
一、概述 ························ 68
二、病因病机 ···················· 69
三、方证法式 ···················· 70
第三节 气肿方证法式 ·················· 78
一、概述 ························ 78
二、病因病机 ···················· 78

三、方证法式 …… 79

第四节 泌尿系结石方证法式 …… 83
一、概述 …… 83
二、病因病机 …… 84
三、方证法式 …… 85
四、医案举例 …… 91

第五节 高血压病方证法式 …… 98
一、概述 …… 98
二、病因病机 …… 98
三、方证法式 …… 99
四、医案举例 …… 102

第六节 胆石症方证法式 …… 106
一、概述 …… 106
二、病因病机 …… 106
三、方证法式 …… 107

第七节 胃脘痛方证法式 …… 111
一、概述 …… 111
二、病因病机 …… 111
三、方证法式 …… 112

第八节 冠心病方证法式 …… 125
一、概述 …… 125
二、病因病机 …… 126
三、方证法式 …… 127
四、医案举例 …… 133

第九节 咳嗽方证法式 …… 138

一、概述 …………………………………… 138
　　二、病因病机 ……………………………… 140
　　三、方证法式 ……………………………… 141
第十节　哮喘方证法式 ………………………… 146
　　一、概述 …………………………………… 146
　　二、病因病机 ……………………………… 147
　　三、方证法式 ……………………………… 147
第十一节　妇科癥瘕方证法式 ………………… 150
　　一、概述 …………………………………… 150
　　二、病因病机 ……………………………… 151
　　三、方证法式 ……………………………… 151
　　四、医案举例 ……………………………… 154
第十二节　小儿脑瘫方证法式 ………………… 156
　　一、概述 …………………………………… 156
　　二、病因病机 ……………………………… 157
　　三、方证法式 ……………………………… 157
第十三节　类风湿关节炎方证法式 …………… 162
　　一、概述 …………………………………… 162
　　二、病因病机 ……………………………… 163
　　三、方证法式 ……………………………… 163

第三章　异病同治方证法式 ………………… 173
　第一节　小柴胡汤方证法式 ………………… 175
　　一、方证分析 ……………………………… 175
　　二、医案举例 ……………………………… 177

第二节 柴胡加龙骨牡蛎汤方证法式 ········· 184
  一、方证分析 ························· 184
  二、医案举例 ························· 185

第三节 柴胡桂枝汤方证法式 ··············· 202
  一、方证分析 ························· 203
  二、医案举例 ························· 204

第四节 大柴胡汤方证法式 ················· 208
  一、方证分析 ························· 209
  二、医案举例 ························· 210

第五节 鳖甲煎丸方证法式 ················· 213
  一、方证分析 ························· 214
  二、医案举例 ························· 215

第六节 阳和汤方证法式 ··················· 220
  一、方证分析 ························· 220
  二、医案举例 ························· 221

第七节 麻黄连轺赤小豆汤方证法式 ········· 234
  一、方证分析 ························· 235
  二、医案举例 ························· 235

第八节 补中益气汤方证法式 ··············· 242
  一、方证分析 ························· 242
  二、医案举例 ························· 243

第九节 二陈汤方证法式 ··················· 247
  一、方证分析 ························· 248
  二、医案举例 ························· 248

第十节 桂枝茯苓丸方证法式 ··············· 252

一、方证分析 ·········· 252
二、医案举例 ·········· 253

第四章 针灸推拿方证法式 ·········· 259

第一节 痹证针方方证法式 ·········· 261
一、概述 ·········· 261
二、病因病机 ·········· 261
三、方证法式 ·········· 262

第二节 胸痹针方方证法式 ·········· 274
一、概述 ·········· 274
二、病因病机 ·········· 274
三、方证法式 ·········· 276

第三节 手太阴肺经针方方证法式 ·········· 280
一、概述 ·········· 280
二、病因病机 ·········· 281
三、方证法式 ·········· 282

第四节 《扁鹊心书》中脘灸方方证法式 ·········· 288
一、概述 ·········· 288
二、方证应用 ·········· 289

第五节 《扁鹊心书》关元灸方方证法式 ·········· 302
一、概述 ·········· 302
二、方证应用 ·········· 303

第六节 《扁鹊心书》食窦灸方方证法式 ·········· 335
一、概述 ·········· 335
二、方证应用 ·········· 336

第七节 小儿发热摩方方证法式 …………… 346
一、概述 ……………………………………… 346
二、方证法式 ………………………………… 346

第八节 小儿咳嗽摩方方证法式 …………… 349
一、概述 ……………………………………… 349
二、病因病机 ………………………………… 350
三、方证法式 ………………………………… 350

第九节 足少阴肾经摩方方证法式 ………… 353
一、概述 ……………………………………… 353
二、方证法式 ………………………………… 354

第十节 头痛摩方方证法式 ………………… 357
一、概述 ……………………………………… 357
二、方证法式 ………………………………… 358

第十一节 眩晕摩方方证法式 ……………… 369
一、概述 ……………………………………… 369
二、方证法式 ………………………………… 370

第十二节 中风摩方方证法式 ……………… 376
一、概述 ……………………………………… 376
二、方证法式 ………………………………… 377

第十三节 腰痛摩方方证法式 ……………… 393
一、概述 ……………………………………… 393
二、方证法式 ………………………………… 393

后 记 ………………………………………… 401

第一章

方证法式概要

第一节

"以方证立论"为柳氏医派临证法式

柳氏医学流派在理论上创建了"中国象数医学"理论体系、疑难病"病机四论"体系、太极思维辨证体系和中医复健医学体系，在临床上"以方证立论"为柳氏医学流派临证法式，从而形成了"方证学派"的学术体系。

张仲景在《伤寒论》序中云："感往昔之沦丧，伤横夭之莫救，乃勤求古训，博采众方，撰用《素问》《九卷》《八十一难》《阴阳大论》《胎胪药录》，并平脉辨证，为《伤寒杂病论》，合十六卷。"由此可见，张仲景在《黄帝内经》《难经》的基础上，总结了汉代以前的医学成就，并以其临床经验，根据《素问·热论》的六经分证，创造性地把外感疾病错综复杂的证候总结为六经辨证，严密而有效地将理、法、方、药一线贯穿，有效地指导了外感疾病及其他杂病的辨证论治，从而奠定了辨证论治的基础，为后世医学的发展做出极其重要的贡献。

《医宗己任编》尝云："夫立方各有其旨，用方必求其当。"此是余结合临床实践，编著《伤寒方证便览》《金匮方证便览》之谓也。以证统方，以方类证，方证结合，有法则，有案例，一览仲景方治病之精要。即使用于治疗现代医学之疾病时，亦应辨病与辨证相结合。大凡具备该方证之相应病机，无论何病，均可

"以方证立论"应用之，此乃柳氏学派临证法式也。如桂枝汤可广泛应用于现代医学众多疾病中，其使用原则，只要具有桂枝汤证——营卫失和之病机者，皆可应用。也正如清代吴仪洛所云："夫医学之要，莫先于明理，其次则在辨证，其次则在用药。理不明，证于何辨，证不辨，药于何用？"故而《伤寒杂病论》中经方的应用，则重在辨证明理。

《金匮要略》是《伤寒杂病论》的杂病部分。其对于杂病的治疗法则，主要体现在两个方面：一是根据人体脏腑经络之间的整体性，提出了有病早治，以防止病势的传变发展。如《金匮要略·脏腑经络先后病脉证》篇所云："见肝之病，知肝传脾，当先实脾……人能养慎，不令邪风干忤经络，适中经络，未流传脏腑，即医治之。"二是根据治病求本的精神，重视人体正气。因为人体抗病能力悉赖正气，正气虚损，药物治疗就难以奏效。故《金匮要略》对于慢性衰弱性疾病，尤为注重观察脾肾两脏功能是否衰退。因为脾胃是后天之本，生化之源；肾是先天之本，生命之根。内伤病至后期，往往会出现脾肾虚损证候。脾肾虚损，会影响其他脏腑，促进病情恶化，故补脾益肾是治疗内伤疾患的根本方法。这种观点，从《金匮要略·血痹虚劳病脉证并治》篇中所列的小建中汤、肾气丸等方证可以看到其大概内涵。

《金匮要略》对于方剂的运用，总体来说是立方严谨，用药精当，化裁灵活。有时一病可用数方，有时一方可治多病，充分体现了"同病异治"和"异病同治"的辨证论治精神。同是一种疾病，但由于人体体质或病机上的差异以及病位的不同，故在治法上也就有所区别。例如同为胸痹病，同有"心中痞气，气结在胸，胸满"的症状，但若阴邪偏盛，阳气不虚者，可用枳实薤白桂枝汤以通阳开结，泄满降逆；阳气已虚者，则用人参汤以补中助阳，使阳气振奋则阴邪自散。又如同为溢饮病，其治疗有"当发其汗，大青龙汤主之，小青龙汤亦主之"，这是针对溢饮的具体病情采用不同的汗法。如邪盛于表而兼有郁热者，则用大青龙汤发汗兼清郁热；如病属表寒里饮俱盛者，则用小青龙汤发汗兼温化里饮。综上所述，《金匮要略》一书，不仅对中医方剂学和中医临床医学的发展起到极重要的推动作用，同时也促进了中医基础理论、方剂学、临床医学三位一体的发展，形成了完整的独具特色的中医学理论体系。故林亿有"尝以对方证对者，施之于人，其效若神"的赞誉。

《潜夫论》云："凡治病者，必先知脉之虚实，气之所结，然后为之方。"此约言方者，药方也。《诗·大雅》云："万邦之方，下民之王。"毛传注云："方，则也。"《易·系辞》云："方以类聚，物以群分。"故广而言之，方者，法度、准则也，又义理、道理也。明代李士材《伤寒括要》有"方者，定而不可易者也；法者，活而不可拘者也。非法无以善其方，非方无以疗其症"的论述。清代吴谦《医宗金鉴》尚有"方者一定之法，法者不定之方也。古人之方即古人之法寓焉。立一方，必有一方之精意存于其中，不求其精意，而徒执其方，是执方而昧法也"的记载。故"方因法立，法就方施"，乃仲景组方之内涵，从而印证了柳氏医派在临床中，运用"以方证立论"法式的合理内涵，此法式的应用，也是柳氏医派临证之法则也。清代张璐云："伤寒诸方，为古今方书之祖。"故而仲景被后世称为"医圣",其方被誉为"经方之祖",此即"祖方"之语源。由此可知,祖方,又称祖剂,系指张仲景《伤寒杂病论》中的方剂,并以祖方归类,于是就有了桂枝汤类、麻黄汤类、小柴胡汤类等几类方剂的出现。宗于此,明代施沛以《黄帝内经》《汤液经法》为宗,仲景方为祖,归类介绍流传名方,撰《祖剂》四卷;清代张璐《张氏医通》引用书目中有《伊尹汤液》,在卷十六中有"祖方"一卷,将主方分30类,并云:"夫字有字母,方有方祖,自《伊尹汤液》一脉相传。"其后清代徐灵胎有《伤寒类方》一卷,将仲景方分为桂枝汤、麻黄汤等12类方。清代王旭高又根据《伤寒类方》,著《退思集类方歌注》,分麻黄汤、桂枝汤、葛根汤等24类方。由此可知,伊尹根据《本草经》的知识创立了《汤液经法》,而张仲景继承了伊尹《汤液经法》的经验,广验于临床,从而发展了药物学的知识。仲景《伤寒论》的方药知识,取法于伊尹《汤液经法》,从而形成了《伤寒论》辨证论治体系中理、法、方、药四个方面中的重要内容,而"祖剂""祖方""类方"又成为方剂学分类的重要方法。

在《伤寒论》中,有小柴胡汤临床应用的化裁,如"若胸中烦,不呕者,去半夏、人参,加瓜蒌实一枚",此条也可名之曰"小柴胡去半夏人参加瓜蒌实汤"。它如《伤寒论·辨太阳病脉证并治》中,有小柴胡汤证兼有胃肠实热证者,有柴胡加芒硝汤之施,即小柴胡汤加芒硝,此乃仲景小柴胡汤之类方。再如后世宋代《普济本事方》有"小柴胡加地黄汤"之立,清代徐灵胎谓"此乃热入血室"之用方。再如《沈氏尊生书》中柴苓汤,乃时方也，然该方是经方小柴胡汤合五苓散而成。故清代张璐谓"伤寒诸方，为古今方书之祖"。所以何谓"经方派"？何谓"时方派"？若"以方证立论"法式施于临床就无经方、时方之界畔了！因余有众多"以方证对者，施于临床"的经方验案，故被人称为"经方派"，实则我尚有"经方头时方尾"或"时方"之治验。有人问："你到底何派？"我说："我是方证派。"从方剂学的形成和发展来看"以方证立论"施于临床，就不存在什么"经方派""时方派"了。若固守"方派"阵地，则有失仲景"以方证立论"之旨意。若刻意于经方应用，将后世方视为另类，也就大有抱残守缺之虞了。

　　由此看来，经方的范围，除张仲景《伤寒杂病论》中的方剂外，当涵盖后世由仲景方而化裁的"类方"。宋代林亿等《金匮要略方论》序云："尝以对方证对者，施之于人，其效若神。"家父吉忱公临证，均"以方证立论"且根据病因病机的需要，或经方，或时方，或经方头时方尾，大有"以对方证对者，施之于人，其效若神"之验，从而成为柳氏医学流派"以方证立论法式"施于临床的"方证派"开山之祖。宗于此，余亦"以对方证对者，施之于人"，广验于临床，均有显效。故而有《伤寒方证便览》《金匮方证便览》《柴胡汤类方及其应用》结集。由此可见，余在临证中或经方，或时方，或经方头时方尾，均是"以方证立论"，遂成为我临床辨证施治之规矩准绳。鉴于其独具特点的方法论价值，故被称为柳氏学派临床辨证论治之法式。从柳氏医学丛书中均可窥见这一学术特色，如总结家父吉忱公医疗经验之《柳吉忱诊籍纂论》及余之《柳少逸医论医话选》

《柳少逸医案选》等籍。非但方药的临床应用是如此，而针灸术、推拿术，也是"以方证立论法式"为临床之应用特点。而以针方、灸方、摩方的形式施于临床，在拙著《经络腧穴原始》《〈内经〉针法针方讲记》《〈扁鹊心书〉灸法讲解》《小儿推拿讲稿——广意派传承录》《医经学派推拿术讲稿》中，也得以阐发之。

若说"理必《内经》，法必仲景，药必《本经》"是柳氏医学流派的临证法则，而"以方证立论法式"当是该派在临床辨证思维方法上的一大特点。自"柳少逸中医传承工作室"建立以来，学生们对本学派的理论体系和医疗经验，进行了较为系统的学习和研究，同时也对数万份医案进行了归类整理，以探讨柳氏医派各科临证之法要。而如何应用经方，如何在临床中实施方证立论法式，也成了学生们的一个新课题。"以方证立论为柳氏学派临证法式"，意谓非但经方，而对时方的应用，也均须遵循这一临证之通则。其后，余将家父吉忱公、学师牟永昌公及我等应用经方及其类方的部分医案，整理汇编成册，名曰《柳氏医派经方治验录》。同时工作室的同学亦"以方证立论法式"之法整理医案，编撰柳氏临床各科之"临证治验录"。意在举例说明《金匮要略方论》"以对方证对者，施之于人，其效若神"之语，绝非妄论。

若说家父吉忱公"理必《内经》，法必仲景，药必《本经》"之训，是柳氏医派崇尚经典理论学术体系的一大特点，而"以方证立论法式"是该派临床上具有方法论的学术特点。二者构成了柳氏医派在临床上的辨证论治理论体系。

第二节

方剂学的产生和发展为"方证立论"提供了坚实的理论支持

中医学具有丰富的唯物论和辩证法的思想，其显著的特点就是具有深刻的哲学渊源。方剂是由药物配伍组成的，它是中医学治病的主要方法之一（但不是唯一方法，其他如针灸、推拿、外治、导引、食补等疗法）。方剂学是研究和阐明治疗与方剂基本知识和临床应用规律的一门基础学科之一，验诸临床，可概括为"同病异治"和"异病同治"八个字，"同病异治"可谓之"经的诊断治疗学"，"异病同治"可谓之"纬的诊断治疗学"，二者的共同点，均有"证"的决定用药指征。"证"是立法处方的前提，故研究方剂学离不开"证"这个前提。因理、法、方、药构成了中医辨证施治的四部曲，是一个辩证的统一体，从而印证了柳氏医学流派在临床中"方证立论法式"的合理内涵，从而形成了"柳氏方证学派"的学术特点，以此模糊了"经方派"与"时方派"的界畔。

1. 方剂的产生是中药学发展的必然趋势

方剂有着悠久的历史，相传为商代贤相伊尹所发明，皇甫谧《针灸甲乙经》序有"伊尹以亚圣之才，撰用《神农本草》，以为《汤液》"的记载，说明方剂的产生源远流长。实际上，方剂的出现是我们祖先寻找食物的同时，偶然发现某些植物能治疗一些疾病，或误食了有毒的药草，当毒性反应过后，却治好了某些疾病，因而发现了能治病的药草，古人称之为"本草"。经过了不知多少年的医疗实践，积累了丰富的药物学知识，在这个基础上进一步把几种药物加在一起，经过加工成丸散，或煎熬成为汤剂而验之临床。实践证明了汤剂的疗效比单味药好得多。从单方到复方的发展，这是药物治疗学上的一个跃进。至汉代张仲景在《黄帝内经》《难经》《神农本草经》《汤液经法》的基础上，总结了汉以前的医学成就，并以其临床经验，著有《伤寒杂病论》，将理、法、方、药一线贯穿，有效地指导着外感疾病及杂病的辨证论治，从而"以方证立论法式"应用于临床，故而被后世称为"医圣""经方之祖"。单方的出现，开始带有很大成分的偶然性，而复方的出现说明了必然性决定了事物发展的根本趋势，因必然性是事物发展过程中居支配地位的，一定要贯彻下去的趋势，它决定着事物发展的前途和方向。

2. 治法是方剂学形成的理论基础

治法，是在辨清证候、审明病因病机后，有针对性地采取的治疗方法，所以说证是设法立方用药的基础。早在《黄帝内经》时期，已载有治法理论和具体之法。从论治的特点而论，其一有"早治防变"之法。如《素问·四气调神大论》云："是故圣人不治已病治未病，不治已乱治未乱，此之谓也。夫病已成而后药之，乱已成而后治之，譬犹渴而穿井，斗而铸锥，不亦晚乎！"《灵枢·官能》云："是故上工之取气，乃救其萌芽，下工守其已成,因败其形。"其二有"辨证施治"之法,如《灵枢·本神》云:"必审五脏之病形,以知其气之虚实,谨而调之也。"《素问·调经论》云:"五脏者,故得六腑与为表里,经络肢节,各生虚实,其病所居,随而调之。"《灵枢·百病始生》云:"察其所痛,以知其应,有余不足,当补则补,当泻则泻,毋逆天时,是谓至治。"至于其治则,则有治病求本、调理阴阳、补虚泻实、标本缓急、正反逆从、同病异治及因时、因地、因人制宜的不同,所以"以方证立论"是这一辨证关系的高度概括。

3. 方剂的组成是以辨证规律为指导的

世界上的事物是形形色色,千差万变的,每一个事物之所以是它自己而不是别的事物,就是因为它自己的质,质是一种事物区别于其他事物的特殊的内在规律性。方剂是在辨证的基础上,按组方原则,选择切合病情的药物,也不是同类药物的罗列及同类药效的相加,而是相辅相成的,是由不同性能的几种药物组成,也就是由几种不同质的药物组成。古代将药物分为"君""臣""佐""使",现多称"主""辅""佐""使"。所谓主药,是针对病因或疾病的本质,或对主证起主要作用的药物,以解决主要矛盾;辅药是协助主药更好地发挥功效的药物;佐药是治疗兼证或协同主、辅药发挥疗效,或用以作反佐的药物;使药多作引经药或调和药。

就每一味药物而论其都有一定的属性,属性是事物的质在同别种事物发生关系时的表现,同一物质可以表现为多种属性。就药物而言,都有一定的性能,其内容主要包括"四气""五味"

"升降浮沉"及"归经"等，这就是中药的药性理论，它是古人在长期的医疗实践中逐步探索归纳出的。如四气是药物的寒、热、温、凉四种不同的属性，其产生的依据，是针对疾病的寒热而论。就是说凡能治疗热性病的药物，多具寒凉之性；凡能治疗寒性病的药物，多具温热之性，所以这种药性理论的"假说"是有着坚实的临床实践基础的。再如药物的升降浮沉性能，是指药物作用于人体表里上下的作用趋向而言，这些不同的趋向，又与药物的气味及质地轻重有关。凡味属辛、甘，气属温热类的药物大都具升浮之功；凡味属苦、酸、咸，气属寒凉类的药物大都具沉降之能。凡质轻的药物（植物的花叶）多升浮；凡质重的药物（植物根茎、果实、种子、矿物、贝壳、化石类）多沉降。

蔡陆仙云："盖所谓方者，谓支配之法度也；所谓剂者，谓兼定其分量标准也。方则仅定其药味，剂则必斟酌其轻重焉。"说明了事物除了质的规定性以外，还有量的规定性，方剂组成要选择切合病情的药物（即不同质的药物），还需定出适当的分量，因任何质总是具有一定量的质，任何量总是具有一定质的量，质和量是对立的，又是统一的。例如小承气汤、厚朴三物汤、厚朴大黄汤，三方药味相同，但小承气汤意在荡积，故主以大黄；厚朴三物汤意在行气，故主以厚朴，且厚朴用量独重；厚朴大黄汤，意在开胸泄饮，故主以厚朴、大黄二味。由于药量的变化，故功效也发生了相应的变化。由此，进一步说明了方剂学的形成和发展，为"方证立论法式"提供了坚实的理论支持，同时也提供了广博厚重的临床应用范围。

第三节

同病异治与异病同治是方证应用的两大法门

辨证论治,是中医学的精髓,是指导临床诊治疾病的基本法则,是中医学的核心理论之一。同病异治、异病同治,是在辨证论治原则指导下的两种治疗法则。临证以"识异同"作为辨证思维手段,使辨病与辨证有机地结合,从而达到治疗目的。

在一般情况下,同病同证用同一治法治疗。但在有些情况下,同一疾病,由于人的个体反应、时间、地域的不同,病因、病机的差异,在治疗过程中,正邪消长的变化,会出现不同的证候,故而就有了不同的治法,如同为感冒,有因风热犯卫和风寒束表的两个不同的证候,故有辛凉解表法和辛温解表法的不同,此即"同病异治"法。不同的疾病,若发病的机理相同,就可用同一方法治疗。如因脾虚而致的泄泻、脱肛、阴挺等不同的疾病,均为脾虚中气下陷所致,均可用补中益气法,选用补中益气汤,这种方法就叫"异病同治"法。同病异治法、异病同治法,均是具有明显的"以方证立论"而施于临床之法式。

1. 同病异治法则源流及其发展

"同病异治法"广验于临床是一个复杂"识异同"的思辨方式,故本节重点介绍"同病异治法"。同病异治一词,最早见于《黄帝内经》,如《素问·病能论》有"夫痈气之息者,宜以针开除去之；夫气盛血聚者，宜石而泻之。此所谓同病异治也"的论述。说明了病状虽同，而治法宜因部位而异之。又如《素问·五常政大论》有"西北之气散而寒之，东南之气收而温之，所谓同病异治也"的记载，说明了病状虽相同，而治法宜因地域的差异而别之。这一法则的实践，在《黄帝内经》中论述甚多，且《素问》有"异法方宜论"专篇，就"医之治病""一病而治各不同"之由因，有较详尽的阐明。

自《黄帝内经》以后，历代医籍，均以此为规矩准绳，汉代张仲景传世之巨著——《伤寒杂病论》，每篇都冠以"辨××病脉证并治"或"××病脉证并治"的篇名，说明了同一疾病，由于证候的不同、病机的差异，会出现治法的不同。这一法则的运用，在《伤寒论》中遍及六经辨证。六经病虽各有特征，各有主要的治疗方法，但在临床中，则会随着病情的发展变化的不同阶段，出现的不同证候，而予以相应的治法。如"下利"一条，六经均有。条文之多，达七十余条。虽说均与胃肠功能有关，但病机不同，而治法亦因之而异。如小柴胡汤一方，和解表里，为少阳正治之法，在《伤寒论》中凡十六条，其中少阳证一条；小柴胡汤证九条；少阳汗、吐、下之禁二条；辨少阳邪气进退之机四条。少阳权变法凡四条，计有柴胡桂枝汤证一条；柴胡桂枝干姜汤证一条；柴胡加芒硝汤证一条；大柴胡汤证一条。再如《金匮要略·奔豚气病脉证治》篇，论述奔豚病，原文虽只有四条，但根据奔豚病的发病原因及临床症状的不同，则有奔豚汤、桂枝加桂汤和苓桂甘枣汤的不同治法，实则是以方证立论为法式的临床思维方法。

其后，诸如隋代巢元方的《诸病源候论》、宋代陈言的《三因极一病证方论》以及清代沈金鳌的《杂病源流犀烛》等，均以病名为纲，证治为目。在温病治疗中，有卫、气、营、血病证的变化，亦有上焦、中焦、下焦的不同病证，其治疗法则宜因之而异。目前的临床各科讲义，亦是如此，即对西医诊断的疾病进行分型施治和分期施治而论，也寓有"同病异治"之意。例如"肾炎"病人，除传统的阴水、阳水分类方法外，考虑到肾炎可引起高血压病，肾炎可发展至"尿毒症"，故又加入阴虚阳亢和阳虚阴逆等证型；又如"阑尾炎"一病，分气滞血瘀期、蕴热期、热毒炽盛期和气血双亏期。

2. 同病异治、异病同治法在辨证论治中的地位

通过四诊八纲、脏腑、经络、病因、病机等中医基础理论，对病人的症状、体征进行综合分析，辨别为何种证候，称之为辨证。在辨证的基础上，定出治疗措施，称谓论治。由此可见，辨证论治是中医临床治疗的基本原则，中医治疗疾病有其规律性，也有其灵活性，在其对同一疾病的治疗措施上，往往可因时因地而有差异，在同一疾病的处理上，往往可以因疾病的发展过程中会有不同的证候而有不同的治疗。

开篇已述，同病异治，系指同一病证，可因人、因时、因地的不同，或由于病情的发展、病证的各异、病机的变迁以及用药过程中正邪消长等差异，在治疗上根据不同的情况，采用不同的治法，它提示人们临证不但要重视病的异同，而且要着眼于"证"的区别。对此，清代徐灵胎《伤寒论类方》记云："盖病证既多，断无一方能治之理，必先分证而施方。"此即同病异治之谓也。

辨证论治是中医学特点的集中表现，其主要在于证。证有证据、证候之意，是中医学术思想中的一个特有概念，它既是诊断的结果，又是论治的准则，既概括了症状的表现，又包含着对人体生理的认识，辨证论治的特点是通过"证"突出地表现出来的。与异病同治一样，同病异治的核心亦是一个"证"字，它有病名，有辨证，有治疗，运用系统方法，将辨病与辨证二者有机地结合了起来。故余认为，中医本身既有辨证，也有辨病，同病异治、异病同治法则是卓证。同时应当看到，同病异治、异病同治二法则，应用于临床，可扩大医生的辨证思维，因为要得出一个正确的诊断，即一个准确的证，就产生了一个现代科学称之为"鉴别诊断"的问题。这个鉴别诊断的思维过程，通过这一法则的应用，则究其由来，审其变迁，从流溯源，类别证候，把分析与综合法有机地结合起来，提示"证"的本质，找出恰当治疗方法，这就是运用同病异治法、异病同治法的临床意义，即二法则是"以方证立论"验于临床的两大法门。

结语

俗云："无规矩不成其方圆。"同病异治、异病同治法，是辨证论治原则指导下的两个重要法则。分而言之，同病异治、异病同治法是"以方证立论"应用于临床的两大法门。合而言之，均是"以方证立论"为核心的施治方法，治病必先识病，识病必先究其病由，即辨证求因、审因论治。病无大小，证无巨细，总的来说离不开理、法、方、药四个重要环节，故据理以立法、按法而选方、因方以议药，以期理明、法合、方对、药当，于是脉因证治朗然，方证立论法式亦贯穿于其中。

第二章

同病异治方证法式

第一节

痛风及尿酸肾病方证法式

一、概述

痛风是长期嘌呤代谢障碍，血尿酸增高引起组织损伤的一种异质性疾病，临床以高尿酸血症、特征性急性关节炎反复发作、在关节滑液的白细胞内可找到尿酸结晶、痛风石为其特点，严重者可导致关节活动障碍和畸形、肾尿酸结石及痛风性肾实质病变（尿酸肾病）。所以，在痛风病的临床治疗中，治疗和预防关节畸形、痛风石的同时，关注肾功能损害亦是不可忽视的问题。

痛风、痛风石（含肾尿酸石）、尿酸肾病，属中医"风湿痹痛""历节风""痛风""脚气""水肿"范畴。

二、病因病机

1. 风寒湿痹

《灵枢·贼风》云："言贼风邪气之伤人也，令人病焉，今有其不离屏蔽，不出空穴之中，卒然病者，非不离贼风邪气，其故何也？岐伯曰：此皆尝有所伤于湿气，藏于血脉之中，分肉之间，久留而不去；若有所堕坠，恶血在内而不去。卒然喜怒不节，饮食不适，寒温不时，腠理闭而不通。其开而遇风寒，则血气凝结，与故邪相袭，则为寒痹。其有热则汗出，汗出则受风，虽不遇贼风邪气,必有因加而发焉。"陈无择《三因极一病证方论·叙痹论》云:"夫风湿寒三气杂至,合而为痹。虽曰合痹,其用自殊。风胜则为行痹,寒胜则为痛痹,湿胜则为着痹。三气袭人经络,入于筋脉、皮肉、肌骨,久而不已,则入五脏……大抵痹之为病,寒多则痛,风多则行,湿多则着;在骨则重而不举,在脉则血凝不流,在筋则屈而不伸,在肉则不仁,在皮则寒,逢寒则急,逢热则纵。"此论简赅风寒湿痹病因病机,风寒乃无形之邪,而湿多则着,表明湿邪留着,则可为有形之邪。治痹之方《金匮要略》有黄芪桂枝五物汤,《三因极一病证方论》(简称《三因方》)有附子汤。

2. 历节

《金匮要略》云:"寸口脉沉而弱,沉即主骨,弱即主筋,沉即为肾,弱即为肝。汗出入水中,如水伤心,历节黄汗出,故曰历节……少阴脉浮而弱,弱则血不足,浮则为风,风血相搏,即疼痛如掣。盛人脉涩小,短气自汗出,历节疼不可屈伸,此皆饮酒汗出当风所致。诸肢节疼痛,身体尪羸,脚肿如脱,头眩短气,温温欲吐,桂枝芍药知母汤主之。"《诸病源候论·历节风候》有"历节疼痛不可忍,屈伸不得是也。由饮酒腠理开,汗出当风所致也"的论述,此当是痛风与饮酒有关的最早的文献记载。

《圣济总录》云:"历节风者,由血气衰弱,为风寒所侵,血气凝滞,不得流通关节,诸筋无以滋养,真邪相搏,所历之节,悉皆疼痛,故谓历节风也,痛甚则使人短气汗出,肢节不可屈伸。"因肝主筋,肾主骨,"屈而不伸者,其病在筋;伸而不屈者，其病在骨"。大凡病历节者，与肝肾亏虚有关，也与气血俱虚、风寒内侵、气血凝滞有关，肝肾亏虚、气血不足为病之本，外邪侵袭、气血凝滞为病之标。上述文献形容历节病的特点与现代医学痛风病相似。《普济本事方·风寒湿痹白虎历节走注诸病》篇有麝香丸"治白虎历节，诸风疼痛，游走无定，状如虫啮，昼静夜剧，及一切手足不测疼痛"的条文。《和剂局方》有"虎骨散：治风毒邪气，乘虚攻注皮肤骨髓之间，与血气相搏，往来交击……昼静夜甚……筋脉拘急，不能屈伸"的记载。历节治方，《金匮要略》有桂枝芍药知母汤、乌头汤，《千金要方》有独活寄生汤，《三因方》有附子八物汤。

3. 痛风

"痛风"一词，始于宋金时期，如成书于北宋大观元年（公元1107年）的《和剂局方》有"大醒风汤"，主治"历节痛风，筋脉挛急"之证；成书于金章宗承安元年（公元1196年）的《是斋百一选方》有"大圣一粒金丹"，主治"肾脏风虚，脚膝疼痛"。

关于痛风发病的病因病机，朱丹溪云："痛风者，大率因血受热已自沸腾，其后或涉冷水，或立湿地，或扇取凉，或卧当风，寒凉外抟，热血得寒，汙浊凝涩，所以作痛；夜则痛甚，行于阴也。"《外台秘要》云："论白虎病者，大都是风寒暑湿之毒，因虚所致，将摄失理，受此风邪，经脉结滞，血气不行，蓄于骨节之间，或在四肢，肉色不变，其疾昼静而夜发，发即彻髓酸疼，乍歇，其病如虎之啮，故名曰白虎之病也。"均强调了痛风的特点为白天痛轻或不痛，而入夜疼痛剧烈，且肉色不变，皮肤无异常表现，其疼痛程度如虎咬。其病机是外寒抟内热，汙浊凝涩，经脉结滞，风寒暑湿之毒蓄于骨节之间。《张氏医通》则进一步将痛风辨证分为风毒、血枯、恶血流入经络、痰气等类型。

综上所述，其病因多由素体虚弱，卫阳不固，风寒湿热之邪痹阻于肌表、经络，气血运行失畅，而引起不同程度的红、肿、热、痛、畸形。急性期有风、寒、湿、热、寒热错杂等证候；慢性期有痰、热、气血两虚、肝肾双亏等证候。若日久酿生痰湿，伤及脾肾，则成痛风性肾病。根据不同的病变阶段而有痰浊阻络、脾肾亏虚、湿热壅滞等证型。

急性期有湿热蕴结之候，慢性期多为阴寒之证。因素体阳虚，阴寒之邪乘虚侵袭，或阻于筋骨，或阻于肌腠，或阻于血脉，致血虚、寒凝、湿聚、痰滞，而诸症生焉，此即景岳所云："此乃血气受寒则凝而留聚，聚则为痹，是为痛痹，此阴邪也……诸痹者皆在阴分，亦总由真阴衰弱，精血亏损，故三气得以乘之。经曰邪入于阴则痹，正谓此也。是以治痹之法，最宜峻补真阴，使气血流行，则寒随去。"

由于两宋诸名家所选方剂简明实用，又多具温补的特点，所以在痛风临证中，有很高的实用价值。

三、方证法式

（一）从脏腑论治谈方证法式

1. 外感风寒，气血凝结证

临床症状：突发关节疼痛，痛有定处，常于夜间痛醒，遇寒加重，口不渴，二便自调，舌质淡润或淡滑，苔薄白，脉浮紧或沉紧。

证候分析：《素问·举痛论》云："寒气入经而稽迟，泣而不行，客于脉外则血少，客于脉中则气不通，故卒然而痛。"风寒之邪闭阻经络，气血凝滞，故关节疼痛，且痛有定处。本属寒证，故遇寒加重；舌淡润滑，苔薄白，口不渴，二便自调，皆属寒象；脉浮紧是寒邪外束之征，沉紧则为寒邪已入于经脉中。《灵枢·贼风》云："若有所堕坠，恶血在内而不去。卒然喜怒不节，饮食不适，寒温不时，腠理闭而不通。其开而遇风寒，则血气凝结，与故邪相袭，则为寒痹。其有热则汗出，汗出则受风，虽不遇贼风邪气，必有因加而发焉。"说明恶血内留，或气血凝结是痛风发病的内因；外受风寒，或跌仆损伤，则为痛风发病常见的诱因。《金匮要略》有"少阴脉浮而弱，弱则血不足，浮则为风，风血相搏，即疼痛如掣。盛人脉涩小，短气，自汗出，历节疼痛，不可屈伸，此皆饮酒汗出当风所致"的记载，说明气血虚弱，外受风寒，也是形成痛风的病因病机。

治法：温阳散寒，通痹止痛。

方证应用：

(1)《局方》活血应痛丸证（肝肾不足，外感风寒湿邪证）

药物组成：狗脊12g，苍术18g，香附20g，陈皮15g，没药6g，威灵仙10g，草乌6g。水煎，去渣，温服。

方解：此乃《局方》为"治风湿客于肾经，血脉凝滞，腰腿重疼，不能转侧"而设，并云："常服活血脉，壮筋骨，使气脉宣流。"肝肾不足则易外受风寒，导致气血凝滞而致痹。狗脊，苦甘性温，入肝肾，强腰膝，坚筋骨，利仰俯，除风寒湿痹。《本草求真》以其味"甘则能以益血"，性"温则能以补肾养气"，"血补而筋自强，筋强而风不作，是补而能走之药也"。《本草便读》云："苦甘有强筋骨之功，肾肝并补，温燥能利机关之疾，痹痿皆瘳。"故为方之君药。威灵仙，《本草便读》称其"性急且温，味辛而散，微咸微苦，疏风邪，走络通经，可导可宣"，有"治痹疾行痰去湿"之功；《本经逢原》以其"性善下走，通十二经""宣通五脏"，为治"脚胫痹湿痛风之要药"，《海上集验方》称其有"去众风，通十二经脉"之功。故而威灵仙以其味辛，性微温，性善走，祛风湿，通经络，止痹痛，任为辅药。苍术味辛、苦，性温，归脾经，可燥湿健脾，祛风湿；草乌辛温，功于祛风湿，散寒止痛，二药协威灵仙共为辅药。香附、陈皮理气导滞，没药活血止痛，而为佐使药。诸药合用，共奏养血益筋，祛风胜湿，散寒通痹，活血止痛之功，故本方为治疗痛风之良剂。

若痛剧者可加三七、乳香；痛在下肢，可加独活、牛膝；痛在上肢，加羌活、姜黄；伴腰膝酸痛，加杜仲、寄生、续断、木瓜；若气血亏甚，神疲乏力者，加黄芪、当归。

穿山龙舒筋通络，活血止痛，对于风湿痹痛均有显效；透骨草辛散温化，功于祛风胜湿，又具活血止痛，软坚化结之力；伸筋草具祛风散寒，除湿消肿，舒筋活血之功，为治风湿痹痛、关节酸痛、水肿之要药。三药名称均为民间俗名，亦为民间常用有效草药，对痹证（含痛风）之关节痛剧者，笔者临床必用。

据《贵州草药》《长白山植物志》所载，柳叶菜科植物月见草根，性温，味甘，有强筋骨，祛风湿功能，多用于风湿筋骨疼痛者，对痛风病而见关节疼痛者有很好的临床效果。其子入药名

"月见子",现代药理研究证明,其有抗炎、抗酸、抗菌及降血糖、降血脂作用,另外尚有抗血栓性心血管病作用。而在痛风及痛风肾病的临床治疗中,可增加免疫功能,缓解肾衰过程。视病情需要,或用其根茎,或用其子。

(2)《局方》乳香应痛丸证(风湿痹阻,筋脉挛急证)

药物组成:龙骨15g,蜈蚣1条(研冲),赤小豆20g,虎骨(代狗胫骨)30g,白僵蚕12g,草乌12g,白胶香10g,天麻10g,川牛膝10g,当归10g,全蝎10g,乳香6g,木鳖仁6g。水煎,去渣,临睡服,忌湿、面、炙煿、鲊脯、发热、动风等物。

方解:此乃《局方》为主治"筋脉拘挛,或遍身顽痹,走注疼痛"而设。《本经逢原》称龙骨"其性虽涩而能入肝破结",并认为"癥瘕坚结皆肝经之血积也"。临床应用虎骨、豹骨、狗骨以其含骨胶,有消肿及较持久的镇痛作用。白胶香,《唐本草》称为"枫香脂",《通典》称为"枫脂",《儒门事亲》称为"白胶",《本草原始》称为"芸香",与路路通同源于金缕梅科植物枫香,苦咸辛平,有活血止痛,凉血解毒之功,合乳香、当归成活血通脉止痛之用。木鳖仁为葫芦科植物木鳖子的成熟种子,苦微甘而温,入脾、肾、肝经,具消肿散结之功,主治风湿痹痛,筋脉挛急之证。《本草求真》称木鳖子可治一切寒湿郁热,而为痛风、瘫痪、行痹、痿厥、脚气、挛症、鹤膝等病之用药。僵蚕、全蝎、蜈蚣三药共成息风止痉,解毒散结,祛风止痛之功。草乌为祛风胜湿,散寒止痛之药。赤小豆性善下行,利小便,有利湿行血消肿之功。《开宝本草》称天麻可"利腰膝,强筋骨",主治"风湿痹,四肢拘挛"。牛膝滋肝助肾,有活血通经,舒筋利痹，引血下行之功，可用于肝肾不足之痹证，《本草便读》称"生者破血行瘀，盐炒酒蒸熟则强筋健骨"。故本方治痛风，为攻补兼施之良剂。

《是斋百一选方》有一类似方剂，名"龙虎丹"，又名"火龙丸"，主治"五种脚痛"，适用于痛风间歇期和慢性期。方剂组成：地龙120g，延胡索120g，松节60g，核桃肉15个，乳香12g，没药12g，蝼蛄14个，蜈蚣2条，草乌120g，全蝎14个。上药共研细末制丸，如梧桐子大，每日服10丸。

(3)《局方》黑神丸证（肝肾亏虚，风湿阻络证）

药物组成：熟地黄20g，赤小豆30g，干姜10g，藁本10g，麻黄10g，川芎10g，羌活10g，甘松10g，当归10g，川乌10g，炙甘草10g，藿香6g，香墨6g，草乌8g，白芷10g。水煎，去渣，温服。

方解：此乃为治"腰膝疼痛，走注四肢百节皆痛"而设。方中主以熟地黄，以其甘温味厚，质柔体润，而具滋阴养血，生精补髓壮骨之功，故为补益肝肾之要药；当归、川芎佐地黄而活血通脉；麻黄、羌活、白芷、藁本、乌头温经散寒，祛风胜湿，通经活络；甘松、藿香、赤小豆除湿；干姜辛热性燥，以其温脾阳之功而助乌头化寒湿之邪；炙甘草和中解毒，以缓乌头诸药之烈性。诸药合用，共奏祛风散寒胜湿，和血通脉止痛之功。方中香墨，为松烟和入胶汁、香料加工而成，入肝、肾经，《本草纲目》云其有"利小便，通月经，治痈肿之功"，在痛风病中，多以松节代之。松节为松科植物油松、马尾松或云南松枝的结节，具祛风燥湿、舒筋通络之功，而用于历节痛风，转筋挛急，脚气痿软、鹤膝风、跌损瘀血诸症。尚可每日以鲜松叶100g，煎汁300mL，分3次服用。因其苦温，血虚风燥者忌用。

(4)《圣济总录》风引汤证（外感风寒，经脉痹阻证）

药物组成：独活12g，当归10g，白茯苓10g，干姜6g，炙甘草10g，人参10g，黄芪15g，防风10g，桂枝10g，附子10g，黄豆15g。水煎，去渣，温服。

方解：此方适用于风寒伤于筋骨，气血凝结之证。方中独活、防风、桂枝开腠理，散寒邪，解风痹；当归、人参、黄芪益气养血通脉；附子辛热燥烈，走而不守，能通行十二经，峻补下焦之元阳，可逐在里之寒湿，而治肾阳之衰微，又能达皮毛而散在表之风寒；干姜亦辛热性燥，善除里寒，为温脾阳之要药，与附子相配，可治脾肾阳虚之证；茯苓性甘能补，淡而能渗，质地和平，补而不峻，利而不猛，既能扶正，又能祛邪，乃脾虚湿盛之证必不可缺之药；黄豆健脾宽中，润燥消水，故《日用本草》称其有"宽中下气，利大肠，消水胀，治肿毒"之功；炙甘草入十二经，为佐使药，同时具缓急止痛之功，能调和药性，同热药并用可缓其热，同寒药并用可缓其寒，然甘能壅气，临证不可久服和剂量过大。

(5)《圣济总录》海桐皮汤证（风湿痹阻，肌肤不仁证）

药物组成：海桐皮30g，丹参30g，桂枝12g，汉防己（或木防己，不宜用含马兜铃酸之广防己）10g，麻黄10g，天门冬15g，侧子10g，炙甘草10g，生姜5片。水煎，去渣，温服。

方解：此乃为"风湿痹，肌肤不仁"而设。海桐皮祛风胜湿，通经活络，为治疗风湿痹痛、脚气、痛风之要药。《本草求真》称海桐皮"能入肝经血分，祛风除湿及行经络以达病所"。丹参活血祛瘀，消肿止痛。桂枝温经通脉，助阳化气。汉防己祛风止痛，利水消肿。麻黄开腠理，散风寒，温化膀胱而行水利尿。生于附子侧者名曰侧子，功效同于附子，而燥烈之性弱于附子。天门冬为滋阴润燥之品，《本经》称其味苦性平，"主诸暴风湿偏痹"，而有"强骨髓"之功，《千金要方》用于"治虚劳绝伤，年老衰损羸瘦……风湿不仁，冷痹"之证。炙甘草缓急止痛，调和药性。生姜为引，伍麻、桂以散风寒。诸药合用，为祛风胜湿，温阳散寒之良剂。

本方加川牛膝、威灵仙、秦艽，在治疗痛风病中可使血尿酸下降，以缓解尿酸性疼痛；加车前子、地肤子、菟丝子、山慈菇、红藤，具有一定的排尿酸作用；若痛风结石者，可加金钱草、当归、桃仁、穿山甲；湿浊盛者，合入桂枝茯苓丸；关节僵硬者，加土元、蜈蚣、全蝎。

(6)《普济本事方》乌头汤证（寒湿痹阻，筋脉挛缩证）

药物组成：乌头10g，细辛3g，川椒6g，炙甘草10g，秦艽12g，附子10g，肉桂6g，白芍15g，炮姜6g，白茯苓15g，防风10g，当归12g，独活10g。水煎，去渣，温服。

方解：此乃为"寒冷湿痹，流于筋脉，挛缩不得转侧"之证而设。寒痹证医者多选用《金匮要略》之乌头汤。本方由《金匮要略》之乌头汤去麻黄、黄芪，合《伤寒论》之真武汤去白术、生姜，加散寒之细辛、川椒，祛风胜湿之防风、秦艽、独活，活血通脉之当归而成。以乌头汤散寒通痹止痛，合真武汤成温阳利水之用，故本方妙在乌、附并用。《本草求真》云："附子大壮元阳，虽偏下焦，而周身内外无所不至。天雄峻温不减于附，而无顷刻回阳之功。川乌专搜风湿痛痹，却少温经之力。侧子善行四末，不入脏腑。草乌悍烈，仅堪外治。此乌附同类异性者。"《金匮要略》以川乌为主药制乌头汤，乃为寒湿历节而设，《伤寒论》以附子为主药制真武汤，乃为脾肾阳虚，水气内停证而设，由此可见，本方不失为治寒湿证之痛风及合并尿酸肾病之有效方剂。方中甘草调和药性，兼能解毒，更以蜜炙，以缓乌头、附子之燥烈之性，故炙甘草为乌、附剂配伍之必需。方中肉桂辛甘大热，能补火助阳，散寒止痛，并能温通经脉；炮姜性味苦温，具温经散寒之功，与附子齐驱。现代药理研究表明，秦艽有抗炎、抗菌及镇痛作用，而且与延胡索、乌头等药并用，可使作用增强。由此可见乌头伍秦艽，其散寒通痹止痛功效优于《金匮要略》之乌头汤。本方加金钱草、白术、穿山甲、淫羊藿，为主治原发性痛风肾尿酸结石属脾肾阳虚证之首选方剂。

2. 湿热蕴结，痹阻关节证

临床症状：突然关节作痛，可病及一个或多个关节，痛处有热感，其痛如虎啮，疼痛部位畏盖衣被，多兼有口干烦渴或微渴、烦闷不安等全身症状。舌质红，或有裂纹，苔薄黄或黄厚而干，脉弦数或滑数有力。

证候分析：《灵枢·贼风》云："今有其不离屏蔽，不出空穴之中，卒然病者，非不离贼风邪气，其故何也？岐伯曰：此皆尝有所伤于湿气，藏于血脉之中，分肉之间，久留而不去。"说明伤于湿气，留蓄于血脉之中，是痛风突然发病的重要原因和机理。若"湿气"（湿邪）久留，蕴结成热，则痛处灼热，畏盖衣被，则为热痛证；热伤津液，故口干烦渴，若热在营血，则口微渴，甚则反而不渴；舌质红，为热象；舌有裂纹，为阴伤之象；苔黄而干，脉数，均属热象。

此证型多见于急性痛风性关节炎，初时为单关节炎症，以拇趾及第一跖趾关节为多见，次第累及趾关节和跗、踝、跟、膝、腕、指、肘关节，久之致关节红、肿、热、痛，活动受限，大关节受累时可有关节腔积液。

治法：清热利湿，活血通络。

方证应用：

(1)《圣济总录》防风饮证（外邪痹阻，郁久化热证）

药物组成：防风10g，麻黄（去节，汤煮去沫，焙）10g，石膏12g，黄芩12g，川芎10g，当归12g，赤芍10g，杏仁（去皮尖、炒）10g，生地黄10g，炙甘草10g。水煎，去渣，温服。

方解：本方为防风引领麻杏石甘汤、越婢汤、四物汤而成，主治风寒湿邪郁久化热，痹阻关节而成痛风者。防风为治风通用之品，其微温不燥，甘缓不峻，而有"风药中润剂"之称，故不论风寒、风热皆可用之，且防风以祛风为长，又可发散脾家之郁火，搜除脾家之湿邪，又有除里湿之功；麻黄焙之，缓和其烈性，而有通腠解肌，利水消肿之功，《本经》谓其有"除寒热，破癥坚积聚"之效，《药性论》云其"治身上毒风顽痹"，《现代实用中药》称其"对关节疼痛有效"，故于痛风之湿热蕴结，痹阻关节之证型者，二药共为主药。辅以石膏清热泻火，黄芩清热燥湿，则湿热可除。当归、川芎、赤芍、地黄养血、活血、通脉，以成四物汤之治。杏仁沸水浸泡去皮尖炒之，去其小毒，可宣肺除郁开结，共为佐药。使以炙甘草，调和药性，缓急止痛。

若热毒炽盛，加羚羊角（或以水牛角代之）、鬼箭羽、忍冬藤、海桐皮、元参。鉴于鬼针草为一药源丰富的中草药，具有清热解毒、消肿化瘀功效，广用于肝炎、急性肾炎及跌打损伤，故痛风及尿酸肾病见热痹表现者宜用之。

（2）《圣济总录》羌活汤证（湿热痹阻证）

药物组成：羌活 6g，防风 6g，五加皮 10g，赤芍 12g，薏苡仁 30g，羚羊角 6g（可以水牛角 15g 代替），槟榔 10g，磁石（煅，醋淬）12g。水煎服。

方解：《本草便读》云："羌活辛温雄壮，散肌表八风之邪，独走太阳，利周身百节之痛……其主治虽与防风相似，而尤过之，以防风之散风，甘而润，羌活之散风，辛而燥为异耳。"故方中以此二味为主药，方中羌活虽辛温燥烈，但在大量寒凉药物组方中，唯扬其祛风胜湿，通痹止痛之功。五加皮外可散风湿之邪，内可温补肝肾阳气，使风湿除而痹痛自止，肾阳复则筋骨自健，为祛风湿，散寒痹，养肝肾，强筋骨之要药。赤芍入血分，凉血热，散瘀血，通经脉，消肿痛，有凉血活血之功。薏苡仁甘淡利湿，微寒清热，具祛湿除痹，利尿消肿之效。羚羊角为清热解毒，凉血通脉之要药。槟榔味苦能降，味辛能散，温可通脉，故有利水消肿之用。诸药合用，共奏活血通经，清热除湿之功。磁石今多用作潜阳纳气，镇静安神药，然《本经》用其主治"周痹风湿，肢节中痛"，《别录》用其"养肾脏，强骨气，益精，除烦，通关节，消痈肿"。此乃宋方用此药治痹之由也，磁石必以醋淬方可入药。

痛风及尿酸肾病而见湿热表现者可选用此方。

3. 外寒内热，寒热错杂证

临床症状：关节疼痛，身体尪羸，脚肿如脱，头眩短气，温温欲吐，关节疼痛剧烈，但又常感口干。

证候分析：《金匮要略·中风历节病脉证并治》云："寸口脉沉而弱，沉即主骨，弱即主筋，沉即为肾，弱即为肝。汗出入水中，如水伤心，历节黄汗出，故曰历节。"尤在泾进一步指出："（历节）为肝肾先虚，而心阳复郁，为历节黄汗之本也。心气化液为汗，汗出入水中，水寒之气从汗孔入侵心脏，外水内火，郁为湿热，汗液则黄，浸淫筋骨，历节乃痛。历节者，遇节皆痛也。盖非肝肾先虚，则虽得水气，未必便入筋骨；非水湿内侵，则肝肾虽虚，未必便成历节。"说明肝肾内虚，寒湿外袭，是痛风常见病因病机之一。朱丹溪认为："寒凉外抟，热血得寒，汗浊凝涩，所以作痛；夜则痛甚，行于阴也。"提示外寒内热，汗浊凝涩是痛风病机之一。关节疼痛遇寒增剧，是寒邪阻滞经脉不通之征；常感口渴，是热邪内郁，津液受伤之象；肢节疼痛日久，则关节肿胀；正气日耗，故身体尪羸；寒热交阻，升降失调，浊阴不降而上逆，故温温欲吐；清阳不升，故头眩短气。《金匮要略·中风历节病脉证并治》云："诸肢节疼痛，身体尪羸，脚肿如脱，头眩短气，温温欲吐，桂枝芍药知母汤主之。"提出了寒热错杂之痹的证治。治法：温经散寒，清热除湿。

方证应用：

(1)《局方》黑龙丸证（外寒内热，湿浊瘀阻证）

药物组成：白芷12g，藁本12g，石膏20g，川乌10g，南星

10g，麻黄 10g，薄荷叶 6g，京墨 6g。水煎服。

方解：《本草求真》谓白芷"色白味辛，气温力厚，通窍行表，为足阳明胃经祛风散湿主药"的记载，《本草便读》有可去"肌肉瘀邪之滞"的论述，故白芷有祛风、燥湿、消肿、止痛之功。藁本辛温，入膀胱经，"辛能达表，温可行经""为发散风寒，祛除寒湿之药"，陶弘景称"麻黄为疗伤寒解肌第一药"，与藁本共解太阳经之风寒；川乌头温经散寒，南星开泄燥湿，松节代京墨祛风燥湿，舒筋通络，共为辅药。石膏清热泻火，除烦解渴，薄荷疏风散热，共为佐使药。诸药合用，则外寒内热，湿浊瘀毒可除。

因痛风病呈肢节部疼痛，故可加穿山龙、透骨草、伸筋草以舒筋通络止痛；热重者，加桑枝、鬼箭羽、雷公藤、忍冬藤、海桐皮；寒重者，加桂枝、五加皮、徐长卿、青风藤、海风藤、松节。另有凤仙草一味，为凤仙花的全草，因其有祛风除湿之功，可用于风湿痹痛；又有活血通络之用，可用于血瘀肿痛；尚有消肿止痛之效，可用于痛风关节肿痛。临床中以其性平，不分寒热之证均可用之。鲜者全株捣烂可敷于肿痛之关节部位，干者可入煎剂或丸散剂。入煎剂，可以松节代京墨。

（2）《圣济总录》麻黄汤证（寒热错杂，经脉痹阻证）

药物组成：麻黄（去节、根）10g，枳实 10g，防风 10g，白术 10g，细辛 3g，石膏 30g，附子 12g，桂枝 6g，炙甘草 6g，生姜 5 片。水煎服。

方解：麻黄祛风散寒、温经解肌而疗寒痹，任为主药。附子、细辛、防风、桂枝、生姜诸药温经开腠和营为之辅。形体丰脾，平素以其嗜酒、素食肥甘厚味，必致郁热痰浊瘀滞，蕴于体内久成毒火，以枳实理气导滞，白术健脾益气，此乃张元素之"枳术丸"，以成健脾消痞、燥湿化浊之力；石膏清热泻火，除烦止渴，除热邪伤液之患，共为佐药。甘草调和诸药，兼以解毒，蜜炙以缓麻黄、细辛、附子燥烈之性。用药十味，除寓有"枳术丸"外，尚内含仲景诸方，有辛甘化阳之桂枝甘草汤，有解肌祛风、温经复阳之桂枝去芍药加附子汤，有宣肺泄热之越婢汤，有治风湿留着肌肉证之桂枝附子汤及留着关节证的甘草附子汤，有钱璜在《伤寒溯源集》中誉为温经散寒之神剂的麻黄细辛附子汤，有温经解表之麻黄附子甘草汤。临证属寒热错杂之痛风者，灵活加减，不失为一良剂。

(3)《圣济总录》侧子汤证（寒热错杂，关节痹阻证）

药物组成：侧子（炮裂，去皮、脐）10g，五加皮15g，磁石15g，羚羊角6g（可以水牛角15g代），防风10g，薏苡仁30g，麻黄（去根、节）10g，杏仁10g，菊花10g，汉防己10g，葛根15g，赤芍15g，川芎10g，炙甘草10g。水煎服。

方解：李时珍云："初种为乌头，象乌之头也。附乌头而生者为附子，如子附母也。"故乌头为附子之母也，性猛，长于治风；附子能回脾肾之阳，善于治寒，而侧子为附子侧出者，善行四末，不入脏腑，其温经散寒、回阳救逆之力则逊于乌、附，此方用侧子可开启阳和以除阴霾之邪，故方名"侧子汤"，任为主药。临证多采用附子先煎之法，以减其温热燥烈之性，取其温渗之力而代侧子。《本草易读》称五加皮有"除诸般风湿，舒肢节挛急，助筋骨坚强"之用，为疗痛风及尿酸肾病常用之药；羚羊角为清热解毒、凉血通脉之要药，多以水牛角或山羊角代之；菊花甘微苦，微寒，以其清热解毒之功，以助羚羊角之效；磁石味辛，性平，多用以平肝息风，《本经》用治"周痹风湿，肢节中痛"之证，《别录》称其有"养肾脏，强骨气，益精，除烦，通关节，消痈肿"之效，三药共为辅药。其佐使之药，多为仲景之方，有养血清热祛风之防己地黄汤；有治风与湿合，湿邪化热化燥，变辛温发散为辛凉解肌之麻杏薏甘汤；有风寒痹阻致太阳经气不舒之葛根汤（葛根、麻黄、桂枝、甘草、生姜、大枣）。尚有辛温香窜，走而不守之川芎，能上达头颠，下行血海，旁通四肢，以成活血行气、散风止痛之功；赤芍佐川芎祛瘀行滞，以缓解疼痛。于是，诸药合用，以成寒热错杂、痹阻关节证者之用方。

（4）《局方》虎骨散证（寒热错杂，筋骨痹阻证）

药物组成：苍耳子10g，骨碎补15g，自然铜6g，血竭1g（研冲），白附子6g，赤芍12g，当归12g，肉桂6g，白芷10g，乳香6g，没药6g，防风10g，牛膝12g，五加皮12g，天麻12g，槟榔10g，羌活10g，狗骨（代虎骨）12g，龟甲12g。水煎服。

方解：此为"风毒邪气，乘虚攻注皮肤骨髓之间，与血气相搏，往来交击""昼静夜甚""筋脉拘急，不能屈伸"证而设，又名乳香趁痛散。方中主以狗骨（代虎骨）治历节痛风，筋骨毒风挛急，屈伸不得。伍以白附子、肉桂温经散寒；苍耳子、白芷、防风、羌活疏散风寒；五加皮、槟榔利湿化浊；当归、赤芍、乳香、没药、血竭、自然铜活血消瘀止痛；骨碎补、牛膝、天麻养肝肾，强筋骨；龟甲甘寒而咸，滋阴益肾，主治阴虚血热之关节肿痛者。

苍耳子系菊科植物苍耳的果实，今多用于治疗鼻渊、头痛，《食医心镜》以单味药苍耳子煎服，治风湿痹痛而见四肢拘挛者。苍耳子列在方药之首，足见制方者之重视。苍耳子苦温，多用于寒多热少证，苍耳茎叶苦辛寒，有祛风散热除湿之功，《圣惠方》有单味苍耳嫩苗调羹入酥食之，治中风、头痛、湿痹、四肢拘挛痛的记载，故热多寒少之证者，多以苍耳茎叶代其子。

若风邪入经筋，致关节活动不灵者，可于威灵仙、徐长卿、鸡血藤、络石藤、地龙、全蝎、乌蛇等祛风通络药中求之；若关节漫肿，结节质软，为兼痰浊之象，酌加胆星、山慈菇、白芥子、僵蚕等化痰祛湿药；若关节僵肿畸形，结节质硬，可酌加穿山甲、松节、蜂房破瘀开结，消痰软坚，或辅以阳和汤温补和阳、化痰开结，强筋健骨，补血通络；若湿浊壅盛，则加入土茯苓、薏苡仁、萆薢等祛湿化浊之药；若湿热蕴结，可加鬼箭羽、虎杖、二妙散之药；若伴肾病、结石者，则加通淋化石、益肾健脾之剂。

4. 嗜酒食甘，浊毒瘀滞证

临床症状：肢体关节重着，酸痛，活动不灵，舌胖嫩，多有齿痕，苔白腻，脉滑或濡缓，多有痛风家族史。其人形体丰腴，平素嗜酒，善食肥甘厚味，发病夜间居多，病位多在下肢末端，日久见痛风结节或溃流脂浊，或伴石淋、腰痛、尿血等证。

证候分析：湿邪滞留肌肉关节而见肢体关节重着等症。形体丰腴，平素嗜酒，多食肥甘厚味，致湿热痰浊瘀滞，蕴蓄体内，久则成为毒素。夜半发病，病在阴分，亦与瘀滞有关。病位多在下肢末端，为湿气下注。浊毒与瘀血互结，日久气血不调，凝结成石，溃破流出脂浊，为浊毒内瘀之故，浊邪内结，日久可成结石，留于肾中，损伤肾络，则可见腰痛、尿血。

治法：利湿泄浊，活血化瘀。

方证应用：

(1)《局方》乳香宣经丸证（邪毒瘀阻经脉证）

药物组成：川楝子10g，牵牛子10g，乌药10g，橘皮10g，萆薢10g，防风10g，乳香10g，草乌10g，五灵脂10g，威灵仙12g。水煎服。

方解：此乃为"治体虚为风、湿、寒、暑进袭，四气相搏……骨节烦疼，足胫浮肿……肝肾不足，四肢挛急，遍身攻注"而设方，《局方》并云："常服活血止痛，补虚壮筋骨。"

方中主以苦寒性降之川楝子，具疏泄肝热、解郁止痛之功。《本草求真》认为："以苦主有泄热之功，寒有胜热之义，故能使热悉除。"由此可见，湿浊下注，瘀毒阻络之痛风及尿酸肾病，川楝子任为主药。乳香、五灵脂、橘皮活血化瘀，理气止痛，任为辅药。防风、威灵仙、草乌、乌药祛风散寒，牵牛子、萆薢利湿化浊。方中尚可配加土茯苓、生薏苡仁，或合入五苓散，或合入桂枝茯苓丸，可加强其泄浊化瘀之功。以其浊毒瘀滞为主者，可加徐长卿、虎杖，化湿浊而祛瘀毒；伴有肾病、结石者，可合入当归芍药散及通淋化石之品。

(2)《局方》换腿丸证（气血失濡，湿毒瘀阻证）

药物组成：薏苡仁30g，石楠叶10g，萆薢15g，川牛膝12g，天南星10g，羌活10g，防风10g，黄芪15g，当归12g，天麻12g，续断12g,槟榔10g。水煎服。

方解:此乃《局方》为"足三阴经虚,为风、寒、暑、湿进袭……下注脚膝疼痛,渐成风湿脚气"而设方,《三因方》亦收录此方,足见宋时医家对本方的重视。

方中薏苡仁,用以"上清肺热,下理脾湿",取其渗湿利水之功,《外科全生集》称其有"补肺益脾,去湿消水肿,理脚气"之效。石楠叶味辛苦,性平无毒,祛风通络,益肾,治风痹腰背酸痛,肾虚脚弱;《本草便读》称萆薢"祛风祛湿……厘清去浊,由膀胱内通肾脏,行水宣瘀,风寒痹湿可推求,腰膝酸疼当审用",前人有萆薢"治湿最长,治风次之,治寒尤次"之说,其与石楠叶共为辅药。羌活、防风、南星、槟榔祛风燥湿散寒,续断、牛膝、天麻养肝肾,强筋骨,利关节,当归、黄芪益气养血,共为佐使药。诸药相合,使浊毒瘀滞得除,脚气疼痛得减,步履自如,故有"换腿"之誉。本方为寒热并调之剂,若湿热见著者,宜用胆南星;若寒湿见著者,本方加肉桂补阳,附子助阳,苍术燥湿,药力尤卓。若"下注脚膝疼痛,渐成风湿脚气"者,可合入"当归芍药散"或"桂枝茯苓丸"。

5. 气血亏虚,寒湿痹阻证

临床症状:肢节疼痛,屈伸不利,腰膝酸痛,畏寒喜温,心悸气短,舌淡苔白,脉沉细。

证候分析:本证常见于痛风日久,肝肾不足,气血两亏时。邪气流连,病久日深,着于筋骨,营卫凝涩不通,气血运行不畅,久之则肝肾失养,气血失荣,而成肝肾不足,气血两虚之证,故腰膝疼痛,肢节屈伸不利;畏寒喜温,舌淡苔白,为寒湿之象；脉象弱，是气血虚弱，不能濡养筋脉，营卫空虚之象。《圣济总录》云："历节风者，由血气虚弱，为风寒所侵，血气凝涩，不得流通关节，诸筋无以滋养，真邪相搏，所历之节，悉皆疼痛，故谓历节风也，痛甚则使人短气汗出，肢节不可屈伸。"

治法：补气养血，祛风除湿。

方证应用：

（1）《局方》大防风汤证（气血亏虚，风寒湿痹阻证）

药物组成：川芎12g，附子12g，熟地黄15g，白术15g，防风10g，当归12g，白芍12g，黄芪15g，杜仲12g，羌活10g，人参10g，牛膝10g，炙甘草10g，生姜7片，大枣3枚。水煎，食前温服。

方解：此乃《局方》为"祛风顺气，活血脉，壮筋骨，除寒湿，逐冷气"而设方，并云"鹤膝风服之气血流畅……行履如故"。

方中以当归、川芎、白芍、地黄养血活血，人参、白术、黄芪、甘草补气健脾，此乃八珍汤、十全大补汤之意也；杜仲、牛膝养肝肾而祛风湿；附子温经散寒；羌活祛风胜湿，散寒通痹；防风为治风通用之品，以其微温不燥，甘缓不峻，发汗之力不如麻、桂，辛燥之性不如羌活，药力缓和，为"风药中润剂"，引领诸药，以祛风湿，补益肝肾而为主药，故名之曰"大防风汤"。《苏沈良方》有"木香散"，亦具调补气血，祛风散寒除湿之功，药用羌活、麻黄、防风、木香、槟榔、附子、川乌、草豆蔻、橘皮、牛膝、杏仁、当归、川芎、人参、白术、茯苓、甘草、肉桂、生姜等，其功效主治与大防风汤相似，临床亦可选用。

(2)《局方》经进地仙丹证（气血亏虚，寒湿痹阻证）

药物组成：人参、黄芪各45g，制附子、川椒、苁蓉、制川乌、白茯苓、甘草、白术各30g，菟丝子、覆盆子、姜制天南星、防风、白附子、何首乌各60g，牛膝120g，狗脊、赤小豆、骨碎补（去毛）、乌药、川芎、萆薢各60g，木鳖子、地龙各90g。共为细末，为丸如梧桐子大，每服30丸。

方解：本方为治肝肾亏虚，寒湿痹阻证之良剂。大防风汤重在活血养血，祛风散寒；本方重在益气健脾渗湿，温经通痹，养肝肾，强筋骨。本方作为丸剂应用，其吸收缓慢，药力持久，服用方便，故适用于痛风病发作间歇期和慢性期。

(3)《局方》木瓜丸证（肝肾亏虚，脾虚湿盛证）

药物组成：熟地黄、陈皮、乌药各120g，黑牵牛90g，石楠藤、杏仁、当归、肉苁蓉、木瓜、续断、牛膝各60g，赤芍30g。共为细末，为丸如梧桐子大，每服三五十丸。

方解：方中木瓜酸温气香，入肝而舒筋活络，入脾而化湿除痹，任为主药；辅以活血通脉、养肝肾、强筋骨之熟地黄、当归、赤芍、石楠藤、牛膝、续断、肉苁蓉；佐以理气导滞之陈皮、乌药；使以肃降气机之杏仁，清除三焦气分湿热壅滞之牵牛。诸药合用，肝肾得补，气血得养，湿邪得除，为痛风慢性期用药之缓剂。石楠藤为植物石楠的干燥茎蔓，与叶、实均有祛风湿，活血脉，益肾元之功，可用治脚膝挛痹之症。

(4)《圣济总录》巴戟汤证（肝肾亏虚，脾虚湿盛证）

药物组成：巴戟天15g，五加皮12g，萆薢12g，牛膝12g，石斛12g，防风10g，白茯苓15g，附子10g，炙甘草6g。水煎三遍，食前温服，日二夜一。

方解：方中巴戟天辛甘微温，入肾经，具补肾壮阳、强筋健骨、散寒除湿之功，任为主药。五加皮辛甘而温，入肾经，具祛风除湿、强筋健骨之效，为辅药。佐以附子温经散寒，防风祛风胜湿，茯苓、萆薢渗湿利尿，牛膝活血通脉，舒筋利痹。石斛有生津养阴之功，可防附子、防风过燥而伤阴分，《药性论》有石斛"逐皮肌风痹……虚损，补肾积精"的记载。使以炙甘草调和药性，缓急止痛。故巴戟汤为治慢性痛风及无症状性高尿酸血症之良剂。

(5)《圣济总录》干地黄丸证（肝肾亏虚，筋骨失濡证）

药物组成：生干地黄75g，五味子、桂枝、秦艽、独活、制附子、石斛各45g，远志30g，肉苁蓉、萆薢、菟丝子、蛇床子、牛膝、狗脊、桃仁各45g，诃子、槟榔各15g。共为细末，炼蜜为丸，如梧桐子大，每日食前服20丸。

方解：此为治血痹、壮筋骨而设方。《金匮要略》认为，血痹之因，多为养尊处优之人，筋骨虚弱，腠理不固，感受风邪，血行不畅而发。故主以干地黄，伍以肉苁蓉、狗脊、牛膝、菟丝子、蛇床子、五味子、石斛养肝肾、强筋骨；桃仁活血通脉；秦艽、独活、桂枝、附子温经通阳，祛风散寒；萆薢、槟榔、诃子利湿化浊；远志，《本经》称其有"补不足，除邪气，利九窍，益智慧，耳目聪明，不忘，强志，倍力"之功，《本草汇言》称远志"味苦甘辛，气温，无毒，手足少阴二经药""苦能养血，甘能养精，辛能散瘀，故利九窍""同人参、茯苓、白术能补心，同白芍、川芎能补肝，同人参、麦冬、沙参能补肺"。临证可酌加当归、白芍、黄芪、白术、山药诸药。适用于痛风发作间歇期和慢性期，亦可改汤剂服用。若有尿酸性肾病者，可合入五苓散，或当归芍药散，或桂枝茯苓丸。

《圣济总录》中有以远志为主药"治肾脏虚乏，久感寒湿，因而成痹，补损益气"之"远志丸"，药由远志、山药、肉苁蓉、牛膝、石斛、天雄、巴戟天、人参、山茱萸、泽泻、菟丝子、茯神、覆盆子、续断、生干地黄、肉桂、鹿茸、炙甘草、附子、丹皮、白茯苓、五味子、杜仲、蛇床子、赭石、黄芪组成。《圣济总录》中有补肾熟干地黄丸、温补鹿茸丸、补益巴戟天丸及鹿茸丸；《本事方》有续断汤、增损续断丸、地黄丸、养血地黄丸；《史载之方》有牛膝方。诸方药物略有出入，而功效主治相类似，临证亦可选用。家父吉忱公化裁《证治准绳》之"续断丹"，而立"八味续断丹"，药有续断、杜仲、木瓜、桑寄生、鹿含草、骨碎补、鸡血藤、狗脊，乃为养肝肾，强筋骨之良剂。

6. 阴虚血燥，筋脉失养证

临床症状：痛风日久，形体消瘦，肌肤甲错，唯有痛处关节肿大，屈伸不利，舌质淡红或光红少苔，有裂纹，脉细数或细涩。

证候分析：本证常见于素体阴虚者，亦可见于痛风日久、形体由偏胖转为瘦削者。痛风日久，疼痛关节局部因湿浊瘀血留着而肿大，屈伸不利；舌淡红或光红少苔，有裂纹，为阴虚血燥；脉细数，是阴虚生内热之征；细涩因血虚不荣血脉之故。故而《张氏医通》有"瘦人肢节痛，是血枯"的论述，《景岳全书》有"若筋脉拘滞，伸缩不利者，此血虚血燥证也，非养血养气不可"的记载，均说明在瘦人中痛风形成多与血枯津亏有关。

治法：益阴养血，舒筋止痛。

方证应用：

《圣济总录》芍药汤证（阴虚血燥，筋脉失养证）

药物组成：芍药12g，熟地黄12g，当归12g，川芎10g，防风10g，秦艽10g，羌活10g，汉防己10g，白术15g，桂枝6g，炙甘草6g。水煎服。

方解：方中四物汤益血舒筋止痛；桂枝汤和营卫；防风、秦艽、羌活祛风胜湿；汉防己、白术渗湿通淋；使以炙甘草调和药性，缓急止痛。秦艽祛风除湿，活血舒筋，清热利尿，为痛风病常用之药。秦艽味苦辛，性平，质润而不燥，故誉为风药之润剂。既能祛风除湿，又能舒筋通络，为治风湿痹痛、关节挛急、筋骨不利常用之品，尤适用于痛风病之邪实正虚证者。既能于营血中祛除风湿之邪，使邪去血和而筋脉自利，又以其味苦，有降泄之功，有除热除蒸之效，故为阴虚血燥、筋脉失养证可用之药。

若虚热明显，去羌活辛燥之品，加黄柏、知母；若湿热下注，可加黄柏、薏苡仁、海桐皮、鬼箭羽、苍术；若肝肾不足，血燥生风，可加入女贞子、旱莲草、龟甲、鳖甲、水牛角等。

7. 痰湿阻络，痹阻关节证

临床症状：关节疼痛，痛有定处，或局部有灼热红肿，间有蛋白尿、血尿、轻度水肿，困倦乏力，或胸闷短气，心动悸，舌质淡红或暗红，有瘀点，脉滑或缓。

证候分析：痰湿阻络，痹阻关节，气血运行失畅，不通则痛，故见关节疼痛，痛有定处；痰湿阻于关节，日久化热，故见局部红肿，有灼热感；痰湿中阻，阳气不得伸展，故见周身困倦乏力；痰湿阻于肾络，肾络受伤，故见蛋白尿、血尿；痰湿泛溢肌肤，故见轻度浮肿；痰湿阻络，气血瘀滞不畅，故见胸闷短气；舌质暗红而有瘀点，脉滑或缓，皆为痰湿瘀阻之象。

治法：健脾渗湿，祛瘀通络。

方证应用：

(1)《杨氏家传方》健步丸证（肝肾亏虚，痰湿阻于关节证）

药物组成：石楠叶 15g，天南星 10g，羌活 10g，天麻 10g，薏苡仁 15g，防风 10g，续断 12g，萆薢 12g，黄芪 12g，当归 12g，石斛 12g，牛膝 12g，木瓜 12g，威灵仙 10g，自然铜 6g。水煎服。

方解：石楠叶苦平，入肝肾经，有祛风、通络、益肾之功，《药性论》称其"主除热，能添肾气……逐诸风"，故任为主药。因石楠叶、石楠藤为冷僻药，临证则以祛风湿，通经络，主治风湿痹痛之海桐皮代之。伍以防风、羌活、威灵仙以祛风通络；天南星、薏苡仁、萆薢利湿化浊；木瓜、牛膝、天麻、续断养肝肾，强筋骨；当归、黄芪益气补血，活血通脉；石斛滋阴除热；自然铜辛苦平，醋煅后具散瘀止痛之功，《玉楸药解》称其"入足少阴肾、足厥阴肝经"，属"破血消瘿，宁心定悸，疗风湿瘫痪之属"。故本方适用于痰湿阻于关节，日久化热之里证者。

若关节热痛可加鬼箭羽、虎杖、忍冬藤、秦艽，以清热消肿，祛湿通络；寒痛者可加乳香、没药、川乌；湿浊甚者可加土茯苓、红藤、鬼针草；有血尿者可加白茅根、三七；若胸闷短气，而见冠心病者，可酌情加入淫羊藿、丹参、生脉饮。

(2)《杨氏家传方》轻脚丸证（肝肾亏虚，痰湿阻络证）

药物组成：川乌 10g，木瓜 12g，牛膝 12g，巴戟天 12g，肉苁蓉 12g，天麻 12g，海桐皮 15g，防风 6g，狗脊 12g，萆薢 12g，炙甘草 6g。水煎服。

方解：风寒湿邪痹阻关节，气血流行不畅，致关节肿痛，筋脉挛急，故以川乌搜风祛湿止痹痛，防风祛风；"邪之所凑，其气必虚"，故佐以巴戟天、肉苁蓉、天麻、木瓜、狗脊、牛膝以养肝肾，壮筋骨；海桐皮苦平，入肝、肾经，具祛风通络、清热化湿之功，为蠲除下身风湿痹痛、脚气、痛风之要药；萆薢甘寒，入肾、膀胱经，利水渗湿，二药合用，则痰湿阻于肾络可除。

若内湿见著者，则以附子代川乌；若湿浊盛者，可合入五苓散；湿浊与血瘀并重者，可合入当归芍药散。

8. 脾肾亏虚，水湿不化证

临床症状：面色淡黄，神疲乏力，腰膝酸软，夜尿清长，颜面或下肢浮肿，舌质淡胖，舌苔白腻或白滑，脉沉缓。

证候分析：脾为后天之本，气血生化之源，脾虚则运化乏源，气血生化不足，不能上荣于面则面色淡黄，不能养神充身则神疲乏力。腰为肾之外府，肾主水液，肾虚则腰府失养，故见腰酸膝软，肾虚气化失司不能主水，则夜尿清长。脾肾俱虚，不能运土制水，水湿内聚，泛溢肌肤，故见颜面及下肢水肿，舌质淡胖。苔白腻或白滑，脉沉缓等，皆为脾肾两虚而水湿内聚之象。

治法：温补脾肾，化气行水。

方证应用：

(1)《三因方》附子八物汤证（脾肾阳虚，邪着肌肉证）

药物组成：制附子10g，干姜6g，白芍12g，茯苓15g，桂枝10g，白术15g，人参10g，炙甘草10g。水煎服。

方解：本方药仅八味，方由《伤寒论》中温阳利水之真武汤（干姜易生姜）合健脾利湿之苓桂术甘汤、温中散寒之理中丸、回阳救逆之四逆汤及《局方》益气健脾之四君子汤五方组成，适用于脾肾阳虚，水湿不化之证。方中尚寓有《伤寒论》中主治湿邪留着肌肉证之桂枝附子汤、主治风湿留着关节之甘草附子汤、主治心阳虚之桂枝甘草汤、主治阴阳两虚之甘草干姜汤及芍药甘草汤、芍药甘草附子汤。故此方加减化裁治疗痛风及尿酸肾病，是一首值得研究的方剂。同时，也验证了"方证立论法式"在临床应用中的深远意义。

若兼下焦湿热者，可合入石韦散或八正散；若兼有肾结石者，可加入金钱草、海金沙等通淋化石之药，以及补肾强腰有化石之功的青娥丸（补骨脂、核桃仁、杜仲）。黄宫绣认为补骨脂属火入肾，核桃仁属水入肝，二者"一水一火，大补下焦，有同气相生之妙"。

(2)《史载之方》暖肾脏方证（肝肾亏虚，脾虚湿盛证）

药物组成：牛膝12g，石斛12g，巴戟天12g，萆薢12g，川芎10g，续断12g，茯苓15g，附子10g，当归10g，五味子10g，菟丝子15g。水煎服。

方解：方中主以附子温肾助阳，辅以茯苓、萆薢渗湿化浊，当归、川芎养血活血通瘀，巴戟天、续断、牛膝、石斛、五味子、菟丝子养肝肾，益阴而涩精。诸药合用，脾肾共调，肝肾并养，攻补兼施，动静结合，刚柔相济，对尿酸肾病而见蛋白尿者有一定的疗效。

9. 脾肾虚衰，湿浊滞留证

临床症状：畏寒肢冷，恶心呕吐，得食更甚，口中有尿味，胸闷腹胀，大便溏或秘结，心悸气喘，神情淡漠或烦躁不安，抽搐痉挛，神志昏迷，齿衄鼻衄，或呕血便血，皮肤瘙痒，尿少面浮，面色黄或晦暗，舌质淡胖，苔白腻或浊腻，脉沉弦。

证候分析：脾肾阳虚，湿浊阻滞，清阳之气不能上升敷布于躯体、四肢、头面，故见畏寒肢冷，面色黄或晦暗；湿浊阻滞于中，清阳不升，浊阴不降，胃气上逆，则恶心呕吐，得食更甚；气机瘀滞，则胸闷腹胀而气喘；浊邪上逆，则口有尿味；气化功能失司，浊邪阻滞肠间，则大便溏或秘结；浊邪外渗肌肤，则肌肤瘙痒；脾肾阳虚，水湿内停，故见尿少，面浮；湿浊之邪阻于心络，心神失养，故见心悸，神情淡漠或烦躁不安，神志昏迷；阳气不足，不能摄血，血不归经，故后期可见齿衄鼻衄或呕血便血等出血症状；舌质淡胖，苔白腻，脉沉弦，皆为脾肾阳虚，湿浊阻滞之象。

治法：通腑泻浊，回阳固脱。

方证应用：

《局方》还冰丹证（脾肾阳虚，湿浊留滞证）

药物组成：蔓荆子10g，白茯苓15g，大黄10g，栀子10g，威灵仙10g，白芷10g，松节10g，茯神10g，附子10g，天麻10g，淫羊藿10g。水煎服。

方解：本方适用于尿酸肾病而见脾肾阳虚、湿浊留滞之证者。方中附子温阳通脉；威灵仙通行十二经，为治痛风之要药；白芷、蔓荆子散风胜湿，为治湿痹拘挛必用之品；淫羊藿补肾助阳，祛风胜湿；天麻、松节舒筋通络；茯苓、茯神健脾渗湿；栀子泻火除烦，清热利湿，凉血止血，为治湿热蕴结之要药；大黄荡涤胃肠积滞，清泻血分实热，用之可除湿浊之滞留。诸药相合，以期脾肾虚衰之阳回复，湿浊滞留之弊清除。

鉴于湿浊内生，多因脾失运化，方中可加党参、黄芪、白术益气而健脾，加土茯苓、萆薢、生薏苡仁、白花蛇舌草、垂盆草、鬼箭羽（现代药理研究有降糖、降压作用）以化湿毒，加益母草、丹参以活血通络；恶心呕吐者，可合温胆汤降逆而除烦。臭梧桐叶有祛风化湿及明显的降压作用，亦为尿酸性肾病见高血压者可用之药。

(二) 从经络论治谈方证法式

经络学说是研究人体经络系统的循行分布、生理功能、病理变化及其与脏腑相互关系的一种理论学说。它是中医学理论体系的重要组成部分。经络是经脉和络脉的总称。经，有路径的含义，经脉贯通上下，沟通内外，是经络系统中的主干；络，有网络的含义，络脉是经脉别出的分支，较经脉细小，纵横交错，遍布全身。《灵枢·脉度》云："经脉为里，支而横者为络，络之别者为孙。"由此可见，经络为内联脏腑，外络肢节，沟通内外，贯穿上下，运行气血的径路。概而论之，其是由经脉和络脉组成；详而论之，经络包括十二经脉和奇经八脉，以及附属于十二经的十二经别、十二经筋、十二皮部；络脉，含内外两大络脉系统，尚有阳络、阴络之分，细分之，包括十五络、浮络、孙络。

详而论之,《人镜经附录》则有"十二经生十五络,十五络生一百八十系络,系络生一百八十缠络,缠络生三万四千孙络"的表述。由此可知,孙络实乃经络系统之始终。

人体的五脏六腑、四肢百骸、五官九窍、皮肉筋骨等组织器官,虽各有不同的生理功能,但又共同进行着有机的整体活动,使机体的内外上下保持着协调统一,构成一个有机的整体。而这种相互联系,有机配合主要是依靠经络系统的联络沟通作用实现的。由于十二经脉及其分支纵横交错、入里出表、通上达下联系了脏腑器官,奇经八脉沟通于十二经之间,经筋皮部联结了肢体筋肉皮肤,从而使人体的各脏腑组织器官有机地联系起来,如《灵枢·海论》篇云:"夫十二经脉者,内属于腑脏,外络于肢节。"

经络具有运行气血,濡养周身,抗御外邪,保卫机体的作用。人体的各个脏腑组织器官均需要气血的温养濡润,才能够发挥其正常作用。气血是人体生命活动的物质基础,但必须依赖经络的传注,才能输布周身,以温养濡润全身各脏腑组织器官,维持机体的正常功能。故《灵枢·本脏》云:"卫气和则分肉解利,皮肤调柔,腠理致密矣。"

由于经络有一定的循行部位和脏腑络属,它可以反映所属脏腑的病证,因而在临床上,就可以根据疾病所出现的症状,结合经络循行的部位及所联系的脏腑,作为辨证归经的依据。故而,在经络循行通路上,或在经气聚集的某些穴位上,有明显的压痛、结节、条索状等反应物和皮肤形态变化、皮肤温度改变等,也有助于对疾病的诊断。鉴于急性痛风性关节炎,初起为单关节炎症，以拇趾及第一跖趾关节为多见，其次为其他跖趾关节和跗、踝、跟、膝、腕、指、肘等关节，偶有双侧同时或先后发作，后期可发展为多关节炎。关节红、肿、热、痛和活动受限，大关节受累时可有关节腔积液。一般经过1～2天或几周后可自然缓解，关节功能恢复，此时受累关节局部皮肤可出现脱屑和瘙痒，为本病特有的症状，但非经常出现。急性关节炎期间可有发热，急性期缓解后，患者全无症状，称为间歇期。此期可持续数月或数年，少数患者仅有一次单关节炎，以后不再发作，但多数患者在一年内复发。有些患者急性期症状轻微未被注意，待出现关节畸形后始被发现。痛风病的关节炎症、活动受限、关节畸形，提示了痛风及痛风肾病从体外表现论治的思路，即通过痛风病受累关节的异常变化并结合经脉体表循行部分异常，实施辨证论治。

十二经筋是十二经脉之气结聚散络于筋肉骨节的体系，是附属于十二经脉的筋肉系统。十二经筋的分布与十二经脉的体表通路基本一致，其循行走向均从四肢末端走向头身，行于体表，不入内脏，结聚于关节、骨骼部。足三阳经筋起于足趾，循股外上行结于𩒼面部；足三阴经筋起于足趾，循股内上行结于阴器；手三阳经筋起于手指，循臑外上行结于头部；手三阴经筋起于手指，循臑内上行结于胸部。各经筋在循行途中还在踝、腘、膝、股、髀、腕、肘、臂、腋、肩、颈等关节或骨骼处结聚，特别是足厥阴经筋，除结于阴器，并能总络诸筋。故马莳有"经皆有筋，筋皆有病，各有治法，故名篇"的论述。经筋具有约束骨骼，屈伸关节，维持人体正常运动功能的作用，如《素问·痿论》所云："宗筋主束骨而利机关也。"此即痛风病从经筋论治的理论基础。大凡风寒暑湿诸邪侵袭人体，流注关节，造成十二经筋病变，致关节炎症、畸形及关节疼痛活动受限，可根据邪犯何经而治之。

十二皮部是十二经脉功能活动反映于体表的部位，也是络脉散布之所在。由于十二皮部居于人体最外层，与经络气血相通，所以又是机体的卫外屏障，故而从皮部来诊察疾病的证候，则可以推断和治疗内部的疾病。临床上的皮肤针、刺络、敷贴、推拿按摩等外治法，均为皮部理论在临床上的具体应用。

1. 太阳经筋病

临床症状：足太阳之筋，起于足小趾外侧之至阴穴，由通谷、束骨、金门、申脉，结于踵跟之仆参、昆仑，又上循跟出于外踝，由跗阳、飞扬、承山、承筋、合阳，结于腘窝中央之委中穴。手太阳之筋，起于小指之上少泽穴，结于手外侧之腕骨、阳谷、养老等穴，上循臂内廉，结兑骨后之小海穴。风寒暑湿流注太阳经，因营卫失和，经筋痹阻，致其经筋所过之关节受累，出现关节炎症、畸形、疼痛，且活动受限，或手足挛痛，憎寒发热，或无汗恶寒，或自汗恶风，头痛眩晕，腰重。

治法：开腠解肌，通阳行痹。

方证应用：

《三因方》麻黄左经汤证（太阳经筋痹阻证）

药物组成：麻黄（去节）10g，干葛15g，细辛3g，白术（切，米泔浸）15g，茯苓、汉防己、桂枝、羌活、防风、炙甘草各10g，生姜3片，大枣4枚。水煎，去渣，空腹服。

自汗,去麻黄,加桂枝、芍药;重着,加苍术、橘皮;无汗,减桂枝,加杏仁、泽泻。疼痛剧者加延胡索、没药。

方解:原为太阳经脚气而设方。柯琴云:"太阳主一身之表,风寒外束,阳气不伸,故一身尽疼,太阳脉抵腰中,故腰痛。太阳主筋所生病,诸筋者,皆属于节,故骨节疼痛。"方中主以麻黄开腠理、散风寒而通痹;辅以羌活、防风、细辛祛风散寒燥湿;方中尚寓有葛根汤、桂枝加葛根汤意,《本草求真》云:"(葛根)辛甘性平,轻扬升发……开腠……解肌。"故二方具解肌祛风,升津舒筋之效;防己茯苓汤乃《金匮要略》为皮水而设,具通阳化水行痹之功。故本方为痛风及尿酸性肾病而见上述症状者可用之方。

2. 阳明经筋病

临床症状:足阳明之筋,起于足之中三趾,盖厉兑穴起于次趾,而其筋则自次趾以连三趾,结于足跗,上冲阳、解溪等穴,斜外而上交于下巨虚、条口、上巨虚、三里,上结于膝之外廉,直上结于髀枢。手阳明之筋,起于食指之端商阳穴,由二间、三间、合谷结于腕上之阳溪穴,循臂上结于肘外之肘髎,又上臑以结于肩之髃骨。风寒暑湿之邪流注手足阳明经,其受累关节则为阳明经筋所过之部位,因外邪郁久化热,而见关节疼痛、红肿或变形,行步艰难,或见大小便秘涩,腹痛呕吐,或下利,恶闻食味气,腹胀,全身浮肿,喘满等。

治法:清热解毒,活血通络。

方证应用:

《三因方》大黄左经汤证(阳明经筋痹阻证)

药物组成：大黄10g（蒸）、细辛3g、茯苓15g、防己10g、羌活10g、黄芩、前胡、枳壳、厚朴（姜制，炒）、炙甘草、杏仁（麸炒，去皮尖，研）各10g，生姜3片，大枣1枚。水煎，空腹服。

因热毒蕴结，去细辛，可加金银花、忍冬藤、黄连、海桐皮；关节红肿热痛，加鬼箭羽、赤芍、丹皮；腹痛，加芍药；喘，加桑白皮、紫苏、芦根；小便不利，加泽泻。

方解：方中大黄、黄芩，实寓《伤寒论》之大黄黄连泻心汤，在《金匮要略》中称泻心汤，在《张氏医通》称伊尹三黄汤，并认为此即《史记·扁鹊仓公列传》中多次提到的"火齐汤"。现代药理研究证明，三黄汤有抗炎、抗凝血作用，对痛风之属热痹者及红肿关节在阳经者，有很好的清热、消肿作用；大黄伍以枳壳、厚朴乃仲景之小承气汤，为泻热通便，消滞除满之伍也。二方共奏通腑泄浊之效。前胡、杏仁开提肺气；防己、茯苓渗湿利水，共成肃降之力。羌活、细辛有辛温发表之效。诸药合用，适用于热毒、湿浊滞留之痛风及尿酸性肾病。

3. 少阳经筋病

临床症状：足少阳之经筋，起于足小趾之次趾，即第四趾之窍阴穴，由侠溪、地五会、临泣，结于外踝下之丘墟，上循胫外廉悬钟、阳辅、光明、外丘、阳交，结于膝外廉之阳陵泉；手少阳之经筋，起于手小指之次指，即第四指之端关冲穴，由液门、中渚，结于手腕上之阳池，上循臂之外关、支沟、会宗、三阳络，以结于肘之四渎、天井，上绕臑之外廉即臑会穴，上于肩端之肩髎、天髎，走于颈之天牖，以合于本经之太阳。若为风寒暑湿流注，致少阳经筋痹阻，而出现关节疼痛、畸形，或出现发热，腰胁痛，头痛，眩晕，呕吐，耳聋惊悸，热闷心烦，气上喘满，肩息腿痹，缓纵不随等。

治法：枢转气机，通痹止痛。

方证应用：

《三因方》半夏左经汤证（少阳经筋脚气证）

药物组成：半夏、干葛各10g，细辛3g，白术、茯苓各15g，桂枝、防风、炮姜、黄芩、远志、炙甘草各10g，柴胡12g，麦门冬15g，生姜3片，大枣1个。水煎，去渣，空腹服。

热闷，加竹沥；喘满，加杏仁、桑白皮。

方解：此方原为"少阳经脚气"而设。因太阳为开，阳明为阖，少阳为枢。少阳内联三阴，外联二阳，为入病之门户、出病之道路，故方以小柴胡汤调枢机，司开阖；外合桂枝甘草汤伍细辛、防风辛甘化阳，开启阳和而解肌；内合甘草干姜汤、苓桂术甘汤温中复阳，温化水饮；葛根解太阳经经腧之不利；麦冬、远志宁心润燥。诸药合用，共奏调达枢机，和营解肌，通痹渗湿之功。

4. 三阳经筋并病

临床症状：宋代陈无择在《三因方》中云："三阳经，有并有合。如太阳并少阳，少阳并阳明，阳明并太阳。三阳合病，皆于经络中推考其诊，随证治之。所谓并者，二经相并；合者，三经会合。以此强分，使名义易晓，不必论其一二也。"因风寒暑湿之邪流注三阳经，多致足外踝及手背拘挛疼痛，行步艰难，关节刺痛，畸形，憎寒发热，自汗恶风，头眩，腰重，或大小便秘涩，或腹痛，或呕吐下利，恶闻食臭，髀腿顽痹，缓纵不随，热闷惊悸，心烦气上，脐下冷痹，喘满肩息等。

治法：开启阳和，通腑导滞。

方证应用：

《三因方》大料神秘左经汤证（三阳经筋痹阻证）

药物组成：麻黄（去节）10g，干葛 12g，细辛 3g，厚朴（制炒）10g，茯苓 15g，防己 6g，枳壳（麸炒）10g，桂枝 10g，羌活 10g，防风 10g，柴胡 12g，黄芩 10g，远志 6g，炮姜 3g，制半夏 10g，甘草 10g，麦门冬（去心）15g，生姜 3 片，大枣 1 个。水煎，去渣，空腹服。

陈氏在方后注云："自汗，加牡蛎、白术，去麻黄；肿满，加泽泻、木通；热甚无汗，减桂，加橘皮、前胡、升麻；腹痛吐利，去黄芩，加芍药、附子炮；大便秘，加大黄、竹沥；喘满，加杏仁、桑白皮、紫苏，所加并等分。凡有此病，详认症状，逐一加减，无不愈者。常服下气消痰，散风湿，退肿，进饮食，令人不虚，江南诸师，固秘此方，虽父子兄弟不传，学者当敬用之。"

方解：本方由麻桂汤、葛根汤合羌活、防风、细辛开启阳和，解太阳经经腧不利；小柴胡汤调达枢机；承气汤、防己茯苓汤，通腑导滞，利水消肿；麦门冬、远志宁心润燥。甘草益气和中，干姜温中复阳，二药为《伤寒论》之甘草干姜汤，小便不通及水肿者用之，有辛甘化阳之功，使中阳得复而内湿得除。

5. 太阴经筋病

临床症状：足太阴之筋，起于大趾之端内侧隐白穴，上结内踝骨下之商丘，其直行者，络于膝内辅骨之地机、阴陵泉，上循阴骨结于髀。手太阴之筋，起于手大指端之少商穴，循指上行，结鱼际之后，行寸口之外侧，上循臂，结肘中之尺泽，上臑之内廉，入于腋下三寸之天府。若外邪流注太阴经筋，其经筋痹阻，则见骨节烦痛，四肢拘急，或自汗短气，小便不利，头面手足时时浮肿等症。

治法：散寒止痛，温阳化饮。

方证应用：

《三因方》六物附子汤证（太阴经筋痹阻证）

药物组成：制附子10g，桂枝12g，白术15g，炙甘草10g，汉防己10g，茯苓15g，生姜7片。水煎，去渣，温服。

方解：本方由《伤寒论》用治风湿留着关节证之甘草附子汤，治脾肾阳虚、水邪泛滥之真武汤，治脾阳虚水停中焦之苓桂术甘汤和《金匮要略》用治皮水之防己茯苓汤组成。现代研究表明：甘草附子汤对风湿及类风湿病、痛风、肩周炎均有很好的临床疗效；真武汤常用于慢性肾炎、肾病综合征、肾功能衰竭，有消除蛋白尿，促进肾功能恢复作用；苓桂术甘汤以其温阳利水之功，而广泛应用于类风湿性关节炎及肾病水肿；防己茯苓汤则适用于冠心病合并心衰、尿毒症、肾病综合征。故六物附子汤药仅七味，效广而力宏，为治寒湿浸淫、脾肾阳虚、里寒停水之痛风及尿酸性肾病有效方剂。

6. 少阴经筋病

临床症状：足少阴之筋，起于涌泉穴，出于内踝下，并足太阴脾经，斜趋内踝之下然谷、太溪，而结于照海、复溜、水泉，又与足太阳膀胱之筋合,而上结于内辅骨之下,并太阴脾之筋,以上循阴股,结于阴器。手少阴之筋,起于手小指之内侧少冲穴,结于掌后锐骨端之神门,上结肘内廉之青灵,并入腋间。若风寒暑湿流注少阴经筋部位,致其筋脉挛急,肢节疼痛,或肾阳虚不能化气行水,而见小便不利,咳唾不已,善恐,心惕惕若人将捕之状,小腹不仁,肢体浮肿。

治法:温补肾阳,利水消肿。

方证应用:

《济生方》肾气丸证(少阴经筋痹阻证)

药物组成:熟地黄15g,炒山药30g,山茱萸15g,泽泻30g,茯苓30g,牡丹皮15g,肉桂6g,炮附子10g,川牛膝12g,车前子30g(包煎)。水煎服,去渣,温服。

方解:此方为《金匮要略》肾气丸加牛膝、车前子而成。肾阳虚,命门火衰,不能化气行水,故主以《金匮要略》肾气丸;车前子渗湿利尿,牛膝入肝、肾二经,性善下行,能引血下行,且有舒筋利痹之功,故该方适用于痛风发作间歇期或慢性期,或合并尿酸性肾病而有肾阳虚表现者。

7. 厥阴经筋病

临床症状:足厥阴之筋,起于大趾之上大敦穴,上结于内踝之前中封,上循于胫,结内辅骨之曲泉。手厥阴心包之经筋,起于手中指之中冲,与手太阴之筋并行,结于肘之内廉曲泽,上臂,结于腋下之天泉、天池,下散于在前后之胸胁处。若外邪流注厥阴经,或肝血不足不能濡养筋脉,致筋脉痹阻,而手足关节拘挛疼痛,活动受限。

治法：养血柔肝，活血通脉。

方证应用：

《三因方》神应养真丹证（厥阴经筋痹阻证）

药物组成：当归12g，天麻12g，川芎12g，羌活10g，白芍15g，熟地黄24g，木瓜15g，菟丝子30g。水煎，温服。

方解：方中当归甘补辛散，苦泄温通，既能补血，又可活血，故能主治一切血证，为治血病之要品，且因其辛香善走，又有"血中气药"之称，故《局方》合入川芎、熟地黄、白芍组成补血调血之名方"四物汤"；木瓜味酸入肝，因"足厥阴肝经总络诸筋"，故木瓜伍白芍共奏养血柔肝，舒筋活络之功；天麻息风止痉，通络止痛；羌活散寒通痹；菟丝子甘辛微温，禀气中和，既可补阳，又可补阴，具有温而不燥，补而不滞之性，故益肾元，填精髓，养肝肾，舒筋脉乃是其长，世谓菟丝子为平补足三阴之要药。因此，本方临证加减化裁，不失为治痛风发作期或慢性期的有效方剂。

8. 三阴经筋并病

临床症状：三阴经筋病并见的症状。

治法：根据痛风发病关节与三阴经筋循行部位进行脏腑经络相结合的施治。

方证应用：

(1)《三因方》抱龙丸证（痹阻三阴经筋证）

主治"肝肾脏虚，风湿进袭，流注腿膝，行步艰难，渐成风湿脚气，足心如火，上气喘急，小腹不仁，全不进食"，具有祛风散寒，除湿通经，养肝肾，舒筋骨之功。

药物组成：赤小豆120g，五灵脂（略炒）、白胶香、补骨脂、狗脊、木鳖子、海桐皮、威灵仙、地龙（炒）、草乌（米泔浸三日，净洗，去皮尖）各30g，为末，为糊丸，如梧子大。每服50丸，空腹下。

此方可用痛风发作间歇期和慢性期的治疗。若治急性痛风性关节炎及尿酸性肾病，本方可改为汤剂服用。

方解：赤小豆甘凉，性善下行，有清热利湿、行血消肿之功，内能通利小便，使湿热下出而消肿，可用于肾病水肿、脚气水肿、营养不良性水肿，以其入血，降火行血，清血分热毒，外用于疮疡之证，任为主药；五灵脂、白胶香、地龙活血通脉止痛；补骨脂、狗脊养肝肾，强筋骨；木鳖子、海桐皮、威灵仙、草乌对寒湿郁热而为痹证、痛风、脚气者用之，有通痹消肿散结之用。诸药合用，适用于寒热错杂之急慢性痛风性关节炎及尿酸性肾病者。

(2)《三因方》川膝煎证（湿热痹阻三阴经筋证）

"治肝肾虚，为风寒湿毒所中，流注腿膝，历节疼痛，如锥刀锻刺，不可名状"，具温经散寒，利湿解毒，养血通脉之功。

药物组成：川乌60g，黑豆100g，用瓷器或陶锅共蒸，去豆，与牛膝100g，木瓜100g共捣，同入石磨中磨为末，糊丸如梧子大，每服10g，每日3次。

方解：方中川乌外可散在肌表之风邪，内可逐在里之寒湿，任为主药；佐以牛膝、木瓜，益肝肾，强筋骨，通血脉；黑豆甘平，煮食偏凉，炒食则温，功能补阴利水，疗风解毒，有疗风痉，解诸毒，除湿痹之功效，与川乌共蒸，可减其燥烈之性及毒性。诸药合用，具温经散寒，健脾利水，舒筋通脉之功，可用于痛风发作间歇期和慢性期。

(3)《三因方》十全丹证（肝肾亏虚，痹阻三阴经筋证）

《三因方》称十全丹"治脚气上攻，心肾相系，足心隐痛，小腹不仁，烦渴，小便或秘或利，关节挛痹疼痛，神效不可具述"，具养五脏，强筋骨之效。

药物组成：肉苁蓉、石斛、狗脊、萆薢、茯苓、牛膝、地仙子（即枸杞子）、远志、熟地黄、杜仲各300g，为末，炼蜜为丸，如梧子大，每服50丸。

方解：肉苁蓉甘温，《本草经解》称其入足厥阴肝经、足太阴脾经、足少阴肾经，《日华子本草》称其"润五脏，长肌肉，暖腰膝"，《本草经疏》称其为"滋肾补精血之要药"，而《本草正义》称其"味重而降，助相火，补精兴阳"，《本经》有"除茎中寒热痛，养五脏，强阴，益精气"的记载，而为主药。伍以狗脊、杜仲、牛膝、石斛、枸杞子、熟地黄以养肝肾，益精血，强筋骨；茯苓、萆薢健脾渗湿利水。远志，《本草辑要》言其"能通肾气，上达于心，强志益智，补精壮阳，聪耳明目，利九窍，长肌肉，助筋骨"，《圣济总录》有主以远志补损益气之远志丸，用治"肾脏虚乏，久感寒湿，因而成痹"，以其宁心除烦之功，又有养血益精通痹之用。十药合用，共成补益阴精，温养阳气，健脾利湿，舒筋通脉之功，以其治病十不失一，故名"十全丹"。

(4)《三因方》大犀角汤证（脾虚失运，湿浊留着经筋证）

"治脾肾经，脚胫肿痹，小腹顽麻，上攻头面，通身洪肿，小便不利，上气喘满，闷绝欲死。"今多用于治疗尿酸性肾病之湿浊留滞证。

药物组成：犀角（用石决明代）、黄芩、旋覆花、白术、肉桂、汉防己各60g，香豉、橘皮、茯苓各90g，前胡、桑白皮各120g，紫苏茎、叶各120g。上锉为散，每服12g，生姜5片，大枣2枚，煎汤，去渣，食前服。

方解：脾虚失运，湿浊滞留，肝木得不到水液之精微滋养，致肝肾亏虚，此即阳无阴则不长，阴无阳则不生之谓，于是阴亏于下，而阳旺于上，而致肝阳上亢，头目眩晕。方中犀角（石决明代之）平肝息风；辅以肉桂温肾阳，补下元，回阳救逆。两药一动一静，一温一寒，药性功效相殊，然二药并用，确有殊途同归之妙，其要有二：其一，肝旺于上，肾亏于下，肝肾不交，母子相离，石决明潜肝阳，使其从上达下，肉桂鼓动肾阳，蒸腾肾水，使其从下济上，二者相交，肝肾同归于平；其二，肉桂能温肾中之阳，石决明能制肝木之刚，二药并用，刚柔相制，即有"扶阳长阴"之意。白术、茯苓、防己、桑白皮健脾渗湿利尿，俾湿浊从小便而解；苏叶、前胡、香豉宣发肺气，除喘满，又可主肃降，通三焦，以利水道；陈皮、苏梗、旋覆花、生姜、大枣健脾和胃，降逆止呕，协苓、术除湿化浊。诸药合用，温肾潜阳，健脾宣肺，化浊利水，而适用于尿酸肾病而见高血压者。

(5)《三因方》四蒸木瓜丸证（气血失濡，筋脉痹阻证）

《三因方》用此方治"肝肾脾三经气虚，为风寒湿搏着，流注经络，竭日旷岁，治疗不痊，凡遇六化更变，七情不宁，必至发动，或肿满，或顽痹，憎寒壮热，呕吐，自汗"等候。

药物组成：威灵仙（苦葶苈同入），黄芪（续断同入），苍术

(橘皮同入)，乌药（茯神木同入）。

以上各 15g，以大木瓜 4 个，切盖去瓤，入前件药，仍用盖簪定，蒸熟，三蒸三晒，取药出，焙干为末，研瓜为膏，搜和捣千杵，丸如梧子大，每服 50 丸。

方解：木瓜入肝、脾二经，有祛湿舒筋之效，而用于湿痹、脚气而见足胫肿大、腰膝酸痛、关节肿胀、筋挛足痿等症，又有醒脾和胃、除湿化浊之功，故任为主药，与威灵仙、葶苈子同蒸，则祛风利湿、通经止痛之效增，与黄芪、续断同蒸，则益气血、强筋骨之力倍增；与苍术、橘皮同蒸，则燥湿化浊之功卓。乌药温肾散寒，茯神木治脚气痹痛，诸筋牵缩，且有宁心神之功，与木瓜同蒸，具温散中下焦寒湿之功效。诸药合用，温经散寒，祛风胜湿，补肝肾，益脾肺，宁心神，荣气血，强筋骨，利水通痹。本方药性平和，功效全面，临证加味，为治疗痛风及尿酸性肾病可用之方。

（三）从药物外治法谈方证法式应用

1. 外治法的作用机理

中医外治法，源远流长，《黄帝内经》奠定了外治法理论体系之基础。《素问·至真要大论》有"内者内治，外者外治"的记载。其"外治"之法，显然是为"外在疾病"而设。《素问·五常政大论》有"上取下取，内取外取，以求其过"的论述，扩大了"外治"和"外取"的含义，将"外治"列为与"内治"相对应的治疗方法。"内治"以服药为主治体内发生的多种病证，而"外治"泛指除口服药以外，施于体表或体外的治疗方法。

中药外治法的治疗机理，其一为"外病外治"，它可使药物直达病所并迅速产生疗效;其二是"内病外治",即"有诸内必行诸外",运用经络系统起到调节人体各部分功能。如"腧穴"是气血输注的地方,有病必反应于腧穴,故《灵枢·经脉》云:"经脉者,所以能决死生,处百病,调虚实,不可不通。"另外,余认为"孙络"在外治法中具有特殊的意义。即其与内联脏腑,外络肢节,贯穿上下,沟通内外,运行气血的经络系统中的"腧穴"一样,有着重要的作用机理。《灵枢·经脉》云:"经脉十二者,伏行分肉之间,深而不见……诸脉之浮而常见者,皆络脉也……经脉者常不可见也。"故张志聪认为:"经脉十二者,六脏六腑,手足三阴三阳之脉,乃荣血之荣行,伏行于分肉之内,深而不见者也。诸脉之浮而常见者,皆络脉也。"鉴于络脉有内、外两大系统,故余认为此处之"络脉",即外络系统之"阳络""浮络""孙络"。诚如《灵枢·脉度》所云:"经脉为里,支而横者为络,络之别者为孙,盛而血者疾诛之,盛者泻之,虚者饮药以补之。"此论言及经络孙络的定义及外治内治之理,故张志聪注云:"经脉内营于脏腑,外络于形身,浮而见于皮部者皆络脉也。盛而血者,邪盛于外,血留于络脉,故当疾诛之。盛者邪客于外,故当泻之。虚者本虚于内,故当饮药以补之。"

《素问·缪刺论》云:"今邪客于皮毛,入舍于孙络,留而不去,闭塞不通,不得入于经,流溢于大络,而生奇病也。"《素问·调经论》云:"风雨之伤人也,先客于皮肤,传入于孙脉,孙脉满则传入于络脉,络脉满则输于大经脉,血气与邪并客于分腠之间,其脉坚大,故曰实。实者外坚充满,不可按之,按之则痛。"此是关于"孙络"的最早的理论阐述,是余重视"孙络"

在外治法中运用的理论基础,亦是余应用外治法治疗痛风的理论根据。

外治法分萌芽、形成、发展和高潮四个时期。而宋、元、明、清是中国封建社会的中晚期,和平与分裂相交替,稳定与战乱相间隔,正是在这分分离离的社会发展过程中,推动了外治法的发展,形成了外治疗法的突出成就和发展高峰。宋朝以后,由于社会比较稳定,经济有较大的发展,故科学技术有了突出的成就,尤其活字印刷术的问世,有力推动了医学的交流和发展,同时外治法的发展也离不开本草、方剂学的突出成就。宋代本草学在隋唐五代的基础上又有发展,宋代政府先后组织人对唐本草做了三次重大的修订,尚有唐慎微所著的《经史证类备急本草》。同时宋代尚有政府和医学家编著出版了大批方书,其中记载了大量外治疗法。北宋由政府组织编著的三部大型方书——《太平圣惠方》《太平惠民和剂局方》《圣济总录》中所载的外用方剂,一直影响着宋代及后世方剂学和外治法的发展。

2. 常用方证法式举隅

(1)《圣济总录》当归摩膏证(风寒湿邪,痹阻骨肉证)

药物组成:当归、细辛各45g,桂枝30g,生地黄60g,生川草乌各30g,白芷15g(留一块不锉),川芎30g,干姜10g,松脂120g,猪脂2000mL。

先将上药锉如大豆粒大,同猪脂、松脂慢火煎,候至留者一块之白芷黄色,以棉布滤去滓,继熬,不住搅,至凝即止。用时以火炙手,以膏摩病处千遍。

方解:方中当归、地黄、川芎养血活血;川草乌、桂枝、细辛、白芷、干姜、松脂温经散寒和营，通痹痛，利关节；黄宫绣称白芷"气温力厚，通窍行表"，为"祛风湿之主药"，肌表之疾多用之。诸药合用，而奏温经散寒，活血通脉之功。

（2）《圣济总录》涂摩膏证（风湿痹阻四肢证）

药物组成：牛膝、赤芍、川芎、当归、白术、白芷、川椒、川朴、雷丸、半夏、桔梗、细辛、吴茱萸、桂枝、附子、木香、大腹皮、槟榔各 30g，酥 60g，驼脂（以驴脂代）90g，腊月猪脂 1500g。

上药二十一味（除后三味外）细切，量药多少，以酒浸一宿，先炼猪脂去渣，后入众药，以慢火从旦煎至晚，其膏成，再入铛中，投酥并驼（驴）脂，候稍搅匀，以瓷器盛，用时不拘多少，以药摩之，摩经七日，即歇两三日再摩之。

方解：牛膝有川、怀牛膝之分。怀牛膝生用散瘀血，消肿痛；熟用补肝肾，强筋骨，治腰膝骨痛，四肢拘挛，故《本经》有"主寒湿痿痹，四肢拘挛，膝痛不可屈伸"的记载。川牛膝功虽与怀牛膝相似，但偏于祛风利湿，通经散血。方中当归、芍药、川芎活血通脉，缓急止痛；附子、肉桂、川椒、白芷、吴茱萸、细辛温经散寒，活络通痹；白术、川朴、半夏、木香、大腹皮、槟榔健脾利湿，化痰导滞。《本草便读》称桔梗"为诸药之舟楫"，可宣肺气，助肃降，促气化，小便自然通利，此即《黄帝内经》"病在下，取之上"之用药典范。雷丸虽多作驱虫剂，但亦有清热解毒作用，《本经》《普济方》均有作摩膏治病的记载。酥，又称酥酪，为用牛羊奶凝成薄皮的食品，唐代陈藏器《本草拾遗》称其"堪合诸膏摩风肿"；宋代唐慎微《证类本草》

有"微寒,补五脏,利大肠,主口疮"的记载。驼(驴)脂、猪脂均有润燥祛风,活血消肿,通腠理,润皮肤之效,主治痈肿、死肌、寒风湿痹、四肢拘缓不收之症。诸药合用,具有祛风利湿,温经散寒,益肾柔肝,强筋健骨,活血通脉之功,为治湿气偏重之痛风的有效外用药。

(3)《圣济总录》摩风膏证(风寒湿邪痹阻证)

药物组成:防风、羌活、川芎、细辛、川椒、当归、踯躅花各15g,白蔹、白及、丹参、苦参、肉桂、附子、乌头、皂角、莽草各3g,杏仁15g。

上药细锉如麻豆,以米醋1000mL拌匀,浸三宿,熬干,用腊月猪脂1000g,以文武火煎一日,滤去渣,收瓷瓶备用,每用少许,点摩患处。

方解:方中羌活、防风、细辛祛风胜湿,且防风尚有解痉之效,故任为主药。附子、乌头、肉桂、川椒温里散寒。当归、川芎、丹参活血化瘀,乌头、踯躅花(即洋金花)均有明显的镇痛作用。皂角化痰开结,软坚导滞,与白蔹、白及、苦参共奏清热燥湿解毒之功,为湿邪化热而致红肿热痛必用之品。杏仁苦辛温,有辛开苦降之功,《本草求真》谓其有发散风寒之能,而有其用。莽草《山海经》称芒草,《纲目》称鼠莽,为木兰科植物狭叶茴香之叶,专于消肿止痛。方中川椒之用有二:外用之,以其辛烈而有祛风燥湿之能,内服之,用治肾阳不足之证,有温肾补火之功。两汉唐宋医学文献中,川椒为常用之药,《伤寒论》中之大建中汤、己椒苈黄丸;宋代王衮《博济方》中,有专篇服椒法,王氏认为:椒性禀五行,情通六义,叶青应于甲乙,皮赤在于丙丁，花黄与戊己为容，膜白兆庚辛之色，子之呈质应乎坎方，暖及丹府，旁通血脉，中助真元，又能消酒食之毒，避温邪之气，安五脏，调畅三焦，阳草之中，功不可比。

(4)《圣济总录》蒴藋汤证（风寒湿邪痹阻证）

药物组成：蒴藋（根叶）、桃皮、菖蒲各200g，细糠600g，秫米300g。

上五味，以水5000mL，煮米熟为度，以盆盛，以小竹床罩盆，人坐床上，四周围屏风，并以被衣盖身上，觉气急，即旋开孔取气，致通身汗出，凡经三蒸。

方解：蒴藋又名接骨木，为忍冬科植物蒴藋的全草或根，陶弘景《本草经集注》中有"疗风湿痒痛，多用薄洗"的记述。清代黄元御在《长沙药解》中称其有"行血通经，消瘀化凝"疗水肿，逐湿痹，下癥块，破瘀血，洗隐疹风瘙，敷脚膝肿痛之功。《中药大辞典》称其有"祛风胜湿、活血散瘀"之功，主治风湿疼痛、肾炎水肿、脚气浮肿、丹毒、疮肿、跌打损伤、骨折等病。桃皮，即桃树根皮，《贵州民间方药集》称桃根、桃叶"治风湿，外用消痈肿"。菖蒲物种有二：一为天南星科植物石菖蒲的根茎，称石菖蒲；一为毛茛科植物阿尔泰根莲花的根茎，称为九节菖蒲、节菖蒲。但在历代本草文献中的九节菖蒲为石菖蒲，何谓"九节"？《别录》认为"一寸九节者良"。从古今文献记载的作用分析，当用石菖蒲。《本经》云其"主风寒痹"，《别录》云主"四肢湿痹，不得屈伸"，《药性论》云"治风湿顽痹"，《本经逢原》"首言治风寒湿痹，是取其辛温，开发脾气之力"，故石菖蒲在痛风病治疗中，有理气活血，散风祛湿之功。现代药理研究认为，石菖蒲根茎和叶中均含有挥发油，有很好的镇痛和镇静作用。秫米即黏高粱，《新修本草》《证类本草》均称其"味甘，微寒，止寒热，利大肠，疗漆疮"，合细糠有健脾利湿之功。诸药合用，有除湿消肿，活血通脉之功。

第二节

水肿方证法式

一、概述

水肿是因感受外邪，或劳倦内伤，或饮食失调，使气化不利，津液输布失常，导致水液潴留，泛溢于肌肤，引起以头面、眼睑、四肢、腹背，甚至全身浮肿等为特征的一类病证。

水肿在历代医籍中有风水、皮水、石水、正水、水胀、水气、心水、肺水、肝水、脾水、肾水和阴水、阳水等病名。现代医学中的急慢性肾炎、肾病综合征、慢性肝炎肝硬化、低蛋白血症、贫血、更年期综合征、神经血管性水肿、心源性水肿、肺源性水肿以及内分泌紊乱等具有面目、四肢、腹背或全身浮肿者，均可参照本篇所阐述的水肿的辨证施治。

水肿可见于任何年龄，起病或急或缓，病情轻重不一。常见诱因为外感六淫或饮食失调、劳倦内伤等，其病理变化为正气亏虚，脏腑功能失调，水液气化失常。病证有虚实缓急之分，一般可分为阴水、阳水两大类型。临床以头面、眼睑、四肢、躯干或全身出现浮肿为主要证候表现。本病往往初发易治，久病及反复发作者治疗较难。病情严重者可危及生命。

二、病因病机

1. 外邪侵袭

外感六淫之邪，郁遏肺气，宣降失常，水道闭阻，聚溢于上，发为水肿。

2. 湿邪外困

冒雨涉水，久居湿地，或过食凉冷，致寒湿困脾，脾失健运，水湿内停，泛溢肌肤。

3. 湿毒侵淫

外感风邪，或湿热邪毒，或因肌肤痈疡疮毒未透，而湿毒内归脾肺，水液气化受阻，泛溢肌肤。

4. 脾失健运

劳倦太过，饥饱不节，或思虑太过，损伤脾胃，或情志不畅，久则肝木抑土，使脾失健运，水湿内停，泛溢肌肤。

5. 肾虚水泛

房劳过度，或生育不节，肾气内戕，不能行水化气，致膀胱气化失司，开阖不利，水液内停，泛溢肌肤。

6. 三焦壅滞

肺失宣降，脾失运化，肾失气化，则上、中、下三焦气机不畅，气壅水滞；或日久化热，湿热盛于内，水湿聚溢于外。

7. 肺虚不布

久喘久咳，致肺虚不能布津，久则津液聚而成痰、成饮，泛溢肌表。

8. 瘀血阻滞

久病心阳气虚，血行无力，瘀于上焦，阻滞津液的输布，或肝失疏泄，气滞血瘀，瘀血中阻，水液内停，泛溢肌肤。

三、方证法式

（一）阳水方证法式

1. 越婢加术汤证（外邪侵袭，风遏水阻证）

药物组成：麻黄10g，石膏20g，甘草6g，大枣6枚，生姜10g，白术10g。以水六升，煮出三升，分温三服。

临床症状：头面眼睑肿甚，继则四肢、腹部或全身浮肿，其肿势迅速，皮肤光亮，按之凹陷，较易复起，小便量减。因于风寒者，伴恶寒发热，肢体酸痛，咳喘，吐白痰，质稀，舌苔薄白而滑，脉浮紧；因于风热者，多伴咽喉红肿或见乳蛾，苔薄黄，舌质偏红，脉浮数。

治法：疏风解表，宣肺利水。

方解：越婢汤，方出张仲景《金匮要略·水气病脉证并治》篇，乃为"风水恶风，一身悉肿，脉浮不渴，续自汗出，无大热"之证而设方。太阳主一身之表，风寒外束，阳气郁于内，故气化失司，风遏水阻，发为水肿。太阳为开，故以麻黄以开之，解除卫气之闭，营阴之郁，取其发汗利水之功，使肌表之水湿随汗而去。麻黄伍石膏，清肺泻热；伍生姜，意在发泄肌表之水；加大枣合生姜，以成和营卫之治；甘草调和药性。加白术名越婢加术汤，以成健脾渗湿之治。麻黄虽能畅达经气，但力单势薄，故当加入桂枝与麻黄相合，助麻黄发汗解表，俾卫气开达，营阴畅运。且又因桂枝通经之力强，与麻黄合用，使经气布达畅和，三焦气化有序，则水肿可除。此乃用方之要。诚如方有执所云："麻黄者，突阵擒敌之大将也；桂枝者，运筹帷幄之参军也。故委之以麻黄，必胜之算也；监之桂枝，节制之妙也。"故该证多取仲景麻黄汤及其变方之谓也。

加减应用：

（1）表证重者，加苏叶 10g，防风 10g；咳喘甚者，加前胡 10g，白前 10g。

（2）感受风热者，加牛蒡子 10g，蝉蜕 10g，浮萍 10g，白茅根 30g。

（3）咽喉痛者，加双花 30g，连翘 12g，桔梗 10g，射干 10g；风遏水阻尿少者，加车前子 15g（包煎），芦根 15g，泽泻 15g；热熏尿赤者，加白茅根 30g，益母草 30g，小蓟 15g，滑石 15g，木通 10g。

2. 加味胃苓汤证（湿邪外浸，困脾生湿证）

药物组成：茯苓 30g，白术 15g，苍术 15g，厚朴 12g，猪苓 15g，泽泻 30g，桂枝 10g，杏仁 10g，陈皮 15g。水煎服，日一剂。

临床症状：四肢或全身水肿，以下肢为甚，按之没指，小便短少，身重困倦，胸脘满闷，纳呆泛恶，头重如裹，苔白，脉沉滑或濡。

治法：健脾化湿，温阳利水。

方解：胃苓汤出自《丹溪心法》，取仲景《伤寒论》之五苓散合《局方》之平胃散易汤而成。脾为胃行其津液,以"灌四旁"和全身,若脾阳不振,中焦脾胃升降功能失序,则上焦失肃,下焦失化,必然导致水液气化失司而致水肿,故脾困湿盛,当用以健脾化湿,温阳利水之剂。阳虚之气化不利,水湿内停之证,主以胃苓汤,以桂枝辛甘而温,具通阳化气行水之功;茯苓甘淡而平,甘以健脾益气,淡以利水渗湿,补而不峻,利而不猛,既长于通调水道而下水气,又可补益心脾,可治脾虚湿盛之证,此即茯苓、猪苓、泽泻等药"淡味涌泄为阳"之意也。桂枝配茯苓不发表而利水,温阳化气助淡渗利水除饮之功,此即仲景"病痰饮者,当以温药合之"之意也。白术甘温苦燥,善于补脾气,燥化水湿,与脾喜燥恶湿之性相合,为补脾之要药。故桂枝配白术,乃辛甘化阳之伍,既可在表,行温阳化气之功,又可在里,成温中健脾化湿之用。故一剂五苓散,以温阳降浊,化气布津之功,彰显仲景"扶阳气""存阴液"之临证法要。杏仁辛苦温,有辛开苦降之功,宣发肺气,通调水道,使湿有所去;苍术伍厚朴以燥湿健脾;陈皮理气和胃,芳香醒脾。平胃散合五苓散,今名"加味胃苓汤",有健脾和胃,行气利水之功。

加减应用:

(1) 若小便短少,下肢肿甚,可合入五皮饮,车前子等通利小便之药。

(2) 浮肿者可加汉防己10g、黄芪10g,此《金匮要略》之防己茯苓汤及防己黄芪汤之意。此二方乃五苓散之变方,为益气通阳利水之良剂。

3. 麻黄连轺赤小豆汤证（湿毒浸淫，内归脾肺证）

药物组成：麻黄10g，连轺10g，杏仁10g，赤小豆20g，大枣12枚，梓白皮15g，生姜7片，炙甘草10g。水一斗，煮取三升，分温三服，半日服尽。

临床症状：眼睑头面浮肿，或四肢、腹部、全身皆肿，肤色鲜泽光亮，尿少色赤，或伴恶风发热，咽喉肿痛，苔薄黄，舌质红，脉浮数或滑数，或伴肌肤痒疹、脓疮或有疮疡病史。

治法：清热解毒，利湿消肿。

方解：麻黄连轺赤小豆汤，源自《伤寒论》。方中麻黄"气味俱薄，阳也，升也""行水液，泻肺，降逆气，行彻肌表，故为足太阳经之药"，可解表散寒，宣营卫之郁滞；合入赤小豆，使水气从下而利；合入生姜则助麻黄宣卫通营；配以杏仁，宣发肺气，通调水道，使湿有所去；与梓白皮、连轺相伍，俾湿热以除，伍以甘草、大枣，则解表不伤营卫之谓也。诸药合用，以成表里双解之功。

外感风热毒邪者，主以麻黄连轺赤小豆汤：麻黄10g，连轺15g，赤小豆30g，杏仁10g，梓白皮15g。水煎服，日一剂。肿甚者，加木通10g，泽泻2g，车前子15g（包煎）。

若湿毒内攻者，可佐以五味消毒饮：双花30g，野菊花30g，蒲公英30g，地丁15g，天葵15g。肿甚者，加苍术15g、黄柏15g、薏苡仁15g、牛膝15g。

4. 柴苓汤证（三焦枢机不利证）

药物组成：柴胡10g，黄芩15g，半夏10g，人参6g，云苓12g，白术15g，桂枝12g，猪苓15g，泽泻15g。水煎服，日一剂。

临床症状：全身浮肿，时作时止，心烦易怒，口干口苦，头痛目眩，每遇情志不畅则剧，或全身水肿，皮肤绷急光亮，胸闷息粗，烦热口干，腹大胀满，便秘尿赤，舌红，苔薄黄，脉细弦或弦数。

治法：枢转气机，利水消肿。

方解："肾主水液"，主要指肾中精气的蒸腾气化功能，它主宰着整个水液运行的气化活动，而三焦又主持诸气，总司人的气机和气化功能，由于三焦在经络上属少阳，内联三阴，外联二阳，乃入病之道路，出病之门户。且"三焦者，决渎之官，水道出焉"又为"水谷之道路"，故在水液气化过程中，三焦起着重要的协调作用，称之为"三焦气化"。若水湿之邪，浸渍肌肤，郁于少阳，致少阳枢机不利，三焦气化失司，水道壅滞而见上症者，可予以《沈氏尊生书》之柴苓汤，方由仲景之小柴胡汤、五苓散合方组成，取其和解少阳，化气行水，健脾渗湿之功。

湿热阻滞者，合疏凿饮子：羌活10g，秦艽12g，大腹皮30g，云苓皮30g，姜皮12g，泽泻15g，椒目10g，赤小豆30g，槟榔10g。

便秘者，加大黄10g（后下），元明粉10g（后下）；喘满胸闷者，加葶苈子30g，腹满者加厚朴15g。

（二）阴水方证法式

1. 实脾饮证（脾阳虚衰，水湿内停证）

药物组成：厚朴、白术、木瓜、木香、草果仁、大腹子、制附子、白茯苓、干姜各30g，炙甘草15g。

上咬咀，每服120g，水一盏半，生姜5片，大枣1枚，煎至七分,去滓,温服,不拘时服。

临床症状:身肿,腰以下为甚,按之凹陷不易起,脘腹胀闷,纳减便溏,面色萎黄,神倦肢冷,小便短少,舌淡,苔白滑或白腻,脉沉缓或沉弱。

治法:温运脾阳,渗湿利水。

方解:实脾饮方出《严氏济生方》,实寓《伤寒论》温阳利水真武汤之意。今用之治疗脾肾阳虚,阳不化水,水气内停之阳虚水肿证。当以温阳健脾、行气利水之法。本方之妙在于以附子、干姜为主药,辅以芳香化浊祛湿之剂而成。附子辛甘大热,走而不守,通行十二经,为斩关夺将之要药,且温肾阳,助气化,内达外散,又为温补元阳之主药;干姜味辛大热,纯阳之味,守而不走,散脾胃之寒,为温暖中焦,助气化,散寒水凝聚之要药。二药相须为用,则回阳救逆、温中散寒之功大增。

虚甚者,加人参 6g(另煎),黄芪 30g;小便量少者,加泽泻 15g。

2.《伤寒论》真武汤(肾阳衰微,水饮内停证)

药物组成:茯苓、芍药各 10g,白术 6g,制附子 10g,生姜 10g。以水八升,煮取三升,去滓,温服七合,日三服。

临床症状:水肿反复发作,腰以下肿甚,足跗尤甚,按之久不能复,甚者心悸,喘促,腰部冷痛酸重,小便量小或反多,面暗色青,怯寒肢冷,神倦乏力,舌质淡胖而嫩,苔白,脉沉细弱。

治法:温肾助阳,化气行水。

方解:水之所主在肾,故主以辛而大热之附子以补肾助阳,暖其水脏，使水有所主，补火生土，化气行气，兼助脾阳以运化水湿；水之所制在脾，故主以性温味甘苦之白术健脾燥湿，运其土脏，使水有所制，利湿行湿，兼充肾阳以气化水湿。附子伍白芍运用之妙，在于附子温肾中真阳，助长脏腑气血，而白芍味甘酸而性平，滋养阴血，以助生阳之源，二药相伍，乃阴中求阳，阳中求阴之妙。此即明代张景岳"善补阳者必阴中求阳，则阳得阴助而生化无穷；善补阴者必阳中求阴，则阴得阳升而泉源不竭"之谓也，今称之为太极辨证思维。如茯苓甘淡渗利，白术健脾渗湿，以利水邪，生姜辛温，助附子以温经通阳，助茯苓以温散水气。故诸药合用，以其温中有散，利中有化，脾肾双补，阴水得制之功，为肾病阴水之良剂。

尿少肿甚者，加车前子15g（包煎），泽泻15g；肾虚甚者，加人参10g，蛤蚧2对，蝼蛄30g，地龙30g，共为细末，每日2次，每次6g，中药汤剂送服。

3.《金匮要略》当归芍药散证（瘀血阻滞，水湿内停证）

药物组成：当归10g，芍药30g，川芎15g，茯苓15g，白术15g，泽泻15g。此六味，杵为散，取当一寸匕，酒和，日三服。

临床症状：水肿日久不退，肌肤唇甲紫绀，或见心悸胸闷痛，或见胸部胁下痞满疼痛，有痞块，或妇女闭经，腰及少腹疼痛，舌质紫暗或有瘀斑瘀点，脉涩。

治法：活血化瘀，利水消肿。

方解：当归芍药散，方出张仲景《金匮要略》，原为妊娠肝脾不和所致腹痛而设，今用治肾病水肿，取其活血通脉，渗湿利水之功效。腰为肾之外府，若肾病日久，肾络瘀阻，而见腰痛，水肿诸症，当予之，此乃变通《局方》四物汤合《伤寒论》五苓散之组成。它如"桂枝茯苓丸"，曾多被医家理解为"活血化瘀"及"化瘀除癥"之剂。根据其组成，余认为本方除桃仁、芍药、丹皮具有活血化瘀作用外，尝以桂枝、茯苓有"通阳化气"之功，故亦为瘀血内阻肾府，水液停滞之肾病水肿者之良方。

血瘀上焦者，加人参 10g（单煎），麦冬 15g，五味子 12g，当归 15g，赤芍 15g，川芎 15g，泽泻 15g，白术 15g。水煎服，日一剂。

血瘀中焦者，加柴胡 12g，枳壳 12g，牛膝 12g，厚朴 12g，当归 15g，红花 12g，川芎 10g，赤芍 12g，桃仁 10g，白术 15g，三棱 10g，莪术 10g，云苓 15g，泽泻 15g。水煎服，日一剂。

血瘀下焦者，加桂枝 15g，云苓 15g，牡丹皮 15g，赤芍 15g，桃仁 15g，当归 15g，白术 15g，泽泻 15g。水煎服，日 1 剂。

4. 生脉三五汤（肺虚失宣证）

药物组成：《内外伤辨惑论》生脉散（人参、麦冬、五味子）合《韩氏医通》三子养亲汤（白芥子、苏子、莱菔子）、《华氏中藏经》五皮饮（生姜皮、桑白皮、陈橘皮、大腹皮、茯苓皮）。

临床症状：水肿，头面及上半身为重，平素喘咳气促，胸闷憋气，面唇暗紫，或伴寒热，舌暗苔白，脉结代或虚细。

治法：气阴双补，消肿利水。

方解：脉虚弱，胸闷憋气，喘咳气促，乃心肺气阴两虚之系，故主以生脉散以补肺益心；合以三子养亲汤以降气快膈，化痰逐饮；合以五皮饮乃利湿消肿，理气健脾之伍，今名"生脉三五汤"，亦治皮水之良剂。

第三节

气肿方证法式

一、概述

气肿,是指头面、四肢、腰背、胸腹肿胀,按之皮厚,随按随起的一类病证。本病多因气郁水阻,或气湿交滞所致。

本证又可称为虚肿、浮肿,属肿满范畴。西医学中的单纯性肥胖,肾上腺功能亢进,甲状腺功能低下及某些原因未明的浮肿,凡具有本病特点者,均可参照本节辨证施治。

本病起病较为缓慢,多因久思多虑,情志不畅,房欲过度等诱发,也有因久病所致者。临床先以睑面浮肿,乏力,身重为早期症状,继之则见胸腹、腰背肥厚,四肢肿胀,乏力沉重,体重渐增,按之觉皮厚,随按随起,如按皮囊。

二、病因病机

1. 情志抑郁,气郁水滞

情志抑郁,气机不畅,气郁水滞而发本病;若气机郁滞,日久化热,气热交滞,亦可发病。

2. 久思多虑,伤及脾肺

久思伤脾,中气不足,脾肺气虚,水湿阻滞,气湿交困,而发本病。

3. 房欲过度，肾气亏虚

房欲过度，损伤肾元，致肾失温化，水湿内停，阻滞气机，气湿交阻而发病。

4. 久病不愈，痰瘀交滞

湿滞日久，闭阻血脉，湿久成痰，痰瘀内滞，病证愈加。

总之，本病的病机不外气阻、气虚、湿郁。

三、方证法式

1. 逍遥散合五苓散证（肝气郁结，气郁水滞证）

药物组成：柴胡 10g，薄荷 3g，当归 10g，白芍 12g，茯苓 15g，白术 15g，泽泻 12g，猪苓 12g，桂枝 12g，炙甘草 10g，煨姜 3 片。水煎服，日一剂。

临床症状：面睑浮肿，时作时止，四肢肿胀，按之皮厚，随按随起，常伴胸脘胀满，心烦易怒，舌苔白滑或白腻，脉弦。或见口苦咽干，目赤耳鸣，头痛头胀，面肿色赤，舌红，苔黄腻，脉弦数。

功效：疏肝理气，化湿消肿。

方解：此乃肝气失畅，气郁湿阻而致气肿。故治当疏肝理气，化湿消肿。气郁兼热者，疏肝泄热，利湿消肿。方中主以柴胡疏肝达郁，使肝气得以条达；白芍酸苦微寒，养血敛阴，柔肝缓急；当归甘辛苦温，养血和血，且其有理气之功，而有血中气药之誉；故归、芍与柴胡同用，补肝体而助肝用，使血和而肝柔，无柴胡疏泄太过之弊，共为辅药。木郁则土衰，肝病犯脾，故以白术、茯苓、甘草，以成健脾益气之治，非但实土以抑木，且使营血肝阴生化有源。方用薄荷少许，疏散郁滞之气，透达肝经郁热；煨姜降逆和中，共为佐药。柴胡尚为肝经之引经药，又兼为使药之用。宗《素问·脏气法时论》"肝苦急，急食甘以缓之……肝欲散，急食辛以散之……脾欲缓，急食甘以缓之"之旨，诸药合用，以其疏肝理气达郁之功，则肝郁得疏，血虚得养，脾虚得复。五苓散，方出自《伤寒论》，方中主以泽泻，甘淡性寒，可直达肾与膀胱，以成利水渗湿之治。辅以茯苓、猪苓之淡渗，增其利水渗湿之功。佐以白术健脾而运化水湿，转输精津，使水精四布，而无成痰饮之虞；又佐以桂枝，以其辛温之性，外解肌表之水气，内助肾与膀胱以温阳化气，俾水气得以表里双解，于是水湿之邪得除。故合逍遥散、五苓散，共成理气达郁、化湿消肿之治。

加减应用：肝郁化热，气阻湿滞者，加丹皮 10g、栀子 10g。

2. 参苓白术散合五皮散证（脾肺两虚，气虚湿滞证）

药物组成：党参 15g，茯苓 30g，白术 15g，薏苡仁 30g，桔梗 12g，山药 15g，白扁豆 30g，泽泻 15g，猪苓 15g，陈皮 12g，苓皮 15g，桑白皮 12g，生姜皮 12g，大腹皮 15g，甘草 10g。水煎服，日一剂。

临床症状：面睑浮肿，面圆颈粗，胸背肥厚，腹大皮厚而鼓，四肢浮肿，按之皮厚，随按随起，身重体倦，自汗脉弱，舌淡，苔白腻。

功效：补益脾肺，渗湿消肿。

方解：此乃脾肺气虚，而发气肿。参苓白术散，方出自《太平惠民和剂局方》，乃为脾虚夹湿证而设。方中主以党参、白术、泽泻、猪苓、茯苓益气健脾渗湿；配伍山药助党参以健脾益气，兼能止泻；白扁豆、薏苡仁助白术、茯苓以健脾渗湿，均为辅药；桔梗宣肺利气，通调水道，又载药上行，以益肺气；甘草健脾和中，调和诸药。诸药合用，补其中气，化其湿浊，行其气滞，恢复脾胃受纳与健运之职，而收卓功。五皮散，又名五皮饮，方出自《华氏中藏经》，乃为脾虚湿盛，水溢肌肤证而设。湿邪最易阻碍气机，故其证除一身悉肿外，尚见有心腹胀满，甚则气逆喘急。故治宜利水消肿，理气健脾。方中主以茯苓皮，甘淡渗利，行水消肿。辅以大腹皮下气行水，消胀除满；陈皮理气和胃，醒脾化湿；桑白皮肃降肺气，通调水道，利水消肿；生姜皮和脾降肺，行水消肿而除胀满，共为佐使药。五药相合，共奏利水消肿，理气健脾之效。五药皆用其皮，则善行皮间之水气，故亦为治疗浮肿之良剂。二方合用，共达补益脾肺，渗湿消肿之治，以解脾肺双虚，气虚湿滞所致气肿之疾。

加减应用：若腹胀甚，加厚朴 12g。

3. 济生肾气丸证（肾气亏虚，气虚湿滞证）

药物组成：附子 10g，桂枝 12g，牛膝 12g，车前子 15g（包煎），生地黄 15g，山药 15g，山茱萸 10g，泽泻 12g，茯苓 20g，牡丹皮 12g。水煎服，日 1 剂。

临床症状：睑面、四肢甚或全身浮肿，按之皮厚，随按随起，伴头晕耳鸣，腰膝酸软冷痛，女子月经渐少乃至闭经，男子阳痿，舌淡胖嫩，苔白腻。

功效：补益肾气，利湿消肿。

方解：方用《济生方》之济生肾气丸，该方由《金匮要略》之肾气丸加车前子、川牛膝组成。故又名牛车肾气丸。方用生地黄滋补肾阴，山茱萸、山药滋补肝脾，并辅以滋补肾中之阴，并以少量桂枝、附子温补肾中之阳，意在微微生少火以生肾气。《医宗金鉴》有谓："此肾气丸纳桂附于滋阴剂中十倍之一，意不在补火，而在微微生火，即生肾气也。"其目的在于"益火之源，以消阴翳"。方中泽泻、茯苓利水渗湿，牡丹皮清泻肝火，与温补肾阳药相配，意在补中寓泻，以使补而不腻。本方配伍方法属于"阴中求阳"之太极辨证施治思维，正如张景岳所说："善补阳者，必于阴中求阳，则阳得阴助而生化无穷；善补阴者，必于阳中求阴，则阴得阳升而泉源不竭。"诸药合用，以成金匮肾气丸之治。

4. 当归芍药散合二陈汤证（瘀浊交阻证）

药物组成：茯苓20g，陈皮12g，半夏10g，当归12g，赤芍12g，白术12g，泽泻12g，川芎10g，乌梅6g，生姜10g。水煎服，日1剂。

临床症状：久病浮肿，形体肥胖，肿胀较甚，按之皮厚，随按随起，皮色暗红或紫红，胸闷，呼吸不畅，痰多，脘满呕恶，四肢沉重，头晕头痛，肿胀如裹，舌质暗，或有瘀点，苔白滑或白腻，脉弦。

功效：豁痰渗湿，活血通脉。

方解：此乃久病浮肿，血瘀不畅，痰瘀交阻之证。故取《金匮要略》之当归芍药散易汤施之，方中重用芍药泻肝木而安脾土，合以当归、川芎调肝以养血，白术补脾燥湿，合茯苓、泽泻渗湿而泄浊。诸药合用，以成养血通脉，渗湿化浊之治。湿浊内盛，易阻碍清阳，致胃气失和，因此多见头眩心悸，恶心呕吐。治宜燥湿化痰，理气和中，故有《局方》二陈汤之用。方中主用半夏，辛温性燥，燥湿化痰，降逆和胃；辅以陈皮理气燥湿祛痰，以助半夏化痰之力，理气可使气顺则痰消；痰由湿生，湿自脾来，故佐以茯苓健脾渗湿，俾湿去脾旺，痰无由生；加生姜者，以其降逆化饮，既能制半夏之毒，又能助半夏、陈皮行气消痰，和胃止呕；复用少许乌梅收敛肺气，与半夏相伍，散中有收，祛痰而不伤正；以甘草为使药，调和药性而兼润肺和中。诸药合用，标本兼顾，燥湿化痰，理气和中。于是二方合一，俾痰消湿去，瘀血得化，络脉得通，而气肿得愈。

加减应用：兼见气虚者，加黄芪 12g。

〔注〕本文系与蔡锡英合作。

第四节

泌尿系结石方证法式

一、概述

泌尿系结石，包括肾、输尿管、膀胱结石，因其有小便频数短涩，滴沥刺痛，小腹拘急引痛，故属中医学的"砂淋""石淋""血淋"范畴。对此历代医籍皆有论述，如《金匮要略》云："淋之为病，小便如粟状，小腹弦急，痛引脐中。"《诸病源候论》

云:"石淋者,淋而出石也。"而《千金要方》则有"石淋之为病,茎中痛,溺不得卒出"的记载。

二、病因病机

砂石淋的发生,《诸病源候论》有如下的记载:"诸淋者,由肾虚膀胱热故也。膀胱与肾为表里,俱主水。水入小肠,下于胞,行于阴,为溲便也……肾虚则小便数,膀胱热则水下涩,数而且涩,则淋沥不宣,故谓之淋。"又云:"肾主水,水结则化为石,故肾客沙石。肾虚为热所乘,热则成淋。其病之状,小便则茎里痛,尿不能卒出,痛引少腹,膀胱里急,沙石从小便道出,甚者塞痛令闷绝。"由此可见,泌尿系结石的病理机制,在于肾与膀胱的气化功能失常所致。初起,多因湿热蕴结下焦,煎熬尿液而生。症见小便淋沥涩痛,痛引小腹,或及腰部,或及会阴,尿中带血,口渴,舌苔黄腻,脉滑数。此属实证,治宜清热利湿、化石通淋之剂,方以八正散或《证治汇补》石韦散化裁。淋久不愈,脾肾气虚,膀胱气化无权者,症见神疲肢倦,形寒肢冷,腰膝酸软,面色苍白,纳食呆滞,少气懒言,小便淋沥或频数,舌淡,苔白薄,脉沉细无力。此属虚证,治宜健脾温肾、化石导滞,方以地黄丸合海金沙散加减。若结石久停,气化不利,阻碍气机,致气滞血瘀者,治宜活血通瘀、化石散结之剂,方以《和剂局方》石韦散化裁。若虚实夹杂之证,治宜标本兼顾,随证施治。总之要运用四诊八纲,辨证求因,审因论治。根据各个证型的特征,参以化石、清热、活血、利尿、理气、止痛诸法,方可获效。

三、方证法式

(一)《和剂局方》八正散证(湿热蕴于下焦证)

药物组成:木通、瞿麦、车前子、萹蓄、滑石、炙甘草、栀子、大黄各等分。为粗末,每服二、三钱,加灯心煎水送服。近代用法,多作汤剂,水煎服,用量可根据病情酌情增减。

方解:方中主以木通、车前子、灯心降火利水;辅以萹蓄、瞿麦通淋,滑石通窍散结,栀子引火下行;佐以大黄苦寒下达;使以甘草调和药性,以防苦寒之太过,临床多用梢,取其下达茎中,缓急止痛。诸药合用,共奏清热泻火、利尿通淋之效,为治砂石淋常用之方。

(二)石韦散证

考证其方多首,名同而药略有小异,治诸砂石淋有效者,共计有四。

1.《证治汇补》石韦散证(湿热淋证)

药物组成:石韦、冬葵子、瞿麦、滑石、车前子(包煎)各10g。水煎服。

方解:方中石韦伍瞿麦、车前子清利湿热以通淋,冬葵子、滑石利窍通淋除湿。此方乃治湿热淋证之通剂。

2.《普济方》石韦散证(湿热淋证)

药物组成:石韦6g,木通4.5g,车前子10g(包煎),瞿麦6g,滑石10g,榆白皮10g,冬葵子10g,赤苓12g,甘草3g,葱白5寸。水煎服。

方解：榆白皮性滑利，利窍通淋；木通通淋；赤苓渗湿。较《证治汇补》之石韦散，多此三味，则清热利湿之功倍，通淋化石之效增，故适用于湿热蕴结下焦而发淋证者。

3.《证治准绳》石韦散证（湿热淋证）

药物组成：石韦15g，赤芍15g，白茅根30g，木通10g，瞿麦12g，芒硝6g，冬葵子10g，木香10g，滑石12g。水煎服。

方解：白茅根、赤芍清热利尿、凉血活血，则对血尿有益。芒硝性最阴，善于消物，古云："硝利小便。""润燥软坚泻热。"李时珍曰："走血而润下，荡涤三焦肠胃实热。"木香味辛而苦，下气宽中，黄宫绣称其"为三焦气分要药"，合入通淋诸药，则具清热凉血，利湿通淋，理气导滞之功。本方适用于石淋而兼见小便涩痛，大便干结，下焦蕴热较剧者。

4.《和剂局方》石韦散证（湿热淋证）

药物组成：石韦15g，白芍15g，白术15g，滑石15g，冬葵子10g，瞿麦15g，木通10g，当归10g，王不留行10g。水煎服。

方解：方中主阵清热利湿通淋，有石韦、滑石、冬葵子、瞿麦、木通诸药。白术补脾燥湿，黄宫绣称其为"脾脏补气第一要药"。当归辛香善走，有"血中气药"之称，故有补血活血之效；白芍缓急止痛，为疗诸痛之要药；王不留行功专通利，《本草便读》言其有治"淋痛"之效。故本方对于虚实夹杂，气滞血瘀证疗效较佳。

（三）《本事方》地黄丸证（脾肾气虚证）

药物组成：熟地黄45g，肉苁蓉15g，白茯苓15g，桂枝15g，附子15g，五味子10g，黄芪45g。共细末，炼蜜为丸，如梧子大，每服 40~50 丸，每日 2 次。

方解：方中熟地黄、肉苁蓉、五味子填精益血，安和五脏；附子、桂枝助阳化气；黄芪、白茯苓温运阳气，利水渗湿。诸药合用，则脾肾气充，气化有司。故本方适用于脾肾气虚，气化无权而致石淋者。为资卓效，临证每加海金沙、金钱草、鸡内金、补骨脂、胡桃仁、鱼脑石等溶解、软化结石诸药。

（四）《证治准绳》海金沙散证（脾肾气虚证）

药物组成：海金沙、肉桂、炙甘草、茯苓、白术、芍药、泽泻、滑石、石韦各等分，研细末，灯心煎汤空腹温服，亦可作汤剂。

方解：方以海金沙、石韦、滑石、灯心、茯苓、泽泻诸药利水通淋，肉桂温肾，白术健脾，渗利之药甚多，佐以芍药敛阴，乃为虚实夹杂之淋证而设。

附：药物应用类编

1. 溶解结石药

（1）海金沙：甘淡利水，寒可清热，其性下降，功专通利小便。李时珍用治"热淋、膏淋、血淋、石淋、茎痛"，称其为"小肠、膀胱血分药"。治热淋急痛，与甘草、滑石为伍。治小便不通，与腊南茶、生姜为伍。"治血淋痛涩，但利水道，则清浊自分，海金沙末，新汲水或砂糖水服一钱"（《普济方》）。因渗利之品，多用则伤阳，故《本草求真》言："肾脏真阳不足切忌。"

（2）金钱草：首载于《本草纲目拾遗》，主治热淋，玉茎肿痛，利尿排石，为治胆结石、尿路结石常用之品。常配玉米须、萹草、瞿麦、薏苡仁、蜀葵根等治石淋之品。

（3）鸡内金：李时珍用"疗大人淋漓"，汪昂谓其能"通小肠膀胱"。《医林集要》有"治小便淋沥，痛不可忍，鸡肫内黄皮五钱，阴干，烧存性，作一服，白汤下"的记载。今多用于治疗胆结石、泌尿系结石，有化石通淋之功。

（4）鱼脑石：系石首鱼头中石枕。《本草备要》谓其主治"石淋"，《本草述钩元》有以"石首鱼头石十四个，当归等分，为末，水二升，煮一升，顿服"，治疗"石淋、诸淋"的记载。

（5）朴硝、诸硝：通生于卤地，状似末盐，见水即消，又能消化诸物，故谓之硝。《本经》云："能化七十二种石。"李时珍谓其具"利大小便""破五淋"之效。

（6）硼砂：甘微咸凉，《本草备要》谓其"能柔五金而去垢腻"，《本草述钩元》称"柔物去垢，杀五金与硝石同功"。《中国药学大辞典》谓其"能增进利尿之功，且可制止尿道及膀胱之炎症"。然本品克伐力强，内服量汤剂不过3g，丸、散不越1g，且易耗气伤正，故不宜久服。

（7）核桃仁：甘平气温，入肝、肾二经，滋肺利三焦，调血脉，补肾益命门。李时珍谓核桃仁"利小便"，主治"石淋"。《本草述钩元》有"石淋痛楚，便中有石子者，胡桃肉一升，细米煮浆粥一升，相合顿服，即瘥"的记载。《冯氏锦囊秘录》云："多食利小便者，以其能入肾固精，令水窍常通也。"故肾虚气化无权致结石者，乃必用之药。以其性热，惟虚寒者宜用。

（8）乌梅：味酸涩，诸本草皆言其可疗尿血之证，今用于泌尿系结石，乃取其"收而能化"之义。《本草纲目》治"小便尿血",以乌梅烧存性,研末,醋糊丸梧子大,每服40丸。现代药理研究证明,乌梅含有有机酸,能与生物碱结合成盐,而使其能溶于水,故乌梅对碱性尿结石有一定的溶解作用。

(9)鳖甲:味咸气平,具软坚散结之效。用治结石,古医籍早已有记述,如《肘后方》有"砂石淋痛,用九肋鳖甲,醋炙,研末,酒服方寸匕,日三服,石出瘥"的记载。

(10)炮山甲:味咸微寒,可软坚散结,性善走窜,可透达经络直至病所。现代报道其对血尿治疗有一定的效果。

(11)海浮石:性寒味咸,以其咸润软坚之效而治诸淋。《仁斋直指方》有"治血淋、小便涩痛,黄烂浮石为末,每服二钱,生甘草煎汤调下"的记载。

(12)蝼蛄:杨时泰谓其有"通石淋"之效。"石淋导水,用蝼蛄七枚,盐二两,新瓦上铺盖焙干,研末,每服一钱匕,即愈也。"

2. 清热解毒药

银花、忍冬藤、蒲公英、栀子、红藤,药性寒凉,具清热解毒之效。盖湿热蕴结下焦,热则成淋,故清热解毒,乃治疗淋证一重要法则。

3. 利尿渗湿药

(1)石韦:张秉成云石韦"导湿热以通淋""清肺金而利水,分消降浊,直达州都"。黄宫绣云:"凡水道不行,化源不清……用此调治,俾脾肺肃而水通。"杨时泰以此"统治五淋",并谓"砂石淋由郁结而成形"。由此可见,石韦上清水源,下达州都,乃利水通淋之要药,故历代医籍,治淋有五"石韦散"之多。

（2）冬葵子：甘寒淡滑，润燥利窍，利尿通淋，故石韦散中亦任为主药。然葵种不一，四时之葵，以冬葵为良。

（3）萹蓄：苦，微寒，利尿通淋，杀虫止痒。《本草便读》谓其"入膀胱，专主分消，降利功偏化湿浊"。

（4）瞿麦：《本草备要》谓其"苦寒，降心火，利小肠，逐膀胱邪热，为治淋要药"。杨时泰称其为"利小便君药"，而"疗五淋"。然其性猛烈，善下逐，凡肾气虚，小肠无大热者，忌之。

（5）滑石：味淡性寒而滑，淡渗湿，滑利窍，寒泻热，色白入肺，清其化源，而下达膀胱以利水，故湿热型砂石淋多用之。李士材谓"多服使人小便多，精窍滑"，故虚证者禁用。

4. 行气活血药

（1）王不留行：甘苦而平，其性行而不住，功专通利。杨时泰云"其功专于诸淋"，张秉成谓除"淋痛"。盖结石症病程既久，气血运行不畅，气化失司，尿路梗阻，水液潴留，而发淋痛，故用之，俾气行血和，则淋痛遂止。

（2）当归：既能补血，又能活血，为血中之要品。且辛香善走，又有"血中气药"之称。其治尿路结石亦取其行气活血之功。故《本草述钩元》以当归酒煎治小便出血等证。它如青皮、枳实、香附、乌药等理气行气之药，益母草、赤芍、川芎、三棱、文术等活血化瘀之味，皆属于行气活血之列，临证可酌情配伍。

5. 培补脾肾药

黄芪、党参、白术、山药、炙甘草健脾益气，巴戟天、淫羊藿、附子、肉桂、补骨脂、肉苁蓉等药培元温肾，对于脾肾气虚，气化无权之尿路结石乃为必选之药。

6. 解痉止痛药

（1）乳香、没药：前者偏于调气，后者偏于行瘀，故对气血凝滞疼痛之证，二者相伍，乃《十法方》之海浮散，能生血散瘀，和气通络，故为活血止痛专药。

（2）灵脂、蒲黄：二药相伍名失笑散，方出《和剂局方》，乃通利血脉，散瘀止痛之良方。

（3）延胡索、金铃子：二药相伍，方名金铃子散，方出《素问病机气宜保命集》，乃理气止痛之剂。

（4）白芍、甘草：名芍药甘草汤，方出自《伤寒论》，此乃酸甘化阴之伍，为筋脉挛急之证而设，为治疗诸痛之良药。

7. 引经药

牛膝为足厥阴、少阴经药，性善下行，能引诸药下行。《本草从新》用治"淋痛尿血"，谓"牛膝淋证要药"。

四、医案举例

案例1

方某，男，26岁，社员。1976年7月31日初诊。小便淋沥涩痛5天，痛引少腹及会阴，尿中带血，口渴引饮，舌苔黄腻，脉滑数。X线腹部平片：双肾区无异常发现，耻骨联合上3cm处偏左侧有一花生米大小（1.2cm×0.8cm）密度增高影，其密度不均，边缘尚清，余正常。

诊断：左侧输尿管下段结石。

辨证：湿热蕴结，气化不利。

治法：清热利湿，化石通淋。

方药：八正散加味。

木通 12g，瞿麦 12g，车前子 12g（包煎），萹蓄 15g，滑石 30g，栀子 12g，海金沙 10g，金钱草 30g，牛膝 15g，延胡索 6g，金铃子 6g，甘草 3g，白茅根 30g。水煎服。

8月23日，迭进15剂，便砂石样尿，并下一枣核大之结石，复查腰部平片：双肾区及输尿管、膀胱区未见阳性结石影。

案例2

王某，男，42岁，社员。1975年1月31日初诊。右腰疼痛，放射及睾丸，小便有阻塞感，淋沥不畅，涩痛，小便黄赤，已有5个月余。舌质暗红，苔黄白相兼，脉弦数。X线腹部平片示：右侧输尿管上段（相当于第三腰椎右侧横突处）有一枣核大小之密度增高影，约1.4cm×0.7cm，余正常。

诊断：输尿管上段结石（右）。

辨证：结石久停，阻碍气机，气滞血瘀。

治法：活血通瘀，化石散结。

方药：《和剂局方》石韦散加味。

石韦 15g，滑石 30g，冬葵子 10g，瞿麦 12g，木通 10g，当归 12g，王不留行 12g，金钱草 60g，牛膝 15g，忍冬藤 15g，海金沙 15g，黄柏 10g，内金 10g。水煎服。

2月20日，药后腹痛缓解，自行停药，近日疼痛又发，仍宗原意。

处方：石韦 15g，滑石 30g，冬葵子 10g，王不留行 15g，木通 10g，枳壳 6g，牛膝 30g，灯心草 15g，车前子 10g，瞿麦 10g，黄芪 15g，茯苓 15g，金钱草 60g，莪术 6g。水煎服。

2月25日，继进5剂，诸症消失，效不更方，再以上方5剂继服。

3月3日，患者欣然相告，于今日尿出枣仁大结石一块，并出示结石标本。

案例3

姜某，男，40岁，农民。1978年7月13日初诊。腰痛、小腹痛、小便黄赤2个月，在当地医院予以呋喃妥因治疗，无明显好转。舌红，苔薄白，脉弦紧。尿常规检查：红细胞（++），白细胞（+），上皮细胞少量，蛋白（+）。血常规检查：中性粒细胞83%，淋巴细胞17%，白细胞计数12300/mm³。X线腹部平片示：盆腔内相当于右输尿管下段见约豆粒大密度增高影。

诊断：右侧输尿管下段结石。

辨证：肾虚热乘，结而成石。

治法：清热凉血，利尿通淋。

方药：八正散加减。

金钱草30g，鸡内金6g，木通10g，滑石18g，车前子10g（包煎），瞿麦12g，琥珀1.5g（研冲），白茅根30g，忍冬藤30g，黄柏10g，当归15g，王不留行15g，延胡索6g，萹蓄15g，灯心草1.5g。水煎服。

嘱其饮浓茶后，做跳跃运动，患者服药4剂后，尿出黄豆大结石一块，旋即函告。

案例4

王某，男，26岁，社员。1975年6月3日初诊。腰痛腿软，乏力神疲，小腹痛，小便淋沥涩痛，时有血尿。舌淡，苔薄白，脉沉。尿常规检查：红细胞（++），白细胞（+），X线腹部透视，未见阳性结石影。临床仍按结石治疗，予以八正散加金钱草、白茅根等化石通淋之剂。

6月10日：仍腰痛，小腹痛，血尿。尿常规检查：红细胞（++），白细胞（+）。X线腹部平片：右腹部平第三腰椎下沿，距第三腰椎约4cm处有一直径约0.8cm大小结石阴影，左腹部平第二腰椎横突，距横突约3cm处有直径约1cm大小结石阴影。诊断为肾结石（双），仍予八正散加味治之。

1976年4月11日，因余外地巡回医疗，患者另延医治疗，仍予八正散加味，服药计80剂，仍腰痛，小便涩痛。患者面色苍黑，舌暗红，苔薄白，脉沉。

辨证：结石久停，气滞血瘀。

治法：活血散瘀，化石通淋。

方药：《和剂局方》石韦散加味。

石韦15g，白芍15g，青皮10g，滑石30g，冬葵子10g，瞿麦15g，木通10g，当归10g，王不留行10g，牛膝15g，三棱6g，莪术6g，生蒲黄6g，甘草6g。水煎服。

1976年5月9日，续进15剂，病情稳定，上方加木通10g，乌梅10g，核桃仁（带内皮）6个，补骨脂12g。

1976年6月9日，续进18剂，诸症悉除，惟有腰酸，乏力纳呆。舌暗红，边有齿痕，苔薄白，脉沉细。

辨证：苦寒伤肾，气化失司。

治法：温肾健脾，溶解结石。

方药：地黄丸合海金散加减。

熟地黄 30g，肉苁蓉 15g，白茯苓 15g，白术 12g，桂枝 6g，金钱草 30g，鸡内金 10g，白芍 6g，焦三仙各 10g，炙甘草 6g。水煎服。

1976 年 6 月 15 日，上方服 4 剂后，腰痛、乏力遂除，小便浑浊，但无涩痛，X 线腹部平片示：双肾、输尿管、膀胱区无阳性结石影。因恐患者结石复生，予以金匮肾气丸口服，并嘱以白茅根、石韦煎水代茶饮。

案例 5

张某，男，33 岁，工人。1977 年 5 月 21 日初诊。5 月 7 日开始出现小便涩痛，混浊，色黄赤，小腹部及右侧腰部绞痛，向阴囊放射，既往有右肾结石史。尿常规检查：蛋白（+），红细胞（++），白细胞（+）。X 线腹部平片示：右侧坐骨棘处，有一桑椹样高密度阴影，其中轴与输尿管长轴平行，双肾轮廓不清。

诊断为右侧输尿管下段结石。外科予以 654-210mg 肌注，33% 硫酸镁 100mL 口服，每日 3 次。

5 月 21 日，由外科转中医科治疗。患者仍腰痛、小腹痛、小便灼热、涩痛淋沥。尿常规检查：尿呈酸性，蛋白（+），红细胞（++），白细胞（++），舌红，苔薄白，脉滑数。

辨证：湿热蕴结，气化不利。

治法：清热利湿，化石通淋。

方药：《和剂局方》石韦散加减。

石韦 15g，木通 10g，滑石 30g，车前子 10g（包煎），瞿麦 12g，萹蓄 12g，忍冬藤 15g，牛膝 10g，王不留行 15g，当归 15g，金钱草 60g，三棱 4.5g，莪术 4.5g，五灵脂 6g，黄柏

10g，水煎服。

6月8日，迭进10剂，诸症悉减，仍宗原意，前方加琥珀6g，水煎服。

7月28日，继进10剂，病情稳定，X线腹部平片示：右骨盆即坐骨棘处相当于输尿管下端膀胱入口处有一0.6cm×2cm阴影，其密度不均，边缘清晰，余正常，意见：右侧输尿管下端结石。根据结石在输尿管下端入口处，且患者体质较强，提示已是排石疗法之适应证。

治法：利尿通淋，散结排石。

方药：石韦散合八正散加减。

木通10g，滑石15g，车前子10g（包煎），川军6g，王不留行15g，牛膝10g，金钱草60g，当归15g，琥珀10g，忍冬藤15g，黄柏10g，三棱6g，文术6g，甘草6g。水煎服。

排石方案：

7时30分，服汤剂200ml。

8时，喝浓茶1000ml。

8时30分，阿托品0.6mg，氢氯噻嗪50mg，口服。

9时，做跳跃活动。

10月9日，续进18剂，并结合排石疗法，近感小便淋沥，阴茎、小腹胀痛，X线盆腔透视见结石到达后尿道，位于耻骨联合下，仍宗原意。

上方去川军、芒硝，加海金沙10g，鸡内金6g，水煎服。

10月10日，清晨疼痛加剧，排尿困难，尿血，嘱饮水400mL，其后排出花生米大结石一块。

体会

泌尿系结石的治疗,是以结石排出或溶解为最终目的。临证除审因论治外,尚须掌握结石的大小、位置、形态、病程等几个因素,以确定相应的治疗方案。

1. 结石的大小

有人将临床资料作了统计,结石横径小于 0.5cm 者排出率为 67.6%;0.6~1cm 者排出率为 52.9%。横径大于 1.1cm,或长径大于 2cm 的多不易排出。如案例 3 结石如豆粒大,仅 4 剂则结石排出,案例 5 结石横径 0.6cm,长径 2cm,服药 39 剂结石方排出。结石过大者,须以溶解化消为主,不可强行排石。

2. 结石的位置

结石位置愈高,则排出愈困难,如案例 4 患双侧肾结石,要通过几个狭窄部位,故疗程长达 1 年。治疗开始因注重湿热,以通利为主,而疗效不显。后侧重于溶解结石,故结石消融,病臻痊愈。说明结石在肾,应以补肾、溶解结石为主,通利为次。而结石在输尿管、膀胱应以通利为主,溶解为次。若结石在狭窄部位,则须强攻排石,否则常因嵌顿而形成积水,或粘连,则不利于治疗。如案例 5 结石到达输尿管下端入口处,予以排石疗法而获效。

3. 结石形状

结石的形状和光滑度亦是决定治法的重要因素。大凡鹿角形结石宜采取溶解化消的方法,圆形光滑的可采取排石疗法,主以通利。如案例 1、2、3,呈黄豆、枣核、花生米样结石,故主以通利而获效。又如案例 5 为桑椹样结石，边缘不整，故疗程较长，且因以通利为主，治疗过程中患者痛苦较大。设想若以溶石方药为主，通利为辅，或许治疗中痛苦会少些。

4. 结石病程

因结石久停，阻碍气机，或致脾肾气虚，或致气滞血瘀，当此之时，多易造成尿道的畸形、狭窄、梗阻、粘连、严重感染等不利因素，故患病既久者，不宜强行通利，应根据不同的病理因素，处以相应方药。如案例 2，患病五月之久，小便有阻塞感、涩痛、淋沥不畅，提示有梗阻现象，舌暗红说明有气滞血瘀征兆，故予以《和剂局方》石韦散加味治之而奏效。病程短暂者，可考虑主以排石，如案例 1，发病五日，以通利为主，主以八正散，15 剂而病瘥。

第五节

高血压病方证法式

一、概述

中医学医籍中，无高血压之病名，但从临床上看，高血压病的主症是头目眩晕而痛，与中医学"眩晕"一证相似。

二、病因病机

目花为眩，头旋为晕，目为肝之窍。《灵枢·经脉》云："肝足厥阴之脉……连目系，上出额，与督脉会于颠。"肝为风木之脏，体阴而用阳，主升主动。风为肝之本气，风性动摇，动则眩晕。可见眩晕、头痛与肝关系甚密，故《黄帝内经》病机十九条有"诸风掉眩，皆属于肝"之说。

三、方证法式

引起高血压的主要因素是阳亢，治疗的当务之急是潜阳，故潜阳法为治疗高血压病的一个重要法则。阳亢之由多端，潜阳之法不一，故方剂亦各异，临床有泻火潜阳、平肝潜阳、育阴潜阳之分。

1.《杂病证治新义》天麻钩藤饮证（肝阳上亢证）

药物组成：天麻10g，钩藤12g，石决明20g，栀子、黄芩各10g，川牛膝12g，杜仲、益母草、桑寄生、夜交藤、茯神各10g。水煎服，日一剂。

方解：方中主以天麻、钩藤潜阳息风；辅以黄芩、栀子泻火存阴，乃苦坚肾之义；佐以杜仲、桑寄生、牛膝、益母草滋养肝肾，茯神、夜交藤、石决明宁心安神。诸药合用，肝火得泻，肝阳得潜，而眩晕、头痛诸症自瘳。

2.《医学衷中参西录》建瓴汤证（阴虚阳亢证）

药物组成：生山药30g，怀牛膝30g，生赭石24g，生龙骨、生牡蛎、生地黄各18g，白芍、柏子仁各24g，磨钱锈水以之煎药。

方解：方中龙骨、牡蛎、赭石重镇潜阳，任为主药；佐以生地黄、牛膝、山药、白芍滋养肝肾，柏子仁养心安神，以达镇肝息风、育阴潜阳之效。本方主以金石、贝壳质地沉重之品组成，诸药合用，上亢之肝阳，若建瓴之水，向下之势易也，故其降压作用较强。

3.《医学衷中参西录》镇肝息风汤证（阴虚阳亢证）

药物组成：怀牛膝30g，生赭石30g，生龙骨、生牡蛎、生龟甲、生白芍、玄参、天冬各15g，川楝子、生麦芽、茵陈各6g，甘草6g。水煎服。

方解：方中重用怀牛膝以引血下行，折其亢盛之风阳。辅以龙、牡、龟甲、白芍潜阳镇逆，柔肝息风；重剂赭石，以降胃平冲。佐以玄参、天冬以壮水滋肝，清金抑木；又以茵陈、川楝子、麦芽清泄肝热，舒理肝气；使以甘草调和药性。诸药合用，具镇肝息风之功，故名之。

4.《温病条辨》三甲复脉汤证（阴虚阳亢证）

药物组成：炙甘草、干地黄、生白芍各18g，麦门冬15g，阿胶10g（烊化），麻仁10g，生牡蛎15g，生鳖甲24g，生龟甲30g。水煎服。

方解：方中牡蛎、鳖甲、龟甲乃滋阴潜阳之品，地黄、白芍、阿胶、麦门冬、麻仁为养肝息风之味，伍白芍取其酸甘化阴之义，炙甘草调和药性，诸药合用，以成滋阴潜阳，柔肝息风之功。

5.《温病条辨》大定风珠证（阴虚阳亢证）

药物组成：生白芍18g，阿胶10g，生龟甲12g，干地黄18g，麻仁6g，五味子6g，生牡蛎12g，麦冬18g，生鳖甲12g，鸡子黄2枚，炙甘草10g。水煎服。

方解：方中取鸡子黄上通心气，下达肾气，合阿胶填阴以息风，任为主药；地黄、麦冬、白芍滋阴柔肝，三甲育阴潜阳，共为辅药；炙甘草、五味子化阴以安中，麻仁润燥，均为佐使药。诸药合用，具滋阴潜阳、柔肝息风之效，主治阴虚阳亢之高血压病患者。

6. 加味温胆汤证（痰热蒙蔽清阳证）

药物组成：半夏、竹茹、枳实各60g，陈皮、甘草各30g，茯苓45g，龙骨60g，牡蛎60g，白芍30g，甘菊30g。上锉散，每服12g，水一盏半，姜5片，枣1枚，煎七分，去滓，煎服。

方解：柳氏加味温胆汤：方中温胆汤（《千金要方》）健脾和胃，消化热痰；佐龙骨、牡蛎以平肝潜阳，白芍、甘菊养血以息风。故适用于高血压病而症见头晕而痛、胸闷、口干、口苦等痰火蕴伏、扰动肝阳者。

7. 《医学心悟》半夏白术天麻汤证（痰浊蒙蔽清阳证）

药物组成：半夏9g，天麻、茯苓、橘红各6g，白术15g，甘草3g，生姜1片，大枣2枚。水煎服。

方解：本方以二陈汤伍白术健脾化痰，佐天麻以平肝息风。适用于肝脾同病而症见头晕头痛、胸闷多痰、震颤、胁痛之高血压病患者。

8. 柳氏加味真武汤证（阳虚阴逆证）

药物组成：茯苓、芍药各10g，白术6g，生姜10g，附子10g，石决明30g，杜仲12g，桑寄生10g，枸杞子15g。以水八升，煮取三升，去滓，温服七合，每日3服。

方解：方以真武汤加石决明、杜仲、桑寄生、枸杞子等药而成。其特点是附子与石决明等育阴潜阳药物同用。附子为回阳救逆之妙品，石决明为镇肝潜阳之要药，一动一静，一温一寒，药性功效悬殊，然二味并用，确有异途同归、相辅相成之妙。其要有二：其一，肝旺于上，肾亏于下，肝肾不交，母子相离，用石决明潜镇虚阳，使其从上达下，附子鼓动肾阳，蒸腾肾水，使其从下济上，二者得交，肝肾同归于平。其二，附子能固肾中之阳，石决明能制肝木之刚，两者并用，即"扶阳长阴"之义。

四、医案举例

案例 1

姜某，男，60岁。1974年4月10日初诊。头目眩晕，头痛耳聋，暴躁易怒，面涨色红，口苦，心烦不得眠，左侧手足麻木欠灵，言语清晰。舌红，苔薄黄，脉弦数，血压30.7/13.3kPa。

辨证：肝火偏盛，火动阳亢。

治法：清泻肝火，潜阳息风。

方药：天麻钩藤饮加减。

天麻10g，钩藤12g，黄芩10g，栀子10g，菊花12g，杜仲12g，桑寄生12g，牛膝15g，生白芍15g，生龙骨（先煎）30g，生牡蛎（先煎）30g，甘草6g。水煎服。

复诊：4月14日，药后诸症如前。舌红，苔薄白，脉弦，血压30/13.3kPa。上方加夏枯草12g，槐米12g，水煎服。

三诊：5月9日，服药十余剂，诸症大减，血压稳定，舌红，苔薄，脉弦，血压21.3/12kPa。仍宗原意，上方加珍珠母30g

继服。

四诊：5月14日，诸症悉除，血压稳定。舌红，苔薄白，脉弦缓。予以托盘根、决明子煎汤代茶，嘱常服以巩固疗效。

案例 2

王某，男，57岁。1974年3月16日初诊。患者高血压病史已10年，1个月前眩晕、头痛加重，耳鸣，视物不清，烦躁易怒，面色潮热，腰膝酸软，近10天口眼歪斜，言语蹇塞，右上肢活动微有不灵，舌红无苔，脉弦细，血压22.4/13.3kPa。

辨证：肝肾阴亏，虚阳上冒。

治法：镇肝息风，育阴潜阳。

方药：建瓴汤加减。

代赭石30g（先煎），牛膝15g，桑椹30g，生龙骨30g（先煎），生牡蛎30g（先煎），白芍12g，黄芩10g，生地黄15g，桑寄生18g，山药15g，珍珠母30g（先煎），甘草6g。水煎服。

复诊：3月20日。药后好转，但视物昏花不减，血压微高。舌红，苔薄白，脉弦细，血压21.3/13.3kPa。

仍宗原意，上方加磁石10g，神曲10g，黄精24g。

三诊：3月25日，诸症减轻，口眼歪斜已愈，血压微高，脉弦。上方去赭石，加夏枯草12g，水煎服。

四诊：4月1日，诸症悉除，血压稳定，舌淡红，苔薄白，脉缓，血压17.6/12kPa。予以杞菊地黄丸，嘱服1个月。

案例 3

闫某，男，61岁。1974年10月5日初诊。近日来眩晕头痛，面色潮红，五心烦热，神倦痉厥，时见瘛疭，耳鸣，腰膝酸软，心烦不寐，盗汗，舌绛红少苔，脉弦细无力，血压25.3/14kPa。

辨证：肝肾阴亏，虚风内动。

治法：滋阴潜阳，养阴息风。

方药：大定风珠加减。

生地黄15g，白芍12g，麦冬12g，生牡蛎30g（先煎），生龟甲10g（先煎），桑椹30g，阿胶10g（烊化），黑芝麻15g，夏枯草10g，石决明15g（先煎），炙甘草6g，鸡子黄2枚（冲）。水煎服。

复诊：1974年10月14日，迭进8剂，诸症递减，查血压22/13.3kPa。仍宗原意，上方加杜仲10g，牛膝10g，继服。

三诊：1974年10月23日。续进8剂，诸症悉除，眩晕头痛遂止，血压21/12.6kPa。嘱以决明子煎汤代茶服用。

案例4

毛某，男，56岁。1973年9月10日初诊。头沉重而痛且眩，胸闷纳呆，心烦易乱，喉中痰鸣，咳痰白稠，纳谷欠佳。舌暗体胖，苔白兼黄，脉滑数，左关见弦象，血压25/12kPa。

辨证：痰火蕴伏，扰动肝阳。

治法：清化热痰，平肝潜阳。

方药：半夏白术天麻汤合温胆汤加减。

陈皮10g，半夏10g，云苓12g，白术12g，竹茹12g，瓜蒌15g，枳实10g，钩藤10g，菊花15g，生龙骨30g（先煎），生牡蛎30g（先煎），夏枯草10g，甘草6g。水煎服。

复诊：9月14日，药后诸症悉除，血压平稳（16/10kPa）。嘱其每日予以托盘根煎汤服。

案例 5

赵某，男，56 岁。1978 年 10 月 2 日初诊。头旋目眩，肉瞤心悸，形体肥胖，肢体浮肿，腰膝酸软，小便频而短，大便清稀，胸闷短气，时虚烦懊恼，夜难入寐。舌淡红胖，有齿痕，苔薄白兼黄，脉沉迟，左关脉弦，血压 25.4/14.7kPa。

辨证：肾元不足，阴阳双亏。

治法：温肾壮阳，养血益阴。

方药：加味真武汤。

制附子 10g（先煎），白术 15g，茯苓 12g，白芍 12g，石决明 18g（先煎），生龙骨 30g（先煎），生牡蛎 30g（先煎），杜仲 12g，桑寄生 12g，枸杞子 15g，生姜 3 片。水煎服。

复诊：10 月 7 日，上方服 4 剂后，眩晕、肉瞤、心悸、胸闷、浮肿诸症悉减，时有心烦，脉沉迟，血压 24.6/14.6kPa。仍宗原法，上方加莲子心 10g，水煎服。

三诊：10 月 18 日，迭进 8 剂，诸症平稳，血压仍高，仍宗原意，继服中药。

四诊：11 月 5 日，续进 12 剂，诸症悉除，血压稳定，舌淡红，苔薄白，脉沉缓，血压 21.3/13kPa。

处方：制附子 10g（先煎），石决明 18g（先煎），白芍 10g，夏枯草 10g。水煎服。

2 年后追访，血压较稳定，患者每发眩晕，血压稍高，即服附子石决明小方三五剂，而病遂稳定。

结语

综观潜阳诸剂，潜阳药物首当其冲，对于高血压病而见肝阳上亢者，可攻关夺隘，功效直截。

潜阳药物质地沉重，药性沉降，且用量较大，长时间服用，易出现腹泻弊端，故临床上要中病即止，不可久用。

苦寒泻火之药，非肝火偏旺者，亦不可久服常用，否则可伤阳致泻或损伤真阳，故一俟肝火得清，旋即停用。

第六节

胆石症方证法式

一、概述

胆石症是以中上或右上腹部绞痛为主要症状的常见病。中医学以其出现脘腹或右胁痛，恶寒发热，恶心呕吐，口苦咽干，黄疸等不同症状，而有"胁痛""黄疸""肝气痛"的不同病名。

二、病因病机

胆，内贮清汁，《千金要方》称其为"中清之腑"；它输胆汁而又不传化物，属"六腑"，又属"奇恒之府"。胆性刚直，豪壮果断，故《素问·灵兰秘典论》有"胆者，中正之官，决断出焉"的论述。胆与肝互为表里，肝喜条达，主疏泄，胆汁的排泄源于肝的疏泄，故又有"肝宜疏散则和，胆宜泄降则平"之论。

若因饮食失当，或因情绪变化，或因外邪传入肝胆，每致湿热蕴结，肝气郁滞，胆汁滞留结石，临床上以疼痛、发热、黄疸为主症，以郁、结、热、瘀、厥为辨证要点。

此证病位在胆，属腑证、阳证，临床上多以里、热、实证多见。六腑以通为用，故多用攻下之法，又因有郁、结、热、瘀、厥的特点，在治法上，又有疏郁、通结、清热、化瘀的不同。

三、方证法式

1. 柴胡茵陈汤证（肝郁气滞，胆腑蕴热证）

药物组成：柴胡12g，黄芩12g，半夏10g，木香10g，郁金10g，车前子15g，栀子10g，茵陈30g，大黄10g（后下），枳实10g，金钱草30g，甘草10g。水煎服。

临床症状：往来寒热或但热不寒，右胁痛，口苦咽干，不欲饮食，尿赤，大便秘结，或身目发黄，舌红，苔黄腻，脉弦数或滑。

功效：疏肝利胆，清利湿热。

方解：此方由《伤寒论》之小柴胡汤（柴胡、半夏、人参、甘草、黄芩、生姜、大枣）合茵陈蒿汤（茵陈、栀子、大黄）加减而成。方中柴胡、郁金疏肝利胆；茵陈、黄芩、栀子、大黄、金钱草、车前子清热利湿；木香、枳实理气止痛；半夏味辛，配苦寒之剂，乃辛开苦降之意；使以甘草，调和诸药。诸药合用，具清热利湿，利胆排石之功。

2.《景岳全书》柴胡疏肝散证（肝气郁经，湿热蕴结证）

药物组成：柴胡12g，白芍15g，枳壳10g，木香10g，香附10g，黄芩10g，茵陈30g，郁金20g，金钱草30g，半夏、川楝子、延胡索各6g。水煎服。

临床症状：右胁窜痛或胀痛，脘痞纳呆，嗳气吞酸，恶心，无黄疸。或口苦咽干，头晕，心烦。症状忽轻忽重，反复发作，舌红，苔薄白或薄黄，脉弦细或弦数。

功效：疏肝导滞，清利湿热。

方解：方中柴胡、白芍、枳壳、木香、川楝子、延胡索、香附疏肝理气；黄芩、茵陈、金钱草、郁金清热利胆；半夏和胃降逆。诸药合用，俾枢机调达、肝胆疏利而愈病。

3. 加减逍遥散证（肝郁脾虚，湿热蕴结证）

药物组成：当归12g，白芍12g，柴胡12g，白术15g，党参15g，炮姜6g，茯苓15g，郁金15g，金钱草30g，木香10g，白扁豆10g，甘草10g。水煎服。

临床症状：胁痛脘痞，纳食呆滞，神疲肢倦，头晕不寐，腹胀便溏，口苦咽干，舌淡，苔薄白或苔淡黄，右关脉弱，左关脉弦。

功效：疏肝健脾，利水化石。

方解：本方由《局方》逍遥散化裁而成，方中当归甘辛苦温，养血和血；白芍养血敛阴，柔肝缓急；党参、白术、茯苓、白扁豆健脾渗湿；柴胡、郁金、金钱草、木香疏肝利胆；炮姜温脾阳，可除中焦虚寒。诸药合用，培土抑木，多适用于脾虚肝强证。

4.《医林改错》膈下逐瘀汤证（气滞血瘀，肝胆蕴热证）

药物组成：五灵脂10g，当归10g，桃仁10g，红花10g，赤芍12g，川芎10g，牡丹皮10g，乌药10g，香附10g，延胡索10g，枳壳10g，郁金10g，金钱草30g，甘草10g。水煎服。

临床症状：胸胁胀痛，面色晦暗，便溏溺赤，舌质紫暗或见瘀斑，苔薄白或薄黄，脉沉弦，或沉细，或沉涩。

功效：疏肝利胆，活血化瘀。

方解：方中寓桃红四物汤以活血化瘀。乌药、香附、延胡索、枳壳、郁金、五灵脂理气导滞；牡丹皮清肝经之瘀热；金钱草具除湿退黄，解毒消肿之功，为利胆排石之要药。诸药合用，具理气疏肝，活血化瘀之功。

5.《证治准绳》柴胡清肝散合《外台秘要》黄连解毒汤证（肝胆失疏，热毒瘀滞证）

药物组成：柴胡12g，黄连10g，黄芩10g，栀子10g，茵陈30g，金钱草30g，双花30g，蒲公英30g，地丁30g，当归10g，川芎10g，生地黄15g，牡丹皮10g，升麻10g，甘草10g。水煎服。

临床症状：烦躁谵语，右胁剧痛，舌红绛，无苔或黑燥苔，脉弦数或滑数。

功效：疏肝利胆，泻火解毒。

方解：方中柴胡、升麻清肝散郁；黄芩、黄连、栀子泻火解毒；金钱草、茵陈、双花、蒲公英、地丁清热利胆；当归、川芎、生地黄、牡丹皮活血凉血。诸药合用，共成疏泄肝胆，解毒通瘀之功。此方适于脓毒壅积，邪犯心包，热扰神明之高热神昏之重症。

6.《伤寒论》大柴胡汤证（肝胆失疏，热结阳明证）

药物组成：柴胡12g，黄芩10g，半夏10g，枳实10g，大黄10g，白芍12g，金钱草30g，茵陈30g，虎杖30g，甘草10g。水煎服。

临床症状：寒热往来，胸胁胀痛，恶心呕吐，脘腹胀满，大便不通或下利而不畅，口苦，苔黄，脉弦而有力。

功效：疏肝利胆，泻下通结。

方解：方以大柴胡汤和解少阳、泻下通结，加金钱草、茵陈、虎杖清热利胆。

7.《金匮要略》大黄附子汤证（里寒积滞，肝胆失疏证）

药物组成：大黄10g，附子10g，细辛3g，茵陈30g，木香10g，甘草10g。水煎服。

临床症状：腹痛便秘，肢冷畏寒，或胁下偏痛，发热，舌淡，苔白，脉弦紧。

功效：疏肝利胆，温里导滞。

方解：方中以附子温阳祛寒，大黄泻下通结，一温一下，为本方主药；细辛辛温，助附子以增其祛寒之力，佐以茵陈利胆，木香导滞，诸药合用，则里寒得除，积滞得消。

8. 柳氏银柴胡汤证（阴虚劳热，肝胆蕴热证）

药物组成：银柴胡12g，青蒿10g，胡黄连10g，五味子10g，乌梅10g，黄芩10g，鳖甲10g，知母10g，地骨皮10g，秦艽10g，炙甘草10g。水煎服。

临床症状：夜热早凉，或骨蒸潮热，盗汗，心烦，口渴咽干，消瘦，右胁隐痛，纳呆，舌红，脉细数。

功效：滋肝敛阴，清退虚热。

方解：此方乃家父吉忱公所立。方中银柴胡、青蒿、秦艽以除肝胆之热，黄芩、地骨皮、知母、胡黄连以清心肾之火，鳖甲、五味子、乌梅以滋阴除蒸，炙甘草调和药性，诸药合用，以成泻火养阴利胆之功。多适用于久病正虚，邪热未尽，阴液已伤之虚热病证。

第七节

胃脘痛方证法式

一、概述

胃居膈下，上接食道，下通小肠，其经脉络脾。胃之上口为贲门，下口为幽门，统称中焦。贲门部称上脘，幽门部称下脘，上下脘之间为中脘，三部通称胃脘。

胃属阳为腑，配五行属土，故又名阳土，在经脉为足阳明胃经，又名二阳。它的主要生理功能是受纳腐熟水谷，其精微由脾运化输布周身，以荣养四肢百骸，故脾胃互为表里，共司升清降浊之功，胃与脾同在中焦，一属阳明主合，一属太阴主开，所以脾升胃降，灌注四旁，为后天之本，是气血生化之源。

二、病因病机

胃气以降为顺，以通为和。胃的病变，除饮食不节致病外，还与肝气郁结的肝木克土，久思伤脾而致胃纳呆滞等息息相关。从病变的性质上来看，不外虚、实、寒、热。胃气不降则不顺，不顺则不通，不通则痛，故其主要症状是胃脘痛，嗳气、吞酸、呕、吐、哕、呃、噫诸候则为兼证。

三、方证法式

1.《景岳全书》柴胡疏肝散证（肝郁气滞证）

药物组成：陈皮、柴胡各 6g，川芎、香附、枳壳、芍药各 4.5g，炙甘草 1.5g。水煎服。

临床症状：胃脘胀满，攻痛连胁，按之较舒，嗳气频频，苔薄白，脉沉弦。

功效：疏肝理气，和胃止痛。

方解：情志不舒，肝气郁结不得疏泄，横逆犯胃而引起胃脘痛。气病多窜，胁为肝之分野，故脘痛及胁，胃气不降故胀满，嗳气频频。临证当予以疏肝理气之剂，故有《景岳全书》柴胡疏肝散之用。方中柴胡、芍药、川芎、香附疏肝理气解郁，任为主药，陈皮、枳壳、甘草顺气和中，为佐药。柴胡主升，枳壳主降，则拨动枢机运转，俾升降有序。芍药、甘草相合，为《伤寒论》之芍药甘草汤，酸甘化阴则缓急。诸药合用，则疏肝理气而痛止。

加减应用：

（1）若痛重者，可合《和剂局方》沉香降气散（沉香、甘草、砂仁、香附）；或《张氏医通》沉香降气散（沉香、砂仁、炙甘草、香附、延胡索、川楝子）。既有理气止痛之功，又无生燥伤津之弊。

（2）若食积中阻，可加三仙；如嘈杂泛酸，加煅瓦楞、海螵蛸；如呕吐重者，加代赭石、竹茹。

2.《景岳全书》化肝煎证（气滞火郁证）

药物组成：青皮 10g，陈皮 10g，白芍 10g，牡丹皮 10g，栀子 10g，泽泻 15g，贝母 10g。水煎服。

临床症状：痛势急迫，心烦易怒，泛酸，嘈杂，咽干，口苦，舌红，苔黄，脉弦或弦数或洪大。

功效：疏肝泄热，理气止痛。

方解：方中青皮、陈皮与白芍疏肝气为主；栀子、牡丹皮泻肝热为辅；泽泻、贝母清火热，开痰结，共为佐使。同时配用"左金丸"，其中川楝子苦寒泻火，吴茱萸辛以散郁，郁散则火随之得泄。

3.《医林改错》膈下逐瘀汤证（血瘀胃络证）

药物组成：炒五灵脂 10g，当归 10g，川芎 6g，桃仁 10g，丹皮、赤芍、乌药各 6g，延胡索 3g，甘草 10g，香附 4.5g，红花 10g，枳壳 4.5g。水煎服。

临床症状：痛有定处，拒按，若刀锥之刺，食后较甚，或见吐血，便黑，舌暗，脉涩。

功效：活血祛瘀，行气止痛。

方解：久痛入络，络脉损伤，则见吐血、便黑；血瘀有形，故痛有定处而拒按。故予以活血通络之膈下逐瘀汤。若便血不止，可加三七助其化瘀；痛缓予以《医学心悟》手拈散（灵脂、延胡索、没药、香附）。若虚证予以活血止血，柔肝养血之剂，如《医醇义賸》调营敛肝饮（当归、川芎、白芍、阿胶、枸杞子、五味子、枣仁、茯苓、陈皮、木香、姜、枣）主之。

4.《丹溪心法》越鞠丸证（气机不畅，痰热化郁证）

药物组成：苍术、香附、川芎、神曲、栀子各等分。共为细末，水丸如绿豆大，每服 2～10g，或作煎剂。

临床症状：胃脘痛，伴胸闷腹胀，口苦，咳嗽痰稠，舌苔黄腻，脉滑。

功效：行气解郁，清热化痰。

方解：本方证乃为气、血、痰、火、湿、食诸郁轻证而设。故重在行气解郁，使气机畅达，则痰、火、湿、食诸郁自解，痛闷腹胀诸候可除。方中主以香附行气解郁，以治气郁；川芎活血祛瘀，以治血郁；栀子消热泻火，以治火郁；苍术燥湿健脾，以治湿郁；神曲消食导滞，以治食郁，均为辅药。脾虚湿聚痰生，故脾健则无痰浊化生，痰郁亦解。

5.《金匮要略》黄芪建中汤证（脾胃虚寒证）

药物组成：芍药 20g，桂枝 10g，黄芪 10g，炙甘草 10g，生姜 3 片，大枣 12 枚，饴糖 30g。水煎服。

临床症状：胃痛不剧，绵绵作痛，喜温喜暖，口吐清水，四肢欠温，大便稀，舌淡，脉虚缓。

功效：温中补虚，和里缓急。

方解：此证多见于禀赋不足或素嗜食生冷之人。故予以温脾健胃之黄芪建中汤治之。方用黄芪补益中气，小建中汤以温中祛寒。痛发之时尚可合《良方集腋》良附丸（高良姜、香附），以温中止痛。痛止之后，可予《医方集解》香砂六君子汤（人参、白术、茯苓、甘草、陈皮、半夏、木香、砂仁）善后。

6.《伤寒论》吴茱萸汤证（肝寒犯胃证）

药物组成：吴茱萸 10g，人参 10g，大枣 12 枚，生姜 3 片。以水七升，煮取三升，去滓，温服七合，每日 3 次。

临床症状：胃脘痛，或干哕、吐涎沫、口淡、头痛（颠顶部甚），舌淡，苔白滑，脉弦迟。

功效：温肝暖胃，散寒降浊。

方解：此证由于肾阳不足，寒自内生，肝寒犯胃，中阳不振，胃失和降，致浊阴之气上逆，痰涎随之上升，而见干呕、吐涎沫；厥阴肝经之脉上出额会督脉于颠顶，寒邪内犯足厥阴肝经，阴寒之气循经上冲，则颠顶痛；寒伤中阳，气机受阻而致胃脘痛。故予以温肝暖胃、降逆止呕之吴茱萸汤。因吴茱萸能下三阴之逆气，温肝暖胃，散寒降浊，任为主药；重用生姜，辛散寒邪，暖胃止呕，为辅药；寒邪内犯易伤正气，故用人参、大枣，补脾胃以扶正气，且制吴茱萸、生姜之辛燥，共为佐使药。四药合用，俾肝温胃暖，呕逆可平。如呕吐甚者可加半夏、砂仁之属；如痛重可加陈皮、草果、白豆蔻之品。

7.《金匮要略》苓桂术甘汤证（痰饮内停证）

药物组成：茯苓15g，桂枝12g，白术10g，炙甘草10g。上四味，以水六升，煮取三升，去滓，分三次温服。

临床症状：胃脘痛，胸胁支满，眩晕心悸，或短气而咳，或渴而不欲饮，舌淡，苔白滑，脉滑或沉紧。

功效：健脾渗湿，温化痰饮。

方解：此乃中焦阳虚，脾失健运，气不化水，水饮停阻而致胃脘痛。水饮溢胁，则胸胁胀痛；水气凌心则心悸，咳而短气；饮阻于中，清阳不升，髓海失濡则眩晕；运化失司，津液不能上荣则口干不欲饮。故予以健脾渗湿，温化痰饮之苓桂术甘汤。大凡水饮为阴邪，治宜温化水湿，故以茯苓健脾渗湿为主药；桂枝通阳化气，温化水饮为辅药；白术健脾燥湿为佐药；甘草温补益气，调和诸药为使药。四药合用，脾阳得温，停饮得除而诸症得瘳。若呕吐痰涎者，合《局方》二陈汤；若眩晕甚者，可用《医学心悟》半夏白术天麻汤；若痛重者，可合用《素问病机气宜保命集》金铃子散。

8.《摄生秘剖》香砂枳术丸证（脾胃虚弱，食积脘痛证）

药物组成：白术500g，枳实240g，木香30g，砂仁30g。上为末，荷叶煨，陈米饭为丸，如椒目大，白滚汤送下10g。

临床症状：脘腹胀满且痛，食入则胀痛重，不思饮食，有时吐食，神疲乏力，面色少华，舌淡，苔薄白，脉沉细或弦细。

功效：健脾行气，消食导滞。

方解：此乃脾胃虚弱，纳运失司，水谷停积不化而致诸症，故予以健脾消痞之香砂枳术丸。脾虚当补，食积当消，故以健脾燥湿之白术为主药；枳实理气化滞、消痞除胀为辅药，二药合用，俾枢机运转，清阳得以上升，浊阴得以下降，因白术倍于枳实，为《脾胃论》之枳术丸，功于健脾为主，导滞为辅；佐之木香、砂仁，则运纳守职，升降有序，而食积得消，痞满得除，脘痛自解。

9.《伤寒论》乌梅丸证（胃热肠寒，蛔厥脘痛证）

药物组成：乌梅300枚，细辛180g，干姜300g，黄连480g，当归120g，制附子180g，蜀椒120g，桂枝120g，人参180g，黄柏120g。上十味，为末，遵古法制丸，如梧桐子大，先食，饮服10丸，每日3次。或作煎剂服，用量按比例酌减。

临床症状：脘部绞痛，手足厥冷，烦闷呕吐，得食则呕，甚则吐出蛔虫。

功效：温脏安蛔，理气止痛。

方解：此乃蛔厥脘痛，故予以安蛔止痛之乌梅丸主之。前人认为"蛔得酸则静，得辛则伏，得苦则下"。本方辛酸苦味具备，立法重在安蛔止痛。方中乌梅味酸能制止蛔虫蠕动而静，任为主药；川椒、细辛味辛能驱虫，且治脏寒，川连、黄柏味苦能下蛔，且清泄胃热，均为辅药；并配以姜、附、桂温脏去寒，参、归补气益血，为佐使药。此方寒热并用，扶正祛邪兼顾，对寒热错杂而正气虚者之证，极为适合。若无寒证者，去桂、附；若无正气虚者，去归、参；若痛重者，可加木香、川楝子、九香虫、佛手；若大便秘结者，可加槟榔片、枳实、元明粉；若虫患甚者，可加使君子、川楝根皮、石榴根皮；若呕吐重者，可加半夏、竹茹。

10.《温病条辨》益胃汤证（胃阴不足，胃失和降证）

药物组成：沙参10g，麦冬15g，生地黄15g，玉竹4.5g，冰糖3g。水五杯，煮取二杯，分二次服，去滓再煎，一杯服。

临床症状：胃脘隐隐灼痛，咽干口燥，喜冷饮，嘈杂似饥，食后腹胀，大便干或不爽，小便黄，舌红，苔少，或黄剥苔，或干而少津，脉虚数。

功效：滋养胃津，理气止痛。

方解：此乃胃痛久治不愈，渐伤胃阴；或热病后郁热伤津，胃失和降而见脘痛。热灼津亏故见灼痛。故予以滋养胃阴、益胃生津之剂，并佐以平肝之品。切忌香燥苦寒之药，盖因香燥伤津，苦寒败胃。益胃汤诸药为清凉濡润之品，以奏益胃生津之功。可酌加石斛以养胃阴，砂仁健胃气，川楝子清泄肝火而息痛。

11.《柳州医话》一贯煎证（肝阴不足，郁热犯胃证）

药物组成：北沙参、麦冬、当归身各10g，生地黄20～30g，枸杞子 10~18g，川楝子 4.5g。水煎，去滓，温服。

临床症状：脘部隐隐作痛，连及胸胁，吞酸吐苦，咽干口燥，耳鸣目涩，舌红少津，脉细或细数。

功效：滋阴疏肝，理气止痛。

方解：方中生地黄滋养肝肾，任为主药；辅以沙参、麦冬、枸杞子滋阴柔肝；当归养血和肝，为佐药；川楝子疏肝泄热则肝气条达而烦除，为使药。诸药合用，肝体得养，肝气得疏，而诸症得解。

12.《医宗己任编》疏肝益胃汤证（肾阴亏虚，虚火灼胃）

药物组成：熟地黄 18g，山萸肉、山药、泽泻、茯苓、牡丹皮、白芍各 10g，柴胡 6g。水煎服。

临床症状：胃脘隐隐作痛，连及胸胁，且伴腰膝酸痛，泛酸嘈杂，口干咽燥、心烦易怒，或心烦不得眠，或盗汗潮热，胃中嘈杂，大便燥结，小便黄赤，舌红少津，无苔，脉弦细而数。

功效：滋养肾阴，清解虚火。

方解：此乃肝火伤阴，灼及肾水，肾水不足，肝阴益亏，肝火灼而胃津亏，而且虚火扰心，故见诸症。如要胃津得充，肝阴得养，必须肾水充足，故予以滋水益肾之疏肝益肾汤。此方适用于逍遥散所不能愈者，每收显效。方用六味地黄汤壮水主之，以制阳光，重在滋水养肝；白芍养肝血；柴胡疏泄肝热。本方重在滋水涵木，为治本之方。

13.《校注妇人良方》滋肾生肝饮证（肾阴亏虚，肝火灼胃犯脾证）

药物组成：六味地黄丸易汤，加五味子、当归、白术、柴胡、甘草。

临床症状：胃脘灼痛，倦怠乏力，嗜睡，善饥不能食，口渴咽燥，寒热往来，两胁胀闷，胸乳作痛，舌红横裂或龟裂纹，舌少苔少津，脉左关弦洪，右关弦数。

功效：滋养肝肾，补益脾阴。

方解：此乃肾阴亏虚，肝火郁胃犯脾，热耗脾阴而见倦怠乏力，嗜睡，善饥不能食；肝络、脾络失养，而见寒热往来，两胁胀闷，胸乳作痛；虚火灼胃，胃失和降则胃脘灼痛；肝火旺则左关脉弦，脾热盛故右关弦数；舌象为虚火耗津，津液亏少之象。故治予滋肝肾、养脾阴之滋肾生肝饮主之。方中寓七味都气丸（六味地黄丸加五味子）滋肾水敛阴液；柴胡疏肝达郁；白术健脾助胃之纳运；当归补虚养血以柔肝；山药、甘草补脾肾。诸药合用，则肝肾之阴得养，脾阴足而能生化无端，故诸症可解。

14. 益气举陷汤证（中气下陷，脾胃虚弱证）

药物组成：炙黄芪120g，防风3g，炒白术9g，炒枳实15g，升麻3g，煨葛根12g，山萸肉15g。水煎服。

临床症状：胃脘隐痛，腹胀纳呆，饮食无味，少气懒言，语音低怯，四肢无力，面色无华，舌嫩色淡，脉虚。

功效：调补脾胃，益气举陷。

方解：此证多见于中气升举无力，脾胃气虚而致诸候。故予以调补脾胃、益气举陷之益气举陷汤主之。方中以大剂量之黄芪以举下陷之气，任为主药；伍防风助黄芪益气理脾风、外御湿侮，白术益气健脾，共为辅药；枳实、升麻一升一降，启动枢机为佐；山茱萸味酸性温，收敛元气、固涩阴津；煨葛根辛甘升阳，鼓舞脾气上行；共为使药。若伴脾胃虚寒者（此属气陷虚寒型，最为多见）加吴茱萸、米壳、桂枝、白芍；伴脾胃虚热者（气陷虚热型）加知母、白薇、白及；伴便秘者忌用泻药，慎用润下，必要时可用寸云、乌梅；气若虚极可加入人参。

15.《丹溪心法》保和丸证（停食停滞，胃失和降证）

药物组成：山楂180g，神曲60g，半夏、茯苓各90g，陈皮、连翘、莱菔子各30g。上为末，炊饼丸如梧桐子大，每服七八十丸，食用白汤下。

临床症状：胸脘痞满，腹胀作痛，嗳腐厌食，或大便不调，舌苔厚腻或黄，脉滑。

功效：消食化积，和胃降逆。

方解：暴饮暴食、过食酒肉油腻面食之类，则脾运不及，影响六腑传化功能，以致饮食停滞于中，即"饮食自倍，肠胃乃伤"。故予以消积和胃之保和丸主之。方中山楂酸温，善消肉食；神曲辛温，醒酒悦胃，除陈腐之积；莱菔子善消面食，更兼豁痰下气，宽畅胸脘之功；陈皮、半夏、茯苓和胃降逆，化浊通痞，此《局方》二陈汤之伍，因甘草味甘，能助湿壅气，令人中满，于证不利，故弃用；连翘芳香，散结清热。诸药同用，共奏和胃消食之功。

16.《和剂局方》藿香正气散证（外感风寒，内伤湿滞证）

药物组成：大腹皮、白芷、紫苏、茯苓各30g，半夏曲、白术、陈皮、厚朴、苦桔梗各60g，藿香90g，炙甘草75g。

上药为细末，每服6g，水一盏，生姜3片，大枣1枚，同煎至七分，热服。如欲汗出，衣被盖，再煎并服。

临床症状：寒热头痛，肌肉酸痛，脘腹满闷疼痛，恶心呕吐，肠鸣泄泻，舌淡，苔腻，脉实。

功效：解表化湿，理气和中。

方解：本证由外感风寒，内伤湿滞，胃络不通而发脘痛，故予以解表和中，理气化浊之藿香正气散主之。方中藿香理气和中、芳香化湿，任为主药；白芷、苏叶解表邪、和气机，为辅药，三药合用则解表化浊之功相得益彰。方中尚寓《局方》二陈汤、平胃散有和胃降逆、化浊通痞之治。川朴、大腹皮祛湿消滞；桔梗宣肺利膈；半夏曲、陈皮理气和胃、降逆止呕；苓、术、姜、枣、草健脾化湿，共为佐使药。诸药合用，共奏解表和中、理气化浊之功。

17. 柳氏左金理中汤证（脾寒肝热，胃失和降证）

药物组成：黄连10g，吴茱萸3g，人参10g，干姜6g，白术12g，炙甘草6g。水煎服。

临床症状：大便溏，小腹冷痛，胃脘不舒，嗳气，心烦，脘腹痛常发，发则极甚，数日而平。舌红，苔或黄白相兼，脉右关沉细，左关弦大。

功效：清泻肝火，温补脾阳。

方解：此乃脾脏寒积，肝经湿热，而致胃失和降。故予以温脾凉肝之剂，予《丹溪心法》左金丸（黄连、吴茱萸）合《伤寒论》理中丸（人参、干姜、白术、炙甘草）易汤主之，家父吉忱公名"左金理中汤"。方中左金丸清泻肝火，理中汤温补脾阳，二方合用则脾阳得振，肝热得泄，脘痛乃解。若伴口渴、心烦、汗出，宜用《张氏医通》既济汤化裁。

18.《伤寒论》柴胡桂枝汤证（枢机不利，胃失冲和证）

药物组成：桂枝、芍药、人参、黄芩各 10g，半夏 6g，炙甘草 6g，柴胡 12g，生姜 3 片，大枣 6 枚。水煎服。

临床症状：胃脘疼痛，或往来寒热，肢节痛，恶心，心下支结，或无可名状脘痛，舌淡红，或红赤，苔薄白，脉弦。

功效：调枢机，和营卫，理气和胃。

方解：枢机运转失司，开阖失职，而致气机不畅，胃失冲和发为脘痛。故予以通透三焦，调和营卫之柴胡桂枝汤主之。方中小柴胡汤通透三焦，枢机有司，开阖有序，升降有度，胃得冲和则气机畅通；桂枝汤调营卫，和气血。"通则不痛，痛则不通"，由于枢机运转失司，气化功能失常，气血运行受阻，呆滞不通的诸症，正为柴桂汤治脘痛之由。

19. 经行脘痛

（1）《傅青主女科》宣郁通经汤证（经前脘痛证）

药物组成：白芍 15g，当归 15g，牡丹皮 15g，栀子 10g，白芥子 6g，柴胡 3g，香附 3g，郁金 3g，黄芩 3g，生甘草 3g。水煎服。

临床症状：每值经前脘痛，或伴胁胀，乳房胀痛，数日后月经始来，其经来多血块，色紫暗，脉弦。

功效：补肝血而解肝郁，利肝气而降肝火。

方解：肝气不舒，郁而不扬，阻滞其气而痛生。肝郁化火，郁火内迫经血，故经来不畅而有血块。予以养肝宣郁通经之剂，而有《傅青主女科》宣郁通经汤之施。方中白芍养血柔肝，缓中止痛，任为主药；当归补血荣冲，而为辅药；牡丹皮活血清郁；

栀子清郁火；郁金、香附佐柴胡疏肝解郁；白芥子通络散结。于是肝气得疏，郁火得降，则胃脘痛解。

(2)《医方集解》香砂六君子汤证（经来脘痛证）

药物组成：人参、白术、茯苓各9g，陈皮6g，姜半夏6g，木香6g，砂仁6g，炙甘草6g，生姜6g。水煎服。

临床症状：每值经来脘部胀痛，嗳气不舒，胃纳呆滞，月经一般正常，舌淡红，苔白，脉沉细或沉迟。

功效：健胃和中，调气降逆。

方解：胃气素虚，经来之时，阴血灌注胞宫，阳气浮越于上，冲脉之气上逆，胃失和降，而见诸症。予以健胃和中、调气降逆之剂，香砂六君子汤主之。方中主以人参甘温益气，健脾和胃；辅以白术健脾燥湿，助人参益气之力；茯苓伍白术增其健脾渗湿，为佐药；使以甘草，益气和中。四药合用，以成四君子汤之法式。药入陈皮、半夏，燥湿化痰，伍茯苓、甘草，以成二陈汤之施；再加理气除痞之木香、砂仁、生姜，以解呕吐痞闷之候。于是方以调和脾胃为主，后天生化之源得利，冲脉得养，则诸症自解。

(3)《傅青主女科》调肝汤证（经后脘痛证）

药物组成：炒山药15g，阿胶9g，当归9g，酒白芍9g，山茱肉9g，巴戟天3g，甘草3g。水煎服。

临床症状：每值经行之后，胃脘隐隐作痛，或伴腰酸痛，或伴胸胁痛，其经少色淡，舌淡，苔少，脉沉细。

功效：补益肾阴，养血柔肝。

方解：肾虚水不涵木，肝阴不足，则肝阳偏亢而克土，故胃失和降，气机不畅而作痛。予以平肝益肾之剂，《傅青主女科》

调肝汤主之。方中白芍调肝气、解郁滞，任为主药，合甘草，酸甘化阴；山萸肉补益肝肾，巴戟天补肾气，共为辅药；当归补血和血，阿胶补虚养血，山药健脾益气，共为佐药；甘草调和诸药，为使。诸药合用，则肾水足而肝气安，逆气自顺，诸症自瘳。

20. 妊娠脘痛

此证产生的主要原因是冲脉之气上逆，胃失和降。

(1)《医方集解》香砂六君子汤证（胃气虚弱证）

药物组成：同前。

临床症状：孕期脘腹胀闷而痛，或呕吐恶食，全身乏力，倦怠嗜睡，舌淡，苔白，脉缓滑无力。

功效：健胃和中，调气降逆。

方解：此证多因胃气素虚，孕后月经闭止，血海不泄，冲脉之气较盛（阴血趋于下，阳气浮越于上），冲脉隶于阳明，其气上逆犯胃，而见诸症。故予以健胃和中、调气降逆之剂，《医方集解》香砂六君子汤主之。

(2)《和剂局方》逍遥散证（肝气郁结证）

药物组成：柴胡9g，白芍9g，当归9g，白术9g，茯苓9g，甘草6g。以上共为粗末，每服6g，煨姜1块，薄荷少许，同煎，去渣，热服，不拘时候。

临床症状：妊娠期间，脘闷胁痛，呕苦吐酸，嗳气频频，头胀而晕，精神抑郁，苔正常或微黄，脉弦滑。

功效：疏肝解郁，养血健脾。

方解：此证多因郁怒伤肝，或肝阳偏亢，肝失条达，孕后血聚养胎，肝血益虚，阴虚则阳亢，冲气上逆，胃失和降，而见诸症。故予以疏肝解郁、理气行滞之剂，《局方》逍遥散加苏梗、陈皮、黄芩、芥穗、川连主之。方中主以柴胡疏肝解郁，俾肝气得以条达。白芍养血敛阴，柔肝缓急；当归养血理气，共为辅药。肝痛易于传脾，故佐以白术、茯苓、甘草健脾益气，煨姜降逆和中，共为佐药。

(3)《金匮要略》小半夏加茯苓汤证（痰饮停滞证）

药物组成：制半夏9g，茯苓15g，生姜9g。水煎服。

临床症状：孕期脘痛，胸闷，不能食，气短心悸，口干不欲饮，痛重者呕吐痰涎，舌苔白而腻，脉滑。

功效：化痰降逆，健脾和胃。

方解：素有痰饮之患，孕后冲脉之气夹痰湿上逆，痰气交阻于胃脘，胃失和降，而致脘痛。故予以化痰降逆、健脾除湿之剂，《金匮要略》小半夏加茯苓汤主之。方中半夏、生姜止呕，加茯苓以行饮。可酌加陈皮、苏梗、芥穗等止呕安胎之属。

第八节

冠心病方证法式

一、概述

冠心病由冠状动脉壁粥样硬化，引起管腔狭窄或闭塞，产生冠状动脉循环障碍，心肌缺血缺氧所致。此即《素问·痹论》"心痹者，脉不通"之谓也。

冠心病，属中医学胸痹、心痛的范畴。文献记载，源远流长。《黄帝内经》首发其端，并有心痛、心痹、厥心痛、真心痛、久心痛、猝心痛、心疝暴痛等名称。其缜密观察和精确记述，与现代医学病理反应、症状、体征相似，至今仍不失其科学实用价值，殊属难能可贵。

二、病因病机

1. 寒邪壅盛，阻遏心阳

《素问·举痛论》云："经脉流行不止，环周不休，寒气入经而稽迟，泣而不行，客于脉外则血少，客于脉中则气不通，故卒然而痛……寒气客于脉外则脉寒，脉寒则缩蜷，缩蜷则脉绌急，绌急则外引小络，故卒然而痛，得炅则痛立止；因重中于寒，则痛久矣。"夫寒为阴邪，戕伐阳气，寒性凝滞，阻塞经隧，寒性收引，心脉缩蜷而绌急，产生剧痛，形成真心痛、心疝暴痛（心肌梗死）。

2. 痰浊壅盛，阻遏心阳

痰湿壅盛患者，大多形盛气虚，中阳不振，斡旋无力，健运失司，水湿潴留，积水成饮，饮凝成痰。痰性阴凝，腻滞胶固，停痰伏饮，滞于胸中，阻遏心阳，壅塞气机，则膺胸痞闷。诸阳受气于胸宇而转于背，阳气不运则痛彻肩背。痰凝瘀阻，犹露结为霜，血行不畅，心脉痹阻，发为胸痹、心痛。

3. 气滞血瘀，心脉痹阻

肝主疏泄，性喜条达，有疏通脉道之用，调谐情志之能。恚怒伤肝，思虑伤心，肝气郁滞，心气郁结，气滞血瘀，心脉痹阻，气机不畅，痰饮停滞，痰浊瘀血相合为患，痹塞胸阳，闭阻心脉，发为胸痹、心痛。五志化火，阴不制阳，体弱用强，肝阳上亢，血行瘀滞，心脉痹阻，亦发胸痹。

4. 心阳不振，心脉痹阻

《素问·调经论》云："厥气上逆，寒气积于胸中而不泻，不泻则温气去，寒独留，则血凝泣，凝则脉不通，其脉盛大以涩，故中寒。"《金匮要略·胸痹心痛短气病脉证治》云："阳微阴弦，即胸痹而痛，所以然者，责其极虚也。"《医门法律》云："（胸痹）总因阳虚，故阴得乘之。"心以血为本，以阳为用。血液运行，依赖心阳温煦，心气推动。中年以后，阳气日损，阴气日增。心肾阳衰，水邪上泛，凌心乘肺，痰饮瘀血胶固凝滞。心阳不振，心气衰馁，则心搏无力，血行迟滞，循环不周，心脉痹阻。甚则心阳式微，阴阳欲决，有脱绝之虞。

5. 气阴两虚，心脉痹阻

气为阳，血属阴，气为血帅，血为气母，气血有阴阳互根、相互依存之用，气之出入升降治节于肺，肺气贯脉而周行于心。心气不足，鼓动无力；阴血亏耗，血府不充。心失血养，脉失血润，气虚血瘀，血行不畅，轻者心血瘀滞，发为胸痹，心痛，重者心脉痹阻，心痛剧烈，发为真心痛、心疝暴痛。

6. 饮食偏嗜，湿浊蕴滞

恣啖膏粱肥甘，酷嗜辛辣炙煿，湿热蕴滞，酿成痰热，痹阻心阳，阻塞经隧，发为胸痹、心痛。

三、方证法式

此病本虚标实，虚实错杂，痰浊为病变前提，气滞血瘀为病变结果。依据"急则治标，缓则治本"和"间者并行，甚者独行"的治则，临证一般标本兼治，扶正祛邪，根据不同阶段，各有侧重，具体运用，应掌握"通""补"两大治法的有机联系和密切结合，或先通后补，或先补后通，或通补兼施。"不通则痛"为痛证共同机理，然通有多法，调气以和血，调血以和气，上通者使之下行，中结者使之旁达，虚者助之使通，寒者温之使通，无非通法而已。本虚应针对阴阳气血脏腑的不同虚证表现，采用相应补法。早期病急，疼痛剧烈，治标为主，以通为用，治本为辅。病情缓解或稳定，则标本兼治，通补兼施。后期则补虚纠偏以固本。不辨寒热虚实，不识标本缓急，妄投芳香开窍之品，滥施活血化瘀之剂，耗血伤阴，损气败阳，流弊滋多，适足偾事。

1. 加味生脉散证（气阴两虚，心脉痹阻证）

药物组成：人参10g，麦冬30g，五味子15g，制首乌12g，黄精12g，全瓜蒌15g，丹参15g。水煎服。

临床症状：膺胸憋闷，心区疼痛、夜间憋醒，牵及左肩背痛或两臂内痛，不得平卧，心悸怔忡，气短乏力，虚烦不寐，口干面赤，手足心热、眩晕耳鸣，脉细数或结代，舌红绛，苔少而黄，甚或舌光无苔，尖赤点。

功效：益气养阴，化瘀通络。

方解：方由《医学启源》之生脉散易汤加味而成。方中人参甘温，益心脉；麦冬甘寒，养阴生津；五味子酸温，敛心气而安和五脏。故三药共施以成气阴两复之功，俾心脉得养，而无痹阻之虞。吉忱公方加全瓜蒌，以宽胸散结；丹参养血通脉；黄精味甘益脾，补益心肺，而有调补气血之功；首乌补肝肾，益精血，而助心脉之运行。诸药合用，共成益气养阴，活血通脉之治。

2.《博爱心鉴》保元汤证（心阳不振，心脉瘀阻证）

药物组成：人参10g，黄芪20g，肉桂6g，炙甘草10g，生姜3片。水煎服。

临床症状：心痛频作，心胸憋闷，有窒息感，心悸气短，畏寒肢冷，面色晦暗，舌质淡紫而暗，舌体胖嫩。若见大汗淋漓，肢厥肤冷，畏寒蜷卧，下利清谷，面唇青紫，二便失禁，呼吸微弱，昏蒙晕厥，脉微欲绝，为心阳虚脱危候。

功效：温补心阳，化瘀通络。

方解：人参益心脾，黄芪大补元气，二药共为主药，名参芪汤，以通心脉；肉桂、生姜益心肾，温阳通痹，以成振奋心阳之功；炙甘草辅人参、黄芪以益心气，佐肉桂乃辛甘化阳之伍。诸药合用，共成益气通脉之功。

3.《金匮要略》瓜蒌薤白白酒汤证（寒邪壅盛，阻遏心阳证）

药物组成：瓜蒌实30g，薤白15g，白酒30g。水煎服。

临床症状：胸痛彻背，感寒痛甚，时作时止，或痛久不已，喘咳短气，畏寒肢冷，肤冷喜暖，面色苍白，自汗乏力，唇甲青紫，脉沉迟或结代，舌质淡白或青紫，苔白而润。

功效：宣痹散寒，温心通阳。

方解：胸阳不振，痰气痹阻而发胸痹。故方中主以瓜蒌实理气宽胸，涤痰散结；辅以薤白通阳宣痹，行气止痛。二药相伍，一祛痰结，一通阳气，故为治胸痹之要药。佐以辛散温通白酒，行气导滞，活血通脉。于是三味合用，共奏通阳散结，行气通痹之功，俾胸阳宣通，痰浊得消，气机得畅，则胸痹自除。

加减应用：

（1）若见阻遏心阳，胸痛彻背，久痛不已，畏寒自汗，唇甲青紫者，方用参附温心汤，以增其益心复脉之效。

（2）若阴寒痼结，心痛彻背，背痛彻心，方用《金匮要略》乌头赤石脂丸（蜀椒、乌头、附子、干姜、赤石脂）。

（3）若寒遏心阳，复兼风寒外束，方用麻黄附子细辛汤（麻黄、附子、细辛）。

4.《金匮要略》瓜蒌薤白半夏汤证（痰浊壅塞，阻遏心阳证）

药物组成：瓜蒌实30g，薤白15g，半夏10g，白酒30g。水煎服。

临床症状：心胸闷痛彻背，胸脘痞满，气短喘息不得卧，咳唾痰涎，面浮肢肿，畏寒肢冷，倦怠乏力，苔滑腻，脉濡缓，或滑、结代。

功效：宣痹通阳，化痰泄浊。

方解：因痰浊壅盛而发胸痹，故本方在瓜蒌薤白白酒汤的基础上，加半夏增其化痰散结之功。若胸痹胸满，胁下逆抢心，方用枳实薤白桂枝汤（栝楼、薤白、桂枝、枳实、厚朴），意在通阳散寒，平冲降逆。

5.《医林改错》血府逐瘀汤证（气滞血瘀，心脉痹阻证）

药物组成：桃仁12g，红花10g，当归10g，生地黄10g，川芎6g，赤芍6g，牛膝10g，桔梗4.5g，柴胡3g，枳壳6g，甘草3g。水煎服。

临床症状：心悸怔忡，心胸闷痛刺痛剧烈，痛不移处，牵引肩背臂内，时发时止，舌质紫暗，或见瘀点、瘀斑，脉涩或结代。重症者暴痛欲绝，口唇青紫，神昏肢厥，脉微欲绝。

功效：活血祛瘀，行气通痹。

方解：因气滞血瘀，心脉痹阻，故有血府逐瘀汤之治。该方是由《伤寒论》之四逆散合《医宗金鉴》之桃仁四物汤加桔梗、牛膝而成。方中桃红四物汤活血化瘀而养血脉，四逆散行气达郁而通痹，桔梗开肺气达宗气，载药上行，合枳壳升降上焦之气而宽胸，佐牛膝通利血脉，引血下行，俾瘀消结散而胸痹诸候自消。

6. 加味天麻钩藤饮证（阴虚阳亢，心脉痹阻证）

药物组成：天麻10g，钩藤、桑寄生各12g，牛膝、杜仲、益母草、茯神、栀子、黄芩各10g，石决明、夜交藤各15g，丹参30g，当归15g。水煎服。

临床症状：眩晕耳鸣，头痛且胀，面红目赤，烦躁易怒，少寐多梦，健忘心悸，心区闷痛，腰膝酸软，肢体麻木，舌质红绛，脉弦细数。

功效：育阴潜阳，化瘀通络。

方解：本方证为胸痹而见肝阳上亢者。故以补益肝肾，平肝息风，活血通脉为治。故有《杂病证治新义》天麻钩藤饮之用。方中天麻、钩藤、石决明主以平肝潜阳，息风定眩；山栀、黄芩清热泻火，俾肝经之热不致偏亢；益母草、丹参、当归活血通脉；牛膝引血下行；杜仲、桑寄生养肝肾，而补心血；夜交藤、茯神益心安神。

7.《伤寒论》炙甘草汤证（阴阳两虚，心脉痹阻证）

药物组成：炙甘草12g，生姜9g，人参6g，生地黄50g，桂枝 10g, 阿胶 6g（烊化）, 麦冬 10g, 麻仁 10g, 大枣 6 枚。水煎服。

临床症状：心区剧痛，频繁发作，痛彻肩背、手臂内侧。轻者面色苍白，心悸气短，汗出肢凉，咳喘不得平卧，脉虚数、细数、结代或疾。重者面唇青紫，冷汗淋漓，四肢逆冷，甚则晕厥，脉微欲绝。

功效：益气温阳，化瘀通络。

方解：本方又名复脉汤，在《伤寒论》用治"脉结代，心动悸"之症。方用炙甘草、人参、大枣益气以补心脾；干地黄、麦冬、阿胶、麻仁甘润而滋阴生津，养血补血而益心脉；生姜、桂枝取其辛温通阳之功，而达复脉之治，此即张景岳"善补阳者，必于阴中求阳，则阳得阴助而生化无穷；善补阴者，必于阳中求阴，则阴得阳升而泉源不竭"之临证大法也。

重证者，治宜温阳救逆，益气复脉。方用《伤寒论》四逆汤（附子、干姜、炙甘草）合《内外伤辨惑论》生脉饮（人参、麦冬、五味子）。

8. 柳氏四逆生脉饮证（阴竭阳微，欲将离决证）

药物组成：制附子 10g, 干姜 6g, 人参 10g, 麦冬 15g, 五味子 10g, 丹参 20g, 月见子 15g, 鹿茸 3g（研冲）, 炙甘草 5g。水煎服。

临床症状：躁扰不宁，冷汗淋漓，口唇紫绀，少气不足以息，心悸怔忡，手足厥冷，流涎抽搐，昏睡不醒，脉微欲绝，或参差不齐，结代，舌质淡红或紫暗，或光剥无苔。

功效：调补气血，回阳救逆。

方解：此乃心阴、心阳将离决之危候。亟宜固真阴、元阳，挽回造化之权。当有调补气血，回阳救逆之治，故方用四逆汤合生脉饮化裁。方寓《伤寒论》之四逆汤，重在回阳救逆之治，合《内外伤辨惑论》之生脉饮（又名生脉散），重在益气生脉之用。加丹参重在活血通脉，此即"一味丹参饮，功同四物汤"之谓也；月见子益心气；鹿茸荣督通阳。故诸药合用，心阴、心阳无离决之候，有收效于预期之望。

此时，可施用扁鹊灸法，或窦材灸法。可取命关、气冲、中脘、关元、足三里、太溪，以调补气血，回阳救逆。

四、医案举例

案例 1

王某，男，57 岁，职工。1974 年 6 月 8 日初诊，胸闷，心前区绞痛阵作，夜间憋醒，怔忡，气短乏力，虚烦不寐，纳食呆滞，口干，面红，眩晕，耳鸣，头痛，二便自调。X 线胸透示主动脉迂曲延伸。心电图示冠状 T 波。舌红少苔，脉细数。

辨证：气阴两虚，心脉痹阻。

治法：益气养阴，通脉导滞。

方药：加味生脉散易汤。

党参 30g，玉竹 30g，桑椹 30g，麦冬 12g，茯苓 12g，当归 12g，五味子 12g，白术 15g，炒枣仁 15g，黄芪 15g，白芍 15g，炙甘草 10g，大枣 4 枚。水煎服。

7 月 26 日，迭进三十余剂，诸症减轻，但仍有心悸，舌淡红少苔，脉沉细。

仍宗原法，上方加柏子仁15g，首乌15g。水煎服。

8月13日，上方续进12剂，病情稳定，唯纳食不馨，仍宗原意。

处方：党参30g，首乌12g，麦冬15g，桑椹30g，五味子10g，神曲10g，麦芽10g，柏子仁5g，茯苓12g，瓜蒌12g，陈皮10g，白术12g，炙甘草10g。水煎服。

9月29日，经治3个月，服汤剂近百剂，诸症悉除，心电图示正常。

案例2

辛某，男，51岁，干部。1973年11月30日初诊，心前区痛，时而波及双臂内，日发2～3次，胸闷憋气，动则喘促，咳痰清稀且多，眩晕，形寒肢冷，面色暗滞，口唇青紫，形体肥胖。心电图示完全性右束支传导阻滞。舌质淡体胖，苔薄白，脉虚。

辨证：心气虚弱，痰瘀交阻。

治法：益气养心，化痰通瘀。

方药：人参琥珀散加味。

党参30g，琥珀4.5g（冲），三七1.5g（冲），瓜蒌30g，薤白10g，桂枝10g，桃仁10g，红花10g，丹参30g，延胡索10g，柏子仁15g，远志10g，炙甘草15g。水煎服。

12月25日，迭进24剂，诸症减轻，心前区痛十余天未发，仍短气，上方加苏子12g。

1974年2月5日，经上方治疗，诸症若失。近因感冒，复感胸闷，并伴咳嗽、咯血。X线胸透示支气管感染。舌淡，苔白腻，脉浮虚。

治以益气养心，佐以润肺止咳。

处方：沙参 30g，麦冬 12g，杏仁 10g，瓜蒌 12g，茯苓 12g，橘红 12g，远志 10g，柏子仁 15g，炙冬花 10g，白芍 12g，三七粉 1.5g（冲），炙甘草 12g。水煎服。

2月25日，诸症悉除，查心电图恢复正常。平素脾胃虚弱，纳食呆滞，故予枢转中州，调理脾胃之剂。

案例 3

衣某，男，52岁，干部。1975年4月7日初诊，患阵发性左膺胸痛二年，曾于1973年4月检查心电图，诊断为冠心病。近期胸闷加剧，心前区疼痛频发，波及背部，肢体麻木，形寒肢冷，倦怠乏力，右肩臂疼痛，自寒冬始，阴雨天胸闷甚，背痛着，饮食、二便自调。心电图示冠状动脉供血不足。舌淡，苔薄白，脉沉迟。

辨证：寒邪壅盛，阻遏心阳。

治法：宣痹散寒，温心通阳。

方药：瓜蒌薤白白酒汤合失笑散化裁。

瓜蒌 30g，薤白 10g，丹参 30g，灵脂 10g，蒲黄 10g，降香 10g，细辛 2g，郁金 12g。水煎服。

4月14日，药后胸膺闷痛悉减，纳呆、脘痞不减，仍守原法，佐以健脾豁痰之剂。

处方：瓜蒌 12g，薤白 10g，桂枝 10g，半夏 10g，党参 15g，白术 12g，丹参 30g，川芎 10g，红花 10g，降香 12g，炙甘草 10g。水煎服。

4月25日，药后诸症递减，心绞痛未发，仍宗原意。

处方：瓜蒌15g，薤白10g，姜夏10g，川芎10g，红花10g，赤芍10g，降香12g，丹参30g，黄芪30g，桑寄生15g，木香10g，炙甘草10g。水煎服。

4月29日，服中药20剂，胸闷悉除，心绞痛未发，肩背痛已瘥，纳食渐馨，患者欣然，心电图恢复正常，运动试验明显改善。

案例4

于某，男，57岁，干部。1974年9月12日初诊，左胸膺部闷痛彻背，脘痞纳呆，心慌气短，面目浮肿，倦怠乏力，四肢麻木，眩晕健忘。血压150/100mmHg。心电图示左心房心肌劳损。舌质红，苔薄白，脉滑。

辨证：痰瘀交阻，胸阳失运。

治法：宣痹通阳，活血理气。

方药：瓜蒌薤白半夏汤合桃红四物汤。

瓜蒌12g，薤白10g，半夏10g，当归12g，赤芍10g，桃仁10g，红花10g，降香10g，茯苓10g，细辛2g，姜黄10g，灵脂10g，郁金10g，桂枝10g，炙甘草10g。水煎服。

10月30日，迭进四十余剂，诸症若失，力增气平，心电图大致正常。予以健脾渗湿、通阳化瘀之剂。

处方：党参18g，白术15g，白芍10g，茯苓10g，柴胡10g，瓜蒌12g，薤白10g，当归10g，桃仁10g，红花10g，降香10g，姜夏10g，郁金10g，丹参30g，炙甘草10g。水煎服。

案例5

贾某，男，62岁，职工。1974年4月10日初诊，左胸刺痛，痛处不移，剧则汗出肢冷，面白唇紫，胸闷脘痞，右下肢疼痛，二便自调。既往有高血压、高脂血症病史。血压180/110mmHg。X线胸透示主动脉迂曲延伸。心电图示窦性心动过缓、窦性心律不齐、右束支传导阻滞（完全性）、左心室高电压。舌暗，苔薄白，脉沉弦而缓。

辨证：气滞血瘀，心脉痹阻。

治法：活血理气，化瘀通络。

方药：血府逐瘀汤加减。

柴胡12g，枳壳10g，当归15g，赤芍15g，丹参30g，桃仁10g，香附12g，牛膝12g，桔梗10g，木瓜10g，桑寄生12g，鸡血藤30g，龙骨30g（先煎），牡蛎30g（先煎），红花10g，炙甘草10g。水煎服。

4月19日，诸症如前，胸闷见著。

上方加瓜蒌15g，薤白10g。水煎服。

5月25日，胸闷痛递减，血压仍不稳定，仍宗原法，佐以平肝潜阳之剂。

处方：丹参30g，鸡血藤30g，桃仁10g，红花10g，当归15g，薤白10g，牛膝10g，夏枯草15g，生龙骨30g（先煎），生牡蛎30g（先煎）。水煎服。

6月26日，经中药治疗三月余，胸闷痛悉除，右下肢痛消失，血压150/90mmHg，心电图明显改善。予以丹参片内服，决明子泡水代茶饮。

案例6

赵某，男，52岁，干部。1974年11月15日初诊，头晕目眩，耳鸣，胸闷气短，烦热心悸，腰膝酸软，大便干，小便黄。血压 200/115mmHg。X 线胸透示主动脉迂曲延伸。心电图示窦性心律、心肌劳损。舌紫暗，舌尖红，苔薄白，脉双寸弱，左关弦。

辨证：阴虚阳亢，心营不足。

治法：育阴潜阳，活血通络。

方药：天麻钩藤饮化裁。

天麻 10g，钩藤 10g，当归 15g，赤芍 12g，桃仁 10g，红花 10g，菊花 12g，葛根 12g，茯苓 12g，桑椹 30g，牛膝 12g，桑寄生 12g，陈皮 10g，炙甘草 10g，大枣 4 枚。水煎服。

12 月 1 日，迭进 12 剂，诸症大减，血压降至 170/105mmHg，仍宗原意，上方加杜仲 12g，决明子 10g。

12 月 25 日，续进 15 剂，胸闷、眩晕消失，血压 160/90mmHg，心电图明显改变。予以丹参片内服，决明子泡水代茶。

第九节

咳嗽方证法式

一、概述

咳嗽是以发出咳声或伴有咳痰为主症的一种肺系病证。它既是肺系疾病中的一个症状，又是独立的一种疾患。有声无痰为咳，有痰无声为嗽，临床上多表现为痰声并见，难以截然分开，故以咳嗽并称。西医学中的急性支气管炎、慢性支气管炎、咳嗽变异型哮喘等以咳嗽为主要症状的疾病均属于本病范畴，可参照本节辨证论治。

春秋战国时期，《黄帝内经》已经对咳嗽的病因、病机、证候分类和治疗列有专篇的论述。如《素问·咳论》对咳嗽病因的认识，其云："五脏六腑皆令人咳，非独肺也……皮毛先受邪气，邪气以从其合也。"《灵枢·本神》篇则有"肺气虚则鼻塞不利，少气；实则喘喝"的记述。均强调外邪犯肺或其他脏腑功能失调，均可导致咳嗽。

后世医家对咳嗽病证做出了进一步的阐发。如《活法机要》有"咳，谓无痰而有声，肺气伤而不清也。嗽，谓无声而有痰，脾湿动而为痰也。咳嗽是有痰而有声，盖因伤于肺气，而咳动于脾湿，因咳而为嗽也"的记载。其治，《景岳全书·咳嗽》篇有"外感之邪多有余，若实中有虚，则宜兼补以散之；内伤之病多不足，若虚中夹实，亦当兼清以润之"的表述。而《医学入门·咳嗽》篇则有详尽的论述，其云："新咳有痰者外感，随时解散；无痰者便是火热，只宜清之。久咳有痰者燥脾化痰，无痰者，清金降火。盖外感久则郁热，内伤久则火炎，俱宜开郁润燥……苟不治本而浪用兜铃、粟壳涩剂，反致缠绵。"

咳嗽的分类，历代所用名称甚多。《素问·咳论》以脏腑命名，分为肺咳、心咳、肝咳、脾咳、肾咳等，并且描述了各类的不同证候。《诸病源候论·咳嗽候》有十咳之称，除五脏咳外，尚有风咳、寒咳、久咳、胆咳、厥阴咳等。明代张景岳在《景岳全书·咳嗽》中指出："咳嗽之要，止惟二证，何为二证？一曰外感,一曰内伤,而尽之矣。"据此执简驭繁地将咳嗽分为外感和内伤两大类。以上关于咳嗽的论述,至今仍对临床具有较大的参考价值。

二、病因病机

咳嗽按病因分为外感咳嗽和内伤咳嗽两大类。外感咳嗽为六淫外邪侵袭肺系;内伤咳嗽为脏腑功能失调,内邪干肺。不论邪从外而入,或自内而发,均可引起肺失宣肃,肺气上逆而致咳嗽。外感咳嗽属于邪实,为外邪犯肺,肺气壅遏不畅,而致咳嗽。久则风寒化热、风热化燥,或肺热蒸液成痰。内伤咳嗽多属邪实与正虚并见。病理因素主要为"痰"与"火"。但痰有寒热之别,火有虚实之分,痰可郁而化火(热),火能炼液灼津为痰。他脏及肺者,多因邪实导致正虚,如肝火犯肺每见火耗伤肺津,炼液为痰;痰湿犯肺者,多因脾失健运,水谷不能化为精微上输以养肺,反而聚湿为痰浊,上储于肺,肺气壅塞,上逆为咳。若迁延不愈,脾肺两虚,气不化津,则痰浊更易滋生,此即"脾为生痰之源,肺为储痰之器"的道理。甚则母病及子,病延及肾,由咳至喘。如痰湿蕴肺,遇感引触,转从热化,则可表现为痰热咳嗽。至于肺脏自病的咳嗽则多为因虚致实。如肺阴不足可致阴虚火炎,灼津为痰,肺失濡润,气逆作咳,或肺气亏虚,肃降无权,气不化津,津聚成痰,气逆于上,引起咳嗽。

外感咳嗽与内伤咳嗽还可相互影响为病,久延则邪实转为正虚。外感咳嗽如迁延失治,邪伤肺气,更易反复感邪,而致咳嗽屡作,肺气益伤,逐渐转为内伤咳嗽;肺脏有病,卫外不强,易受外邪引发或加重。久则从实转虚，肺脏虚弱，阴伤气耗。所以咳嗽虽有外感、内伤之分，但两者又可互为因果。

三、方证法式

咳嗽的辨证首当区别外感与内伤，治疗应分清邪正的虚实。外感咳嗽多是新病，其病急，病程短，常伴肺卫表证，属于邪实，治以宣肺祛邪为主；内伤咳嗽多为久病，常反复发作，病程长，可伴见他脏型证，多属邪实正虚，治当清肺化痰为主，扶正补虚，标本兼顾。

（一）外感咳嗽

1. 柳氏青龙止嗽方证（风寒袭肺证）

药物组成：炙麻黄10g，芍药12g，细辛3g，干姜3g，桂枝10g，姜半夏10g，五味子10g，桔梗10g，紫菀12g，百部10g，白前10g，陈皮10g，川贝10g，马兜铃6g，地龙10g，炙甘草10g。

临床症状：初起咳嗽声重，气急，咽痒，咳痰稀薄色白，常伴鼻塞、流清涕、头痛、肢体酸楚、恶寒、发热、无汗等表证，舌苔薄白，脉浮或浮紧。

功效：疏风散寒，宣肺止咳。

方解：柳氏青龙止嗽方，乃吉忱公所立，方由小青龙汤合止嗽散加减而成。小青龙汤方出《伤寒论》，具辛温解表、化痰涤饮之功。《金匮要略》用本方治溢饮及咳逆倚息不得卧等症，可见本方的特点在于治寒饮喘咳之证，不论有无表证，皆可酌情用方，方虽为解表涤饮双解之剂，但功在涤饮。柳吉忱多用于治疗呼吸系统疾病，且不限于表寒里饮证，临床只要具有咳喘者即可用之。此方尚用于流行性感冒、急慢性支气管炎、肺炎、百日咳等病。方用麻黄、桂枝发汗解表，除外寒而宣肺气，任为主药；辅以干姜、细辛温肺化饮，兼助麻桂解表。五味子敛气、芍药养血、半夏祛痰和胃而散结，共为佐药；炙甘草益气和中，为使药。八味相配，使风寒解，水饮去，肺气复舒，宣降有权，诸症自平。但本方以辛散温化为主，必须确是寒饮相搏于肺者，方可使用。

止嗽散，方出《医学心悟》，乃为风邪犯肺、咳嗽咽痒症而设方，具化痰止咳、疏表宣肺之功。小青龙汤重在解表涤饮，而本方重在理肺止咳。方中的紫菀、白前、百部止咳化痰，治咳嗽不分久新，皆可取效；以桔梗、陈皮宣降肺气，止咳消痰；甘草调和诸药，二者与桔梗配合，功于清理咽喉。清代程国彭认为止嗽散"温润和平，不寒不热，既无攻击过当之虞，大有启门驱贼之势。是以客邪易散，肺气安宁。"《医学心悟·伤寒兼证》条下，另有一止嗽散，较本方少荆芥，治寒邪伤肺之咳嗽。而吉忱公加川贝母、马兜铃、地龙，以增其化痰止咳之功。故柳吉忱公认为，化裁此方可用于诸般咳嗽。

2. 柳氏桑菊止嗽方证（风热犯肺证）

药物组成：桑叶10g，菊花10g，杏仁10g，连翘10g，薄荷6g，桔梗10g，紫菀12g，百部12g，白前10g，陈皮10g，芦根30g，川贝10g，生甘草6g。水煎服。

临床症状：咳嗽频剧，气粗或咳声嘶哑，喉燥咽痛，咯痰不爽，痰黏稠或色黄，常伴有鼻流黄涕、口渴、头痛、恶风、身热,舌红,苔薄黄,脉浮数。

治法:疏风清热,宣肺化痰。

方解:柳氏桑菊止嗽方,乃吉忱公所立,方由《温病条辨》桑菊饮合止嗽散加减而成。桑菊饮为疏风清热、宣肺止咳之良剂。方中桑叶、菊花、薄荷、连翘辛凉解表而清风热;桔梗、杏仁、甘草、芦根宣肺止咳,清热生津;佐以止嗽散,意在理肺止咳。

加减应用:

(1) 若肺热内盛,加黄芩 10g、知母 10g。

(2) 若咽痛、声音嘶哑,加射干 10g、青果 10g、挂金灯 10g。

(3) 若热伤肺津、咽燥口干、舌质红,加南沙参 10g、天花粉 10g。

(4) 若夏令夹暑,加六一散、鲜荷叶。

(5) 若咳重,可佐加马兜铃 6g、葶苈子 15g。

(6) 若风燥咳嗽,可加杏仁 10g、沙参 10g。

(二) 内伤咳嗽

1. 柳氏青龙二陈方证(痰湿蕴肺证)

药物组成:陈皮 10g,姜半夏 10g,白茯苓 12g,麻黄 6g,白芍 10g,桂枝 10g,细辛 3g,干姜 6g,五味子 10g,苏子 12g,白芥子 6g,炒莱菔子 12g,川贝 10g,地龙 10g,炙甘草 10g。水煎服。

临床症状:咳嗽反复发作,咳声重浊,因痰而嗽,痰出则咳缓,痰多色白,黏腻或稠厚成块,每于晨起或食后咳甚痰多,胸闷脘痞,纳差乏力,大便时溏,舌苔白腻,脉濡滑。

治法:燥湿化痰,理气止咳。

方解：青龙二陈方，乃吉忱公所立，方由《伤寒论》小青龙汤、《太平惠民和剂局方》二陈汤、《韩氏医通》三子养亲汤组成。二陈汤，方用半夏、茯苓燥湿化痰；陈皮、甘草理气和中，适用于咳而痰多稠厚，胸闷，脘痞，苔腻之候。小青龙汤，意在温阳除痰化饮。三子养亲汤，方用苏子、白芥子、莱菔子降气化痰止咳，适用于痰浊壅肺，咳逆痰涌，胸满气急，苔浊腻之候。处方中尚寓有《金匮要略》之苓桂术甘汤，乃温阳健脾化痰除饮之良剂。

加减应用：

（1）若热痰壅肺，可加鱼腥草15g、葶苈子30g、生薏苡仁20g、冬瓜仁20g、浙贝10g、全瓜蒌30g。

（2）若燥痰、少津、舌红少苔，可加沙参15g、麦冬15g、炙冬花10g。

（3）若大便秘结，可加元明粉6g、川朴10g。

（4）若小便黄赤短少，可加石韦12g。

（5）若久病脾虚、神倦，可加党参15g。

2. 柳氏清金二陈方证（痰热郁肺证）

药物组成：黄芩10g，山栀10g，桔梗12g，麦冬15g，桑白皮15g，贝母10g，知母10g，瓜蒌仁10g，橘红10g，茯苓12g，半夏10g，炙甘草10。水煎服。

临床症状：咳嗽气粗，喉中可闻及痰声，痰多黄稠或黏厚，咳吐不爽，或有热腥味，或夹有血丝，胸胁胀满，咳时引痛，常伴有面赤，或有身热，口干欲饮，舌红，苔薄黄腻，脉滑数。

治法：清热化痰，肃肺止咳。

方解：清金二陈方，乃吉忱公所立。方由《医学统旨》清金化痰汤合《太平惠民和剂局方》二陈汤组成，实由清金化痰汤加半夏而成。清金化痰汤具清热化痰、肃肺润燥之功，多用于咳嗽气急胸满，痰稠色黄之症。药用桑白皮、黄芩、山栀、知母清泄肺热；贝母、瓜蒌、桔梗清肺止咳；麦冬、橘红、茯苓、半夏、甘草养阴化痰。

加减应用：

（1）若咳剧者，加马兜铃6g、炙杷叶10g、芦根30g、葶苈子15g。

（2）若咳痰黄如脓或腥臭，酌加鱼腥草15g、穿心莲12g、生薏苡仁20g、全瓜蒌30g、冬瓜子30g。

（3）若胸满咳逆、痰涌、便秘，加葶苈子20g、元明粉10g。

（4）若痰热伤津，加南沙参12g、天冬12g、天花粉12g。

（5）若口苦咽干、胸胁苦满、咳引胁痛者，可合入柴胡桔梗汤或黛蛤散。

3. 柳氏桔梗沙参麦冬方证（肺阴亏耗证）

药物组成：桔梗15g，沙参15g，玉竹15g，桑叶12g，花粉10g，麦冬20g，地骨皮10g，炙杷叶10g，桑白皮15g，杏仁10g，生扁豆12g，川贝母10g，百合10g，炙冬花10g，炙紫菀10g，炙甘草10g。水煎服。

临床症状：干咳，咳声短促，痰少质黏色白，或痰中夹血丝，或声音逐渐嘶哑，口干咽燥，午后潮热，颧红盗汗，常伴有日渐消瘦，神疲，舌红，少苔，脉细数。

治法：养阴清热，润肺止咳。

方解：桔梗沙参麦冬方，乃吉忱公所立。方由《金匮要略》

桔梗汤合《温病条辨》沙参麦冬汤加减而成。桔梗汤为风热郁肺而致肺痈咳嗽而设，故以桔梗之苦，甘草之甘，以泄热清肺。沙参麦冬汤为燥伤肺阴而设，故该方有甘寒养阴、润燥生津之功，用于阴虚肺燥，干咳少痰之证。药用沙参、麦冬、花粉、玉竹、百合、紫菀、炙杷叶、冬花滋养肺阴；桑叶清散肺热；扁豆、甘草甘缓和中；川贝母、杏仁润肺化痰；桑白皮、地骨皮清肺泻火。

加减应用：

(1) 若咳而气促，加五味子10g、诃子10g。

(2) 若潮热，加功劳叶10g、银柴胡12g、青蒿12g、鳖甲10g、胡黄连10g。

(3) 若盗汗，加乌梅10g、浮小麦30g、五倍子10g。

(4) 若咯吐黄痰，加海蛤粉10g、知母10g、黄芩10g。

(5) 若痰中带血，加牡丹皮10g、山栀10g、藕节10g。

(6) 若肺阴亏虚，合入都气丸。

第十节

哮喘方证法式

一、概述

哮证是以喉中哮鸣有声，呼吸困难，甚则喘息不能平卧为主症的反复发作性肺系疾病；喘证是以呼吸困难，甚至张口抬肩，鼻翼扇动，不能平卧为特征的病证。二证不同的是，哮指声响言,以发作时喉中哮鸣有声为主要临床特征,是一种反复发作的独立性疾病;而喘指气息言,以呼吸气促困难为主要临床特征,是并发于多种急慢性疾病的一个症状。而临床上凡哮必喘,故在临床中,概以哮喘论治,西医学中的支气管哮喘、哮喘性支气管炎、肺炎、肺气肿等病而见哮喘者均属于本病范畴,可参照本节辨证论治。

二、病因病机

哮喘的主要病因是痰饮内伏,病位主要在肺,然亦有与脾肾相关。

1. 寒痰内伏

屡感风寒,失于表散,则寒邪深入肺,或常食生冷,伤及肺气,俾上焦津液不布,凝聚成寒痰,阻碍肺之宣发、肃降,而发哮喘。

2. 饮食不当

食入酸咸甘肥太过,伤及脾胃,内酿成热痰,上贮于肺,敛聚不散;或寒痰内郁化热,而致哮喘。

3. 劳欲久病

劳欲过度,脾、肺、肾俱虚,气不化津,痰饮内生,致肺之宣发、肃降失司,而致哮喘。

三、方证法式

1. 柳氏青龙止嗽方证(寒痰伏肺证)

药物组成:炙麻黄 10g,白芍 12g,细辛 3g,桂枝 10g,姜半夏10g，五味子10g，炙甘草10g，桔梗10g，紫菀12g，百部10g，白前10g，陈皮10g，川贝10g，马兜铃6g，地龙10g。

临床症状：形寒肢冷，呼吸急促，喉中有哮鸣声，胸膈满闷如塞，伴微咳，痰少咯吐不利，面色晦暗略青，口不渴，或咳不欲饮，舌苔白滑，脉弦紧或浮紧。

治法：温肺散寒，化痰平逆。

方解：详见咳嗽方证法式。

2. 清金二陈汤证（痰热壅肺证）

药物组成：黄芩10g，山栀10g，桔梗12g，麦冬15g，桑白皮15g，川贝10g，知母10g，瓜蒌仁10g，橘红10g，茯苓12g，半夏10g，炙甘草10g。

临床症状：烦闷不安，呼吸气粗息涌，咳阵作，咳痰色黄或白，黏稠浊厚，咳吐不利，汗出，面赤，口渴欲饮，舌红，苔黄腻，脉滑数或弦数。

治法：清热宣肺，化痰平逆。

方解：详见咳嗽方证法式。

3. 柳氏阳和饮证（脾肾阳虚，寒痰贮肺证）

药物组成：熟地黄15~18g，炙麻黄6g，制附子10g，怀山药15g，山萸肉15g，白芥子6g，炒苏子10g，炒莱菔子10g，人参10g，鹿茸3g（或鹿角胶6g代之），肉桂3g，茯苓12g，菟丝子15g，核桃肉10g，玄驹10g，白果6g，川贝6g，炙甘草10g。水煎服。

临床症状：嗽而痰多，清稀有泡沫，呼吸急促，甚者张口抬肩，纳呆脘痞，动则心悸，形寒肢冷，脑转耳鸣，舌体浮肿，质淡，苔薄白，脉沉细。

治法：温肺益肾，化痰平喘。

方解：柳氏阳和饮，是吉忱公将阳和汤合右归饮加减组合而成。方中熟地黄益肾填精，大补阴血，俾气化有源，摄纳有机，任为主药。"诸角皆凉，惟鹿独温"，鹿茸"禀纯阳之质，含生发之机"，乃血肉有情之品，补精髓，养血助阳，有阴阳双补之能；附子峻补下焦元阳，具温阳化气之功；肉桂补火助阳，备引火归原之效。三药为辅则益肾元之功倍。山药甘平，既能补气，又能养阴，具益肺肾，培补中气之功；菟丝子禀气中和，平补足之三阴；山萸肉酸涩质润，补益肝肾；核桃肉甘润温涩，补益肺肾；四药既可补阳又可滋阴，为阴阳双补，阴中求阳之品。人参补益脾肺；茯苓健脾和中，以杜生痰之源；麻黄宣肺平喘；白芥子、苏子、莱菔子乃《韩氏医通》三子养亲汤之伍，以成降气快膈、豁痰化饮之治；白果以其甘苦涩之性而功于宣肺平喘；川贝母苦泄甘润，有润肺化痰止咳之治；玄驹可益肺肾通肺络而利膈；甘草调和药性；共为佐使药。于是，真阳得收，元阴得敛，肾充、肺肃、脾健、饮化、痰除，则哮喘得愈。

加减应用：

（1）若哮喘因外感而发，气壅作喘，见寒痰之证者，可去右归饮，合入小青龙汤。

（2）若哮喘之久咳者，加桂枝10g、杏仁10g、橘红10g、姜半夏10g、炙冬花10g、厚朴6g。

（3）若气逆喘急，可合入麻黄汤。

（4）若喘在子丑寅时，加海螵蛸15g、五子（五子衍宗丸之品）各 10g，佐服金匮肾气丸。

（5）若老年人气实痰盛，则加三子（三子养亲汤之品）各 10g、五子各 10g、炙杷叶 10g。

（6）若肢体浮肿者，加五苓散各 10g 或五皮饮各 15g。

（7）若哮喘胸满仰息，自汗不收，饮食少进者，合入四君子汤各 10g、杏仁 10g、海螵蛸 20g。

（8）若口唇、指甲暗紫，加土元 10g，地龙 10g，蛴螬 10g。

（9）若肾元亏虚，肾不纳气，动则即喘，暮剧晨汗者，加五味子 12g，芡实 20g，补骨脂 12g，茯神 12g；可佐服益元补脾糊（芡实 100g，莲子 100g，胡桃仁 60g，山药 100g，杞果 100g。炒熟，粉碎，每次 30g，海参或淡菜适量熬糊服）。

（10）若哮喘已平，痰浊亦豁，可服用金匮肾气丸。

第十一节

妇科癥瘕方证法式

一、概述

癥瘕，是指腹内有结块，或满或胀或痛的一种病证，男女皆有，鉴于妇女的生理特点，发病较多，且又多见于少腹，故现代医学中的卵巢囊肿、子宫肌瘤及妇科炎性包块，均属此疾范畴。

积聚与癥瘕同病而名异，癥与积有形可征，聚与瘕聚散无常，故《景岳全书》称"癥瘕之病，即积聚之别名"。

二、病因病机

对于癥瘕的成因及体征,《黄帝内经》中早有记载。《灵枢·水胀》云:"寒气客于肠外,与卫气相抟,气不得荣,因有所系,癖而内著,恶气乃起,瘜肉乃生。其始生也,大如鸡卵,稍以益大,至其成如怀子之状,久者离岁,按之则坚,推之则移,月事以时下,此其候也……石瘕生于胞中,寒气客于子门,子门闭塞,气不得通,恶血当泻不泻,衃以留止,日以益大,状如怀子,月事不以时下。"《诸病源候论》则有"癥瘕者,皆由寒温不调,饮食不化,与脏气相搏结所生也"的论述。《妇人良方》云:"妇人月经痞塞不通,或产后余秽未尽,因而乘风取凉,为风冷所乘,血得冷则为瘀血也,瘀血在内,则时时体热,面黄,瘀久不消,则为积聚癥瘕矣。"是故气血旺则邪不能侵,气血衰则正不能拒。若七情郁结,或六淫为害,或饮食内伤,即令脏腑失和,冲任失调,气机阻滞,瘀血内停,痰湿蕴结,发为癥瘕。

三、方证法式

1.《伤寒论》桃核承气汤证(热毒壅盛证)

药物组成:桃仁 12g,大黄 12g,桂枝 6g,炙甘草 6g,芒硝 6g。上四味,以水七升,煮取二升半,去滓,内芒硝,更上火,微沸,下火,先食,温服五合,日三服,当微利。

临床症状:高热,或有恶寒,头痛,精神萎靡不振,下腹部疼痛拒按,可扪及炎性包块,带下量多,色黄如脓,秽臭异常,口干不欲饮,纳食呆滞,恶心,小便短赤,大便多结,舌质红,苔黄腻，脉洪数或滑数。

功效：清热解毒，行瘀散结。

方解：本方为调胃承气汤加桃仁、桂枝而成。方中桃仁破瘀血内闭；大黄下瘀血积聚，荡涤热邪；桂枝通血脉，散下焦蓄血；芒硝软坚散结；甘草解毒，并缓和诸药之峻猛。二妙散为治下焦湿热的常用方，临证可合用之，方中黄柏清热坚阴，苍术清热燥湿。二方合用，具清热燥湿、解毒化瘀之功。

2. 大黄牡丹汤证（瘀毒壅结证）

药物组成：大黄12g，牡丹皮10g，桃仁12g，冬瓜仁30g，芒硝9g。以水六升，煮取一升，去滓，内芒硝，再煎沸，顿服之。

临床症状：高热不退，或低热起伏，或神昏谵语，少腹疼痛拒按，可扪及炎性包块，或身有瘀斑，带下黄稠，秽臭异常，腰部酸楚，小便黄赤，大便或结，舌质红，有瘀点或瘀斑，苔黄，脉数。

功效：泻热破瘀，散结消肿。

方解：此证亦多因行经、产后感染，邪毒内侵，客于胞宫，气滞血瘀，壅滞不行，邪毒内炽而发，临证多以大黄牡丹汤治之。大黄牡丹汤乃为热毒壅结，血瘀停滞之证而设。方中大黄清热解毒，泻火存阴；芒硝味苦咸，性寒，咸以软坚，苦则降下，寒可除热，故能荡涤实热积聚；桃仁、牡丹皮活血散瘀；冬瓜仁消肿散结。诸药合用，具行瘀散结、清热解毒之效。

3. 《金匮要略》桂枝茯苓丸证（气滞血瘀证）

药物组成：桂枝、茯苓、丹皮、桃仁、芍药，各等分。炼蜜为丸，今多易汤施之。

临床症状：积块坚硬，固定不移，疼痛拒按，皮肤欠润，月经不调，舌质暗紫，有瘀点或瘀斑，苔厚而干，脉沉而涩。

功效：活血化瘀，消癥散结。

方解：桂枝茯苓丸为通经化瘀之小剂，方中桂枝通经消瘀；赤芍养血行滞以开阴结；丹皮活血化瘀；桃仁破瘀散结；茯苓渗泄下行，合桂枝入阴通阳。诸药合用，具通阳行血、散瘀化癥之功。佐以二甲、内金、牡蛎等软坚散结之品，则瘀血可散，癥结可消。

若证重癥坚，体质尚壮者，可予以大黄䗪虫丸。本方为祛瘀生新、缓中补虚之剂。方中以虻虫、䗪虫、水蛭、蛴螬等蠕动活血之物，合桃仁、干漆峻攻瘀血而消癥积；以地黄、芍药濡养血脉，以护其阴；气滞血瘀有郁久化热之势，故用桃仁以利之，黄芩以清之，大黄以荡之，甘草以缓之，酒行以助药势，共成逐瘀生新之功。此即尤在泾"润以濡其干，虫以行其瘀，通以去其闭"之意。

4.《外科全生集》阳和汤证（血虚寒凝痰滞证）

药物组成：熟地黄30g，肉桂3g，麻黄1.5g，鹿角胶10g，白芥子6g，炮姜1.5g，生甘草3g。水煎服。

临床症状：面色苍白，或淡黄浮肿，手足不温，腰膝酸软，体倦神疲，眩晕耳鸣，纳呆，大便溏薄，小便清长，舌淡，边有齿痕，脉虚弱无力。

功效：温阳补血，散寒通滞。

方解：本方重用熟地黄温补和营；鹿角胶大补督脉，温阳填精，借血肉有情之性助熟地黄以养血。寒凝痰滞，非温通经脉不足以解散寒凝，故用炮姜、肉桂以温中有通；麻黄开肌腠之寒凝；白芥子祛皮里膜外之痰滞，与温补药共施，则补而不腻滞；生甘草调和诸药，尚有化毒之治。诸药合用，则营血得补，寒凝痰滞之证得除，癥结得散。

四、医案举例

案例 1

秦某，女，32 岁，工人。1976 年 8 月 9 日初诊。月经尚可，白带较多，右下腹疼痛不移，妇科检查见右侧卵巢囊性物如鸡卵大，诊为卵巢囊肿（右）。舌质暗红，有瘀点，脉沉涩。

辨证：湿浊瘀阻。

治法：软坚消积，渗湿活血。

方药：桂枝茯苓丸加味。

桂枝 10g，茯苓 12g，桃仁 10g，丹皮 10g，赤芍 15g，白花蛇舌草 18g，鳖甲 10g（先煎），牡蛎 30g（先煎）。水煎服。

9 月 15 日，迭进二十余剂，白带不多，腹痛悉除，妇科检查卵巢囊性物消失，上方加香附 10g，继服 10 剂以善后。

案例 2

刘某，女，23 岁，农民。患者于 12 天前，在当地医院行古典式剖宫产，术后刀口感染，全层裂开，又予张力缝合。刀口流恶臭分泌物，大便秘结，腹部膨胀，叩诊呈鼓音，弥漫性触痛，体温持续在 38～39℃。患者于 1976 年 9 月 19 日以刀口感染、化脓性腹膜炎并败血症收入院治疗。入院后行刀口脓液培养加药敏，选用卡那霉素、氯霉素等抗菌药物治疗，清理刀口脓性分泌物并引流。

9月30日，体温仍持续在38～39℃，刀口仍流较多脓性分泌物，故延余会诊。

发热头痛，少腹剧痛拒按，炎块无法触及，刀口溃脓，秽臭异常，腰部触痛，呻吟不已，纳食呆滞，大便秘结，小便发黄，舌质红，有瘀点，苔黄腻，脉滑数。

辨证：邪毒内侵，客于胞中，瘀毒壅结。

治法：清热解毒，破瘀散结。

方药：大黄牡丹汤合五味消毒饮化裁。

大黄10g，桃仁6g，丹皮10g，赤芍18g，忍冬藤30g，白花蛇舌草30g，萆薢12g，蒲公英30g，地丁15g，薏苡仁15g，黄柏10g，柴胡18g，甘草6g。水煎服。

10月8日，迭进8剂，脓液减少，腹痛亦缓，体温稳定，仍宗原意，上方去柴胡，加皂角刺10g。

10月24日，诸症减轻，仍大便困难，纳食呆滞。此乃瘀毒耗津伤阴，正虚邪实之证，当以润下滋阴之法，予麻子仁丸易汤，合景岳济川煎化裁。

处方：当归15g，白芍12g，肉苁蓉30g，大黄10g，麻仁8g，茯苓12g，陈皮10g，木香10g，瓜蒌仁2g，元明粉12g（冲），甘草10g。水煎服。

11月4日，刀口愈合，腹痛悉除，大小便正常，痊愈出院。

案例3

郭某，女，35岁，农民。1974年7月5日初诊，月经后期，色暗量少有块，经行腰酸痛，白带清稀量多。近半月少腹痛，右侧尤甚，痛不喜按。妇科检查右下腹部可扪及鹅卵大炎性包块。面色㿠白，形寒肢冷，舌淡苔白，脉沉细。

辨证：寒袭胞宫，血滞寒凝。

治法：温宫祛寒，化瘀散结。

方药：阳和汤加味。

熟地黄30g，桂枝6g，炮姜3g，麻黄1.5g，鹿角霜30g，三棱6g，莪术6g，鸡内金9g，香附12g，五灵脂9g，牛膝9g，甘草6g。水煎服。

迭进10剂，炎块缩小至鸽卵大。续进20剂，癥块消失，病臻痊愈。

〔注〕本文系与蔡锡英合作。

第十二节

小儿脑瘫方证法式

一、概述

小儿脑瘫，以其伴有智力低下、癫痫及视力、听力、语言、行为异常，而与中医"五迟""五软""五硬""痴呆""痿证"相似，历代医家在该病的治疗中积累了丰富了的临床经验。余承传历代医家及家父吉忱公、蒙师牟永昌公之经验，在20世纪60年代即开展了对该病的临床研究，今就其方证立论法式应用，做以下概述。

二、病因病机

小儿脑瘫多由先天之精不足或后天脾胃之精摄取不足，影响了肾气的藏精功能而致病。

三、方证法式

1. 益元荣髓方证（胎禀不足，肾元亏虚证）

药物组成：熟地黄、山萸肉、山药、白茯苓、泽泻、丹皮、怀牛膝、鹿茸、芦巴子、菟丝子、枸杞子、女贞子、沙苑子、车前子、桑椹子、覆盆子、韭子、红参、益智仁、黄芪、地龙、桑寄生、当归、炙甘草各6g。水煎服。

临床症状：五迟（立迟、行迟、发迟、齿迟、语迟），五软（头项软、口软、手软、脚软、肌肉软），面色苍白，舌质淡，脉细。

功效：益元荣脑，调补任督。

方解：益元荣髓方，由《证治准绳》补肾地黄丸合柳氏九子填精方加味而成。六味地黄丸合九子，培元补肾，填精补血，荣肝补脾；怀牛膝、桑寄生补肝肾，荣筋骨，益精血；鹿茸乃血肉有情之品，其性温煦而功专补虚，有补督脉、壮元阳、生精髓、强筋骨之功。参、芪、草大补脾胃后天之本，有益气通脉之用，加当归补血养血，以成和营卫之伍；益智仁益智益肾摄精；地龙息风通络。诸药合用，则肾强髓密，气充血足，适用于发育迟缓型脑瘫。

附：益元封囟散（加味封囟散合九子填精方）

药物组成：柏子仁120g，天南星30g，防风30g，羌活30g，白芷30g，九子各15g。上药共为细末，每用60g，以猪胆汁调匀，摊纱布敷于囟门及百会穴处，干则润以淡醋或母乳，每日一换。

方解：封囟散，方出《医宗金鉴》。加味封囟散，由家父吉忱公根据临床治疗小儿脑积水的经验制订而成，余曾以"解颅（脑积水）证治"为文介绍该方，于1975年2月发表于《山东医药》。作为有效方药，高等医学院校教材《中医儿科学》选录该方。

对于脑瘫患者，大凡肾元亏虚者，以益元封囟散外用。方中主以柏子仁，味甘而补，辛平而润，能透达心肾，益脾肾。《本草经》云其"益气"，《名医别录》云其"益血"，其功在补。辅以柳氏"九子填精方"，补益肾元，填精益髓。佐以防风、南星，即《本事方》之玉真散，意在解痉，平督脉之病厥。使以白芷芳香透窍，有温通之力；羌活辛平味苦，有解痉治颈项难伸之能。诸药合用，遂成补肾益髓、益气养血之功，解痉通络之用；加之药敷囟会（前发际正中直上2寸）、百会（耳尖直上头顶正中）二穴，有补督通阳之功。

2. 益元荣肝方证（肝肾不足，阴虚风动证）

药物组成：熟地黄、生地黄、山萸肉、炒山药、鹿角胶、龟甲胶、阿胶、枸杞子、菟丝子、何首乌、女贞子、旱莲草、月见子、桑椹、怀牛膝、生白芍、天麻、钩藤、生牡蛎、生鳖甲、蝉衣、地龙、麦冬、炙甘草各6g。水煎服。

临床症状：手足徐动，舞蹈样动作，头不停地摆动，全身震颤，共济失调，舌质红，苔少，脉细。

功效：益肾敛肝，滋阴息风。

方解：益元荣肝方，由《景岳全书》左归丸合《温病条辨》三甲复脉汤加味而成。真阴不足，精血亏虚，阴虚风动而见诸症。熟地黄补肾填精，生地黄滋阴增液，生、熟地黄同用，为张景岳之"二黄散"。枸杞子、菟丝子、女贞子、月见子、桑椹诸子具生发之机，育阴之用，此即张景岳"善补阴者，必于阳中求阴，则阴得阳升而源泉不竭"之论。三胶二甲有育阴息风之功；白芍、麦冬、牛膝、何首乌、甘草、女贞子、山萸肉、山药、旱莲草有养血濡筋之用；地龙以其息风止痉之功，而多用于惊痫、抽搐之疾；蝉衣、钩藤、天麻有平肝息风之效。诸药合用，有益肾荣肝、滋阴息风之效，而适用于手足徐动型、震颤型脑瘫患者。

3. 扶元治痿方证（脾肾虚弱，营卫失调证）

药物组成：熟地黄、山萸肉、炒山药、茯苓、茯神、菟丝子、枸杞子、益智仁、芦巴子、覆盆子、车前子、怀牛膝、桑寄生、肉桂、续断、人参、白术、黄芪、杜仲、玄驹、当归、川芎、白芍、石菖蒲、炙甘草、生姜、大枣各6g。水煎服。

临床症状：肌肉松软无力，不能站立，扶立时身体下坠，手软下垂，不能抬举，口唇松软，不会咀嚼，少气懒言，面色无华，饮食少，脉细，舌苔白。

功效：益元健脾，调和营卫。

方解：方由扶元散合益元健脾方组成。扶元散出自《医宗金鉴》，由人参、白术、茯苓、熟地黄、茯神、炙黄芪、炒山药、当归、川芎、石菖蒲、炙甘草、生姜、大枣组成，具益气补血之功，为"小儿五软"之证而设。柳氏益元健脾方，宗"治痿独取阳明"之意。方中人参、黄芪、白术、茯苓、山药、炙甘草，具益气健脾熟谷之功，化生气血之用；熟地黄、肉桂、菟丝子、枸杞子、芦巴子、覆盆子、车前子扶元益肾，宗"十二经脉三百六十五络之血气，始于足少阴肾，生于足阳明胃"之意。山萸肉、牛膝、桑寄生、续断、白芍、杜仲、玄驹壮骨舒筋通络；当归、川芎、生姜、大枣养血通脉，调和营卫；茯神、石菖蒲、益智仁益心宁神。本方适用于肌张力低下型脑瘫者。

4. 半夏天麻白术汤合加味玉真散证（筋脉失养，风痰阻络证）

药物组成：醋白芍、天麻、陈皮、姜半夏、茯苓、白术、桂枝、南星、防风、白芷、羌活、白附子、僵蚕、全蝎、蜈蚣、生姜、大枣、炙甘草各 6g。水煎服。

临床症状：肢瘫，抽风，肌肉阵发性强直，僵硬，颈项强直，伴纳呆腹胀，舌质淡，苔腻，脉沉弦或滑。

功效：疏肝健脾，开窍通络。

方解：半夏天麻白术汤乃家父吉忱公在《医宗金鉴》半夏白术天麻汤基础上合入四君子汤、平胃散、泽泻汤、苓桂术甘汤而成，功于益气和胃，豁痰化饮，平肝息风；吉忱公认为，《医宗金鉴》玉真散（南星、防风、白芷、天麻、羌活、白附子）解痉之功略逊，故合入止痉散（全蝎、蜈蚣），意在祛风化痰，解痉除挛。二方合用，适用于强直型、痉挛型之脑瘫。

5. 益元荣神方证（心脾两虚，元神不足证）

药物组成：熟地黄、益智仁、何首乌、菟丝子、五味子、鹿角胶、核桃仁、天冬、麦冬、远志、石菖蒲、茯苓、白术、山药、人参、丹参、黄芪、黄精、炒枣仁、柏子仁、全蝎、玄驹、地龙、炙甘草各6g。水煎服。

临床症状：语言迟钝，智力低下，肌肉松弛，四肢痿软，口角流涎，吮吸无力，头发稀疏，舌淡少苔，脉细弱。

功效：健脾宁心，开窍醒神。

方解：方由《沈氏尊生书》之二仙丹（人参、丹参、茯苓、天冬、麦冬、远志、菖蒲、熟地、甘草、朱砂）、《世医得效方》之三仙丸（益智仁、首乌、山药、朱砂）合《证治准绳》之读书丸（石菖蒲、远志、五味子、地骨皮、熟地、菟丝子、川芎）三方加减组成。方中熟地黄、益智仁、何首乌、菟丝子、五味子补肾益智；鹿角胶、核桃仁荣督补髓；人参、丹参《医宗金鉴》名二仙汤，与黄芪、黄精、白术、山药、茯苓、炙甘草健脾益气通脉；二冬、石菖蒲、远志、炒枣仁、柏子仁宁心安神；全蝎、玄驹、地龙通经活络。诸药合用，益肾养心，开窍醒神，适用于脑瘫伴语言发育迟滞者。

6. 益元通脉方证（营卫失濡，瘀阻脑络证）

药物组成：熟地黄、山萸肉、菟丝子、鹿角胶、龟甲胶、枸杞子、山药、怀牛膝、补骨脂、核桃仁、天麻、续断、桑寄生、当归、川芎、白芍、桃仁、红花、丹参、天竺黄、何首乌、全蝎、僵蚕、地龙、人参、黄芪、白术、枣仁、桂枝、炙甘草各6g。水煎服。

临床症状：四肢瘫痪，智力低下，面色晦暗，肢体不温，印堂、头颅、指纹、舌下青筋暴露，舌暗，脉沉涩。

功效：益元通脉，开窍醒神。

方解：益元通脉方由柳氏益元方合《医林改错》可保立苏汤（黄芪、党参、白术、甘草、当归、白芍、生枣仁、山萸肉、枸杞子、补骨脂、核桃仁）组成。益元方有益元荣肝、通督育任之功，可保立苏汤乃为气虚血瘀之证而设。方中熟地黄、山药、山萸肉、菟丝子、枸杞子、何首乌益肾荣肝；鹿角胶、龟甲胶、补骨脂、核桃仁益督荣脑；桑寄生、续断、白芍、怀牛膝柔筋强骨；当归、川芎、桃仁、红花、全蝎、地龙、丹参活血通脉；天麻、天竺黄、僵蚕开窍醒神；枣仁安神养心；人参、白术、黄芪、桂枝、甘草益气通脉。诸药合用，具益元通脉、开窍醒神之功，用于久病营卫失濡之脑瘫患者。

第十三节

类风湿关节炎方证法式

一、概述

类风湿关节炎是以滑膜炎为主要病理变化的全身性慢性自身免疫性疾病，临床主要表现为关节肿胀、疼痛、晨僵，晚期关节破坏，关节僵硬、畸形，甚至关节功能丧失而致残，并可累及全身多个系统。中医多将其归为"尪痹""历节病"等范畴。

二、病因病机

对其成因,《景岳全书》论述尤详:"此乃血气受寒则凝而留聚,聚则为痹……诸痹者皆在阴分。亦总由真阴衰弱,精血亏损,故三气(风、寒、湿邪)得以乘之。经曰邪入于阴则痹,正谓此也。"

三、方证法式

1.《百一选方》蠲痹汤证(风湿痹阻证)

药物组成:川羌12g,片姜黄10g,当归15g,黄芪20g,赤芍15g,防风10g,炙甘草10g。水煎服。

临床症状:肢体关节沉重疼痛,或有肿胀,痛处游走不定,关节活动受限,舌淡红,苔白腻,脉濡或滑。

功效:祛风除湿,通络止痛。

方解:蠲者,祛疾之速,蠲痹汤,意在益气和营,祛风胜湿,为治痹之祖方。黄芪实卫,当归和营,防风祛风,川羌散寒,赤芍通脉,片姜黄通经逐三痹,炙甘草和药性,诸药合用,可入手足而祛风寒。

加减应用:

(1)若关节肿痛者,加生薏苡仁20g,防己10g,萆薢10g,海桐皮30g,海风藤30g,络石藤15g,青风藤10g,雷公藤10g,鸡血藤30g,豨莶草15g,老鹳草15g,伸筋草15g,透骨草15g,鬼针草15g。

(2)若疼痛剧烈者,加制附片10~15g,穿山龙15g,细辛

3g，猫爪草 10g，猫人参 10g，醋延胡索 12g。

（3）若上肢关节发病者，加桂枝 12g，片姜黄可加至 15g。

（4）若下肢关节发病者，可加牛膝 20g，独活 12g。

2.《金匮要略》乌头汤证（寒湿痹阻证）

药物组成：麻黄 10g，制川乌 10g，黄芪 20g，白芍 20g，炙甘草 10g，蜂蜜 20g。水煎服。

临床症状：关节重着冷痛，局部肿胀，关节拘急，屈伸不利，局部冷痛，得热则痛缓，皮色不红，舌胖，质淡黯，苔白腻或白滑，脉弦或沉紧。

功效：温经散寒，祛湿通络。

方解：乌头汤意在温经散寒，祛湿活络。主以乌头为君，温中散寒，若烈焰之于阴霾，故佐以蜂蜜、甘草以缓之；麻黄辛温开腠散寒；因乌头麻黄辛温燥烈易伤阴分，故辅以黄芪、白芍益气养血，芍药之酸可防辛温太过，黄芪大补元气，以防乌、麻伤气过虞，共为辅药；甘草调和药性，通行十二经，引药直达病所。乌头汤驱邪不伤正，攻补兼施，乃祛寒通痹第一方也。

加减应用：

（1）若关节肿胀者，加松节 10g（或琥珀 3g 代），制附子 10g。

（2）若关节痛剧者，加细辛 3g，乌梢蛇 10g，露蜂房 10g，威灵仙 10g，雷公藤 10g，猫爪草 10g，猫人参 10g。

（3）若关节僵硬者，加地龙 12g，杜仲 10g，土元 12g，全蝎 10g，穿山龙 20g，苏木 10g，当归 15g。

（4）若肢体沉重者，加生薏苡仁 20g，蚕沙 10g，青风藤

10g，海风藤 15g，络石藤 15g，鸡血藤 20g。

（5）若病在上肢、肩背者，加羌活 10g，防风 10g，片姜黄 12g，川芎 12g。

（6）若病在下肢者，加独活 12g，牛膝 15g。

（7）若腰膝酸软者，加杜仲 12g，桑寄生 12g，木瓜 15g，狗脊 15g，续断 15g。

（8）若关节肿大处色若尘者，加四虫（地龙、土元、鼠妇、蛴螬）各 10g。

3.《丹溪心法》二妙散合《温病条辨》宣痹汤证（湿热痹阻证）

药物组成：苍术 15g，黄柏 10g，防己 10g，杏仁 10g，滑石 15g，连翘 15g，山栀 10g，生薏苡仁 20g，姜半夏 10g，蚕沙 10g，赤小豆 30g。水煎服。

临床症状：关节肌肉局部肿痛，有灼热感，口干不欲饮，或有发热，舌红，苔黄腻，脉濡数或滑数。

功效：清热除痹，宣痹通络。

方解：二妙散，出自《丹溪心法》，苍术燥湿升阳，阳运则枢机自利；黄柏清热燥湿，湿化则真气得行，俾湿热运行则经气清利，此乃偶方之小制也。本方治湿热痿、痹，脚气，带下的常用方。宣痹汤，方用防己、滑石、蚕沙、半夏化湿浊；连翘、山栀清热毒；生薏苡仁健脾祛湿；杏仁、赤小豆宣上导下，俾水液气化有序，以冀湿浊热毒得以清除。

加减应用：

（1）若发热者，加生石膏 30g，青蒿 30g，白薇 12g，秦芁 15g。

（2）若关节肿痛者，加猫爪草 10g，雷公藤 10g，桑枝 30g，忍冬藤 30g，海桐皮 30g，青风藤 10g，海风藤 15g，九节茶 10g，猫人参 10g，土茯苓 20g。

4.《金匮要略》桂枝芍药知母汤证（寒热错杂证）

药物组成：桂枝 12g，赤芍 15g，白芍 15g，白术 15g，知母 12g，制附子 10g，防风 12g，麻黄 6g，炙甘草 10g，生姜 3 片。水煎服。

临床症状：关节疼痛肿大，肿痛如脱，身体瘦弱，头眩短气，或发热。舌淡，苔薄白或黄腻，脉沉细或滑。

功效：调和营卫，温经宣痹，祛风除湿，养阴清热。

方解：方中主以桂枝辛温利关节，温筋通脉，解肌祛风，佐以甘草成桂枝甘草汤，乃辛甘化阳之伍；芍药酸以敛阴，佐以甘草成芍药甘草汤，乃酸甘化阴之伍，故成桂枝汤，具和营卫，生气血，利关节之功；附子辛烈大热，《神农本草经》称其能治"寒湿痿躄拘挛、膝痛不能行步"之候，故有温经散寒，除痹通脉之用；麻黄、防风、生姜主以宣发风邪，白术主以除湿，四药共奏祛风散寒胜湿之功，共为辅药；使以知母养阴清热，既可制方中诸药温燥之性，又可清热化燥而除郁热之邪。故本方为寒热错杂之痹证之常用方剂。

加减应用：

（1）若疼痛难以屈伸得热痛减者，倍附子至 30g（先煎沸 30 分钟），白芍至 30g，加雷公藤 10g，猫爪草 10g，青风藤 10g，海风藤 10g，南蛇藤 10g，醋延胡索 15g，地龙 12g。

（2）若阴雨天症状加剧者，倍白术、苍术、加土茯苓 30g。

（3）若湿盛者，倍苍术。

（4）若热重者，加忍冬藤 30g，桑枝 30g，海桐皮 30g，海风藤 30g，青蒿 30g，石膏 30g。

5.《济生方》导痰汤合《医宗金鉴》桃红四物汤证（痰瘀痹阻证）

药物组成：半夏 12g，天南星 10g，陈皮 10g，枳实 10g，赤茯苓 15g，炙甘草 10g，熟地黄 15g，川芎 10g，芍药 12g，当归 12g，桃仁 10g，红花 10g，黄芪 24g。水煎服。

临床症状：关节肿大、晨僵、屈伸不利，关节周围或皮下出现结节，舌暗紫，苔白厚或厚腻，脉沉涩或沉滑。

功效：活血行瘀，化痰通络。

方解：导痰汤乃二陈汤（陈皮、半夏、茯苓、甘草）合天南星、枳实而成。二陈汤具燥湿化痰，理气和中之功，为治一切痰证之祖方。天南星苦温辛烈，有开泄走窜燥湿之功，故为由风痰引起痹证之要药；枳实伍陈皮，以成燥湿化痰之治。桃红四物汤乃《局方》四物汤加桃仁、红花而成，方中当归补血活血，熟地黄补血生血，乃刚柔相济之伍；川芎入血分而理血中之气，芍药敛阴补营中之血，乃通补兼施之味，四药补而不滞，行血不伤正，补中有散，散中有补，构成血证之祖方，合桃仁、红花以成补血通瘀之功。临证家父吉忱公多加大剂量黄芪伍当归，为《内外伤辨惑论》之当归补血汤，盖因有形之血生于无形之气，故重用黄芪大补脾肺之气，以成生血之源；当归益血和营，俾阳生阴长，气旺血生，经脉运行，血足脉旺，经筋得养，经脉无以痹阻，且有助于疼痛悉解。

加减应用：

（1）若兼夹热证者，熟地易生地。

（2）若痛甚者，加猫爪草 10g，雷公藤 10g，猕猴梨根 10g，青风藤 10g，海风藤 15g，鸡血藤 30g，络石藤 20g。

（3）若热痰壅盛者，用胆南星 10g，加黄芩 10g。

（4）若寒痰壅盛者，加细辛 3g，白附子 10g。

（5）若皮下结节剧者，加炮山甲 6g，地龙 10g，土鳖虫 10g，蜈蚣 2 条，乌蛇 10g，天虫 10g，鼠妇 6g，白芥子 6g。

6. 《温病条辨》青蒿鳖甲汤证（气阴两虚证）

药物组成：青蒿 10g，制鳖甲 15g，生地黄 12g，知母 10g，牡丹皮 10g。水煎服。

临床症状：关节肿大，口眼干燥，唇干，倦怠无力，肌肉消瘦，舌红少津，有裂纹，苔薄白或无苔，脉沉细。

功效：益气养阴，活血通脉。

方解：方用鳖甲滋阴退热，青蒿芳香清热透络，俾阴邪外出，共为主药；生地黄甘凉滋阴生津，知母清热润燥，共为辅药，共成养阴透热之功。牡丹皮配青蒿，可内清血中伏热，外透蕴热之邪。此方之妙，吴瑭云："此方有先入后出之妙，青蒿不能直入阴分，有鳖甲领之入也；鳖甲不能独出阳分，有青蒿领之出也。"意谓阴虚邪伏之热，必滋阴透邪并施，标本兼顾之法方能奏效。

加减应用：

（1）若肌肉酸楚疼痛剧者，加制山药 12g，白术 12g，白芍 12g。

（2）若阴虚干燥甚者，加百合 12g，石斛 12g，女贞子 15g，旱莲草 15g，穿山龙 20g，桑椹 15g。

（3）若气虚自汗者，加黄芪 15g，知母 6g，浮小麦 30g，五倍子 10g，五味子 10g。

（4）若皮肤结节或瘀斑者，加当归 15g，白芍 15g，地龙 10g，玄驹 6g，鼠妇 6g。

7. 《千金要方》独活寄生汤证（肝肾不足证）

药物组成：独活 12g，桑寄生 12g，杜仲 12g，牛膝 12g，细辛 2g，秦艽 10g，鹿含草 15g，茯苓 10g，桂枝 10g，防风 10g，川芎 10g，人参 10g，当归 10g，白芍 10g，干地黄 10g，炙甘草 10g。水煎服。

临床症状：关节肌肉疼痛，关节肿大僵硬，关节活动受限，腰膝酸软无力，关节凉感或局部发热，舌红，苔薄白，脉沉弱。

功效：补养肝肾，强筋健骨。

方解：方用独活以理伏风，祛筋骨间之风寒湿邪，桑寄生养肝肾以舒筋，共为君药；辅以细辛发散阴经风寒，搜剔筋骨风湿而止痛；桂枝伍甘草，乃为桂枝甘草汤，以其辛甘化阳之功，而益卫气之通行；防风祛风邪以胜湿；秦艽、鹿含草、桑寄生、杜仲、牛膝补肝肾祛风湿，共为佐使药。该方寓《局方》之四物汤治血分之祖方，具补血通脉之用；寓《局方》四君子汤治气分之祖方，具益气健脾之功，二方合力为八珍汤，乃气血双补之剂。综上所述，可见独活寄生汤立方寓肝肾同补，气血并调，通补兼施，刚柔相济之临证立法，以达祛风除湿，散寒止痛之功。

加减应用：

（1）若关节变形甚，腰膝酸软，潮热盗汗，五心烦热者，加龟甲6g，知母10g，五倍子10g，浮小麦20g。

（2）若心烦易怒者，加知母10g，黄柏10g，地骨皮10g，牡丹皮10g。

（3）若足跟痛，喜暖畏寒者，加制附子12g，穿山龙15g，猕猴梨根20g，肉苁蓉15g，淫羊藿10g，白芍加至30g。

（4）若结节肿大处皮肤若尘者，加青风藤10g，海风藤15g，络石藤15g，猫爪草10g，雷公藤10g，炮山甲3g，炮豕蹄甲10g，全蝎10g。

结语

1. 类风湿关节炎，多以风寒湿热诸邪杂合而致，很少有单一为患，且多为本虚标实之证，处方用药多为标本兼治，故本类疾病吉忱公主张临证处以"大方"，方可治愈重证顽痹。其一，宗韩信用兵布阵之法，即主方证为中军，多方辅之，以成攻防之伍。如治疗本病，主以补肝肾、荣气血、强筋骨之"独活寄生汤"。辅之以祛风除湿、温经散寒、清热利湿、化痰通结、活血化瘀、通络搜风诸剂。其二，以"大剂""足量"以克"强敌"，如热痹者，生石膏可用至60～120g；寒痹者，附子可用至60～120g（须先煎沸60～120分钟）。

2. 痹证日久，气结在经，久则血伤入络，故疼痛日甚。气血亏虚，加之痰湿瘀阻之邪深入筋骨关节，致关节变形僵直，难以祛除，故吉忱公宗叶天士"搜剔经络之风寒痰瘀莫如虫类"之意，临床多用地龙、蛴螬、土元、水蛭、鼠妇活血通脉之品，全虫、乌梢蛇、玄驹、穿山甲、炮炙蹄甲通络舒筋之属。临证酌加二三味搜剔筋骨、通经活络、活血化瘀药多有卓功。然地龙、全蝎、蜈蚣、乌梢蛇、穿山甲、土元等虫类、介壳之属，多服久服，易破气耗血，故宜对症选用二三味即可。另以黄芪、党参等补气之属助其搜剔逐邪，配以黄精、白术、山药等阴中求阳之类药物，防其伤阴，相互为伍，相得益彰。

3. 吉忱公尚根据《素问·至真要大论》"气味有薄厚，性用有躁静，治保有多少，力化有浅深"之论，治疗本病喜重用五草：透骨草、伸筋草、鹿衔草、老鹳草、豨莶草，取其全草，皆具轻扬之性，可外达肌肤、关节，祛除风寒湿三邪，兼有疏风散结除痛之功。其尚喜重用五藤：鸡血藤、络石藤、南蛇藤、青风藤、海风藤，盖因风寒湿邪入侵肌腠，致气血运行受阻，经气痹阻，筋脉凝结而成顽痹。取鸡血藤通一身之血络；络石藤通一身之筋络；南蛇藤通一身之寒结；青风藤、海风藤除一身之风湿。故五藤以其具祛除风寒湿邪之卓功，而有疗行痛、痛痹、着痹之用，为其疗痹证之心得。

4. 类风湿关节炎，关节变形僵硬，疼痛挛急，实为难愈顽疾。吉忱公多在辨证论治的基础上，重用毒药猛剂以奏其功。如制马钱子末装胶囊内服，以获通经散寒之功；蜈蚣 20～40 条煎服，以获搜风剔结除痹之功；制附子 60～120g，久煎入剂，以求通行十二经络之奇勋。

5. 在治疗类风湿关节炎的中药中，有些药物抗风湿效果很好，但长期服用可导致肝肾功能损害。如长期服用雷公藤，要定期复查血常规、肝肾功能；如马兜铃科植物防己、天仙藤及含有马兜铃酸成分的细辛等药，长期服用可致肾毒害，故当慎用，不可长期服用。

6. 风湿性关节炎的中医治疗，亦可依此辨证施治。盖因风湿、类风湿病均属中医痹证范畴，唯类风湿关节炎有雷公藤等专药特用。

7. 类风湿关节炎稳定期可服中成药，不可猝然停药，多予以柳氏荣督强筋丸（以益元荣督、益元荣筋二方合之制成水丸）。

8. 公临证重视应用中医外治法和中医非药物疗法，认为二法是中医学的重要组成部分，是中医治疗学的重要内容之一，故临证多用之。对此病有顽痹软膏、顽痹硬膏、顽痹渍剂外用及四生散（生川乌、生草乌、生南星、生马钱子、乳香、没药、血力各等分。每份30g，用热酒拌湿入布袋，将药袋围摊于关节周围，外用热水袋或烤灯热熨30～60分钟，每日3～4次）的临床医用。如背俞艾炷灸，亦是其常用的治疗方法之一。

第三章

异病同治方证法式

第一节

小柴胡汤方证法式

小柴胡汤出自《伤寒论》，为汉代张仲景所立。柯琴喻为"少阳枢机之剂，和解表里之总方"，列为和解诸方之首。尤在泾认为"小柴胡一方和解表里，为少阳正治之法"，后世类似方剂，每师其意，加减化裁，衍化出百余首方剂，实不愧为少阳第一方，故王旭高誉以"少阳百病此为宗"。

一、方证分析

王旭高认为："小柴胡汤独治阳枢，故曰'小'；'大柴胡汤'阴阳二枢并治，故称'大'。"比较而言，以其禁汗，禁利小便，禁利大便，而《医学入门》称其为"三禁汤"；《伤寒论方解》因其禁发汗、禁泻下、禁催吐，亦称为"三禁汤"。

其在临床应用上，只要方证相符，则往往效若桴鼓，故此方多为后世医家所推崇。如清代唐容川，于仲景言外之旨别有会心，其在《血证论》中尝云："此方乃达表和里，升清降浊之和剂。人身之表，腠理实营卫之枢机；人身之里，三焦实脏腑之总管。惟少阳内主三焦，外主腠理。论少阳之体，则为相火之气，根于胆腑。论少阳之用，则为清阳之气，寄在胃中。方取参、枣、甘草，以培养其胃；而用黄芩、半夏，降其浊火；柴胡、生姜，升其清阳。是以其气和畅，而腠理三焦，罔不调治。"唐氏所论，提示了小柴胡汤药物组成之妙。

苦味药：柴胡透达少阳之表邪，黄芩泄少阳之里热。二药合用，一解寒热往来、胸胁苦满、口苦咽干之证，二协辛味药，除心烦喜呕等胃肠之候。

辛味药：半夏、生姜，二药具有和胃降逆之效，而主治心烦喜呕、不欲饮食之证；并协助苦味药解寒热往来证与胸胁证。

此两类药物相配，乃成辛开苦降之伍，奏升清降浊之效，其寓意深远。尤其是方中柴、芩，若无，则很难说是小柴胡的类方，这亦是考证准柴胡剂的先决条件。

甘味药：参、枣、甘草，有生津液、和脾胃之功，其效有三。其一，协同苦辛诸药解除各证；其二，补养元气，扶正固本；其三，调和药性，用甘补之性，以调苦寒克伐之偏，用甘润之体，以制辛燥耗液之弊。

诸药合用，辛、苦、甘三味俱全，则枢机得利，三焦以通，胆气以达，而诸症悉除。且此方之验，除"辛开苦降"之伍，又妙在参甘两味，《医宗己任编》云："养汗以开玄府，犹之参苏饮之人参，助肺气以托邪；桂枝汤之甘芍，和营血以发卫；补中益气之参，助升提以散表。""少阳主三阳之枢，邪入其经，汗、吐、下三法，皆在禁例。然则邪何以祛之，必转其枢机，俾此经之邪，从阴来还之于阴，从阳来还之于阳，以分溃也。然转枢机必赖中气健运，中气健运，其资于人参甘草。"故笔者认为，此方中之药，不可随意去之，若妄自加减，必失小柴胡汤制方之本意。

二、医案举例

1. 感冒案

黄某,女,32岁。1988年12月初诊。

患者发热发冷1周,伴头痛、微咳,冷热发作时则体痛,服"速效感冒胶囊、对乙酰氨基酚、复方新诺明",病情仍不见好转,惟服药汗出后可缓解一时,但仍复作如初,故来求治。舌红,苔薄黄,脉弦细而数。

辨证:邪郁少阳,枢机不利。

治法:调达枢机,和解少阳。

处方:柴胡20g,黄芩12g,半夏10g,党参15g,金银花30g,大青叶30g,甘草10g,姜、枣各10g。

5剂而病愈。

2. 发热案

刘某,女,43岁,干部。1989年1月初诊。

患者10余天前,无明显诱因而出现高热寒战,每日上午发作,伴头痛身痛、纳差恶心、头晕乏力,查血、B超、胸透、疟原虫等均未见异常,体温39.8℃,以"发热待诊"收内科病房。入院后,予激素、抗生素及其他对症处理。1周后,病情缓解,但停药后诸症又同前,体温持续在38.5~39.7℃,遂请中医科会诊。查舌红,苔黄,脉弦数。

辨证:枢机不利,郁邪不解。

治法:和解表里,达邪散郁。

处方:柴胡30g,黄芩12g,半夏10g,红参6g,紫苏12g,

羌活 12g，荆芥 12g，石膏 30g，甘草 10g，姜、枣各 10g。水煎服。

服药 4 剂后，诸症大减，体温下降至 38℃以下。改柴胡为 18g，继服 4 剂，体温降至 37.5℃以下。易人参为党参 12g，再进 4 剂，病情豁然，守方再进 3 剂，痊愈出院。

3. 疟疾案

倪某，女，25 岁。1967 年 7 月 29 日初诊。

患者两周前突然寒战壮热，休作有时，伴全身疲惫，肢节疼烦，头痛面赤，口渴引饮，热退则身凉。多发生在午后，间日复作。采血检查，发现疟原虫，予以口服"奎宁"，病势减，然仍间作寒热，请业师牟永昌公会诊。患者神志憔悴，面带倦容，舌苔黄腻，脉弦数。

辨证：疟邪侵入，正邪相搏。

治法：祛邪截疟，和解表里。

处方：柴胡 20g，黄芩 12g，红参 10g，姜半夏 6g，常山 10g，青蒿 15g，乌梅 10g，知母 10g，炙甘草 6g，姜、枣各 10g。水煎去渣再煎，温服。

5 剂后，诸症悉除。患者栖霞人，因值盛夏，山野多黄花蒿、牡荆枝条，故嘱家人采鲜黄花蒿全草、牡荆枝叶各 60g，烧水熏洗双足，取其有截疟除邪之功而预后。于 8 月 13 日复查血，未找到疟原虫。

4. 胸膜炎案

汪某，女，31 岁。1989 年 5 月 18 日初诊。

患者一周前突然发热恶寒，伴左侧胸胁痛，并放射到颈肩部，随呼吸、咳嗽而剧。X线透视诊为左侧渗出性胸膜炎。因西医无良好方法，故邀中医诊治。查舌苔黄，脉弦。考其证候，具寒热往来之特殊热型证，且伴口苦咽干、心烦恶心。

辨证：枢机不利，气化失司。

治法：调枢机，司气化。

处方：柴胡20g，黄芩10g，姜半夏10g，白参10g，玄参12g，赤灵芝12g，茯苓15g，桂枝12g，牡丹皮10g，地骨皮10g，炙百部12g，炙紫菀10g，炙甘草10g，丝瓜络10g，橘络10g，姜、枣各10g。5剂，水煎去渣再煎，温服。

药后诸症豁然，胁肋微有不适。上方加黄芪20g，知母10g，白薇12g，续服5剂。一周后，患者欣然就诊，告云诸症悉除。予以每日黄芪15g，赤灵芝10g，生薏苡仁15g，桑白皮10g，桔梗10g，炙甘草10g，煎服以预后。一月后，X线胸透，示一切正常。

5. 咳嗽案

孙某，男，57岁。1970年10月18日初诊。

自幼患咳疾，多值深秋辄发。今年入秋即咳，予以消炎止咳药罔效，故转中医诊治。患者咳嗽逆气，伴胸胁苦满，肢体沉重，目赤头痛，口苦咽干，舌苔薄黄少津，脉弦数。时值庚戌年深秋，五之气时，阳明燥金，少阴君火加临，天时，湿热交蒸，客行主令，民病肺气壅，故咳剧。又因庚戌年金运太过之年，肺金克木，致木郁极而发，故胸胁痛，膈咽不通，咳逆。

辨证：枢机不利，气化失司。

治法：调枢机，司气化，化痰遂饮。

处方：柴胡 12g，黄芩 12g，姜半夏 6g，党参 10g，橘红 10g，桔梗 10g，青黛 6g，煅蛤壳 10g，牡丹皮 10g，栀子 10g，竹茹 12g，沙参 12g，丝瓜络 6g，橘络 6g，川贝 6g，天花粉 10g，炙甘草 6g，姜、枣各 10g。

上方用药 5 剂，咳嗽、胸胁痛等症豁然。予以上方加炙紫菀 10g 继服。又服药一周，诸症悉除。予银杏川贝梨膏以润肺止咳而善后，并嘱每年入秋，新梨上市即熬此膏方（茌梨 10 斤，白萝卜 3 斤，切丝煮汁浓缩，入川贝、白果仁、沙参末各 60g 成膏。每日 3 次，每次 20mL）。10 年后其介绍咳喘病人来院诊治，并欣然告知：每年秋冬服此膏方，再未发咳疾。

6. 痞满证案

闫某，女，46 岁。1986 年 10 月 3 日初诊。

患者恶心呕吐，呕吐物味酸苦带涎，伴脘痞胁胀，纳食呆滞，神疲肢倦，头晕不寐，口苦咽干，舌淡苔薄白，右关脉弱，左关脉弦。B 超示胆壁毛糙，X 线钡餐示浅表性胃炎。

辨证：枢机不利，开阖失司，痰气交阻，胆火被郁。

治法：调达枢机，和解少阳，健脾和胃，豁痰消郁。

处方：柴胡 12g，黄芩 6g，党参 12g，姜半夏 6g，陈皮 10g，厚朴 10g，白及 6g，枳壳 10g，炒白术 12g，郁金 10g，炙甘草 6g，姜、枣各 10g。水煎服。

服 5 剂，诸症豁然。唯仍有恶心感，予以原方加竹茹 12g，茯苓 12g，苏梗 10g。继服 10 剂，诸症悉除。予以香砂养胃丸预后。

7. 热入血室案

衣某，女，39岁。1976年8月20日初诊。

患者主诉夏季农作，适经期冒雨，遂经行停止。翌日发寒热，家人以感冒汗之。白天尚可，但感胸胁苦满，口苦微干。入夜复作寒热往来，神昏谵语，历时月余未解。舌红，苔白，脉弦细。查血常规无异常。

辨证：邪郁少阳，热入血室。

治法：调达枢机，和解少阳，清解胞宫郁热。

处方：柴胡15g，黄芩10g，红参6g，牡丹皮12g，炙鳖甲10g，生地15g，焦栀子10g，桃仁10g，红花10g，当归10g，炙甘草6g，姜、枣各10g。水煎服。日1剂，两次分服。

6剂而愈。

8. 妊娠恶阻案

王某，女，26岁，农民。1990年5月初诊。

患者停经50天，伴恶心剧吐约10天。患者既往月经正常，此次约50天未至，于10天前，晨起感恶心，进食后即刻呕吐，此后，进食则吐，严重时，呕吐物带有鲜血。来诊时，患者呈痛苦容貌，舌红，苔薄黄，少津，脉弦细数，查妊娠试验（+）。诊断：早孕，妊娠恶阻。

辨证：枢机不利，胃气上逆。

治法：调达枢机，和胃降逆。

处方：柴胡12g，黄芩12g，半夏10g，党参12g，竹茹15g，寄生10g，甘草6g，生姜5片，大枣5枚。水煎服。

服药3剂后，呕吐大减，可进少量饮食。又加砂仁10g，服4

剂后，呕吐止，惟感恶心，此乃正常生理现象，不需再服他药，以苏梗6g、寄生6g、山楂6g，代茶饮之。

9. 眩晕（梅尼埃综合征）案

张某，女，42岁。1991年8月初诊。

患者眩晕，如坐舟车2天。2天前，突感头晕、目眩，当即摔倒在床，不敢视物，闭目紧伏于床，且伴恶心呕吐，吐物酸苦。来诊时，脉弦细，舌红苔白。

辨证：枢机不利，痰浊阻窍。

治法：和解少阳，豁痰开窍，息风潜镇。

处方：柴胡12g，黄芩12g，半夏12g，党参12g，甘草10g，钩藤15g，天麻10g，龙骨、牡蛎各30g，竹茹15g，泽泻12g，桑椹20g，姜、枣各10g。水煎服。

5剂后诸症悉除。

10. 流行性腮腺炎并睾丸炎案

生某，男，36岁，工人。1978年12月初诊。

患者两侧耳后下方疼痛1周。1周前，患者夜晚入睡时，始感耳后下方疼痛，次日晨起即见隆起，进食时有酸胀感，且又感左侧疼痛，夜间即感发冷发热，在厂卫生室诊为"流行性腮腺炎"，给予青、链霉素肌注，且给解热镇痛药口服。病情无好转，双侧腮部红肿高突，继而患者又感双侧睾丸疼痛，轻度红肿，急来求诊。追其病史，无腮腺炎病史，诊为"流行性腮腺炎并睾丸炎"。

辨证：瘟毒结于少阳传入厥阴经。

治法：和解少阳，清解厥阴邪毒。

处方：柴胡 15g，黄芩 12g，半夏 10g，党参 15g，龙胆草 12g，栀子 10g，车前子 12g，泽泻 12g，白花蛇舌草 15g，半枝莲 15g，夏枯草 12g，荔枝核 12g，甘草 10g，生姜 5 片，大枣 5 枚。水煎服。

服 6 剂后，双侧腮肿消失如常，惟睾丸挤按时仍疼痛，质稍硬，上方加炮山甲 6g（研冲）。5 剂后，诸症豁然。

11. 鼻窦炎案

王某，男，18 岁，学生。1991 年 3 月初诊。

患者头痛胀重、鼻流浊涕约 1 年。1 年前，患者因"感冒"而头痛，流浊涕、鼻塞，当时未在意，后感头痛加重，且胀闷困重，鼻流浊涕，服"复方新诺明、鼻炎丸、藿胆丸"等药，病情未见好转，且夜间失眠多梦，白昼多寐易困，上课稍用脑即头痛思睡，每遇感冒后，即流浊涕，头痛加重，口苦咽干，拍 X 片示"双额窦炎"，脉弦数，舌红，苔黄腻。

辨证：少阳郁热，痰浊阻窍。

治法：和解少阳，清热化痰。

处方：柴胡 20g，黄芩 12g，半夏 10g，党参 12g，龙胆草 12g，桔梗 12g，夏枯草 12g，天竺黄 10g，胆南星 10g，竹茹 12g，苍耳子 10g，辛夷花 10g，甘草 10g，姜、枣各 10g。水煎服。

5 剂后症减。15 剂后涕量大减，色白。30 剂后诸症消失。为巩固疗效，调方如下：

柴胡 12g，黄芩 12g，半夏 10g，党参 15g，苍耳子 12g，辛夷 12g，甘草 10g，姜、枣各 10g。水煎服。

服药 10 剂，诸症悉除，随访半年，未复发。

第二节

柴胡加龙骨牡蛎汤方证法式

柴胡加龙骨牡蛎汤,源于张仲景《伤寒论》,为少阳证误下惊烦谵语而设。

《伤寒论》云:"伤寒八九日,下之,胸满烦惊,小便不利,谵语,一身尽重,不可转侧者,柴胡加龙骨牡蛎汤主之。"

柴胡加龙骨牡蛎汤

柴胡四两、龙骨、黄芩、生姜(切)、铅丹、人参、桂枝(去皮)、茯苓各一两半,半夏二合半(洗),大黄三两,牡蛎一两半(熬),大枣六枚(擘)。

上十二味,以水八升,煮取四升,内大黄,切如棋子,更煮一两沸,去渣,温服一升。

一、方证分析

本方为小柴胡汤的变法,由小柴胡汤去甘草,加龙骨、牡蛎、茯苓、铅丹、桂枝、大黄组成。方以柴胡疏肝达郁,推陈致新;黄芩除胸胁烦满,清热化痰;半夏降逆祛痰,消痞散结;生姜祛痰下气,解郁调中;大枣安中养脾;人参补气和中,宁神益智;茯苓健脾化痰,宁心安神;铅丹镇心安神,主治惊痫、癫疾;龙骨、牡蛎镇惊安神,软坚散结;桂枝和营行瘀,降逆散结；大黄通瘀导滞，安和五脏。柴、芩相伍，则增清热解郁之力；芩、夏相须，则彰清热化痰之能；姜、枣合用，则助调营扶正之力。本方为和解少阳、镇惊除烦之剂，用以治疗杂病，取其疏肝达郁、宁神除烦，降冲镇逆、化痰散结之功。

日本汉医学家大塚敬节在其著作《中医诊疗要览·药方解说》柴胡加龙骨牡蛎汤条下云："本方如大、小柴胡之证，心下部有膨满感，在腹部尤其脐上部有动悸、上冲，心悸亢进，失眠，烦闷易惊，甚至有狂乱痉挛症状时用之……此方适应于神经衰弱症、癔症、脑出血、慢性肾炎、心脏瓣膜病、白塞病、小儿夜啼症、老人慢性关节风湿病、火伤后发热等。"对本方适用要点及临证应用作了充分说明。验诸临证，因具疏肝达郁、宁神除烦、降冲镇逆、化痰散结之功，故化裁应用治疗癫、痫、狂、郁诸神志异常疾患及瘿证等，收效满意。

二、医案举例

1. 郁证案

王某，女，42岁，莱阳县城人，1974年11月20日初诊。

患者月经先期，色紫量多，杂有血块，经行腰腹痛，经前乳房胀痛，带下量多，黄浊臭秽。郁郁寡欢，胸胁苦满，脘痞腹胀，嗳气则舒，纳呆恶心，咽中如梗，吞吐不利，口苦咽干，大便秘结，心烦易惊，少寐多梦，历时八年。1956年曾于新疆乌鲁木齐治疗半年好转，寒冬复发。视之面容憔悴，面色晦暗，咳痰白黏，舌红苔白，脉沉弦。

辨证：情志怫郁，气机不畅。

治法：化痰散结，达郁宁神。

方药：柴胡加龙骨牡蛎汤化裁。

柴胡9g，黄芩9g，半夏9g，大枣10g，生姜10g，龙骨30g（先煎），牡蛎30g（先煎），茯苓12g，桂枝9g，酒军12g，铅丹1g（冲），党参15g，远志9g。水煎服。

嘱其戒郁怒，慎七情。

11月25日二诊：连进4剂，胸闷轻，胁胀减，咽中清，痰咳爽，恶心失，烦热轻，二便如常，夜寐5时许。脉略弦，舌红苔白。

守方铅丹改朱砂2g（研冲），水煎服。

12月4日三诊：复进8剂，胸胁胀闷失，咽中炙脔除，纳运如常，夜寐安宁，面容欢笑，言谈侃健，偶见烦躁。脉濡缓，左关略弦，舌红苔白。

予安神补心丸善后。

按：郁证良由情志抑郁，气机郁滞使然，凡因情志怫郁，气机不畅而致之病咸属之。《素问·六元正纪大论》提出五郁治法，"木郁达之"对郁证尤有指导意义。郁证初起，情怀抑郁，气机不畅，常见郁郁寡欢，精神萎靡，胸闷胁痛，纳呆脘痞等症，治宜疏肝达郁。若迁延失治，可由气及血，进而波及五脏，则应结合兼证，分析在气在血，寒热虚实，以及相关脏腑，确定治法。柴胡加龙骨牡蛎汤适用于郁证之属肝气郁滞或痰气郁滞者。（柳吉忱医案）

2. 癫狂证案

（1）癫病案

杨某，男38岁，莱阳拖拉机厂工人，1974年10月9日初诊。

患者忧思积郁，心脾受损，痰气郁滞，蒙蔽神明，发为癫病。历时十日，治疗鲜效。症见精神抑郁，表情呆钝，神思迷惘，凝眸少瞬，言语无序，纳谷不香，忧惕易惊。脉象弦细，舌红，苔薄白而腻。

辨证：痰气郁滞，蒙蔽神明。

治法：豁痰开窍，理气散结。

方药：柴胡加龙骨牡蛎汤加减。

柴胡9g，黄芩9g，半夏9g，大枣10g，生姜10g，云苓12g，龙骨30g（先煎），牡蛎30g（先煎），大黄15g，桂枝9g，铅丹1.5g（冲），郁金12g。水煎服。

10月15日二诊：服药4剂，诸症悉减，呆钝轻，迷惘减，凝视除，惊惕失，言语序，纳谷渐香，脉弦细，舌红苔白。

守原方服。

10月24日三诊：续服6剂，已能确切回答问题，诸症若失，惟余多梦易惊，健忘乏力。脉濡缓，左关略弦，舌红苔白。

予磁朱丸善后。

11月25日随访：患者神采奕奕，笑语风生。自述药后诸症消失，照常工作，癫病至今未发。（柳吉忱医案）

（2）狂病案

许某，男48岁，平度市干部，1974年10月24日初诊。

患者气怒愤愤，郁而化火，痰火上扰，神识迷蒙，发为狂病，届时28日。症见性情急躁，头痛不寐，面红目赤，凝眸怒视，口燥便秘。脉弦数，舌绛，苔黄腻。

辨证：痰浊阻窍。

治法：涤痰开窍，清心泻火。

处方：柴胡加龙骨牡蛎汤合白金丸化裁。

药物：柴胡 9g，黄芩 12g，半夏 12g，大枣 12g，生姜 12g，龙骨 30g（先煎），牡蛎 30g（先煎），茯苓 12g，郁金 12g，明矾 3g（研冲），大黄 30g（后下），铅丹 1.5g（冲），礞石 30g（先入）。水煎服。

11月5日二诊：迭进 10 剂，诸症若失，自制力好，尚余眩晕头痛，口干心烦。脉弦，舌红苔黄。拟达郁化痰，宁神除烦之剂善后。

药物：柴胡 6g，黄芩 9g，半夏 9g，大枣 10g，生姜 10g，龙骨 30g（先煎），牡蛎 30g（先煎），酒军 12g，茯苓 12g，桂枝 3g，朱砂 2g（研冲）。水煎服。

11月23日三诊：复进 5 剂，药后诸症悉平，遂照常工作。（柳吉忱医案）

按：癫与狂都属情志异常疾患。癫病多由忧思久郁，损及心脾，痰气郁结，蒙蔽神明使然，表现沉默痴呆，语无伦次，静而多喜，俗谓"文痴"。狂病多由气怒愤愤，郁而化火，痰火扰心，神明逆乱而发，喧扰躁妄，动而多怒，俗谓"武痴"。故有"重阴者癫，重阳者狂""多喜为癫，多怒为狂"之说。癫狂多实，表现为神志逆乱，治宜镇心豁痰，解郁散结。验诸临床，柴胡加龙骨牡蛎汤适用于癫狂之因于痰气郁结，痰火上扰者。

3. 痫证案

陈某，男，10 岁，莱阳市河洛公社沐浴大队人。1978 年 4 月

20 日初诊。

患者患痫证四年之久,缘被狗惊吓所致。初发时惊恐惶惑,不知所措,继之猝然昏仆,不省人事,口吐涎沫,四肢抽搐,移时苏醒,一如常人。病初日一发或间日发,后随年龄增长,月一发或月再发。发时先显木僵,神情呆钝,目无精彩。形体消瘦,面色无华,饮食、二便、言语如常。脉弦细而数,舌淡红,苔白腻,舌尖有赤点。

辨证:气逆痰阻,蒙蔽清窍。

治法:豁痰宣窍,息风定痫。

方药:柴胡加龙骨牡蛎汤化裁。

柴胡6g,半夏6g,茯苓12g,桂枝9g,黄芩6g,党参12g,龙骨15g(先煎),牡蛎15g(先煎),大黄3g,胆星6g,琥珀3g(研冲),朱砂1.5g(研冲),竹沥15g(冲服),大枣4枚,生姜4片。水煎服。

另用羊角虫10条,焙干研末,分2次服,间日1次,红糖水冲服,令微汗出。

共服中药10剂,羊角虫20条,痫证痊愈,至今未发。(柳吉忱医案)

按:痫证为发作性神志异常疾患,由风痰气逆,蒙蔽神明使然。发作时治宜豁痰开窍、息风定痫,平素治宜培补脾肾,以杜生痰之源。柴胡加龙骨牡蛎汤适宜痫证发作期之治疗。

4. 瘿证案

张某,女,23岁,栖霞县工人,1975年2月23日初诊。

患者14岁月经初潮,先期色暗,量可,经行乳房及小腹胀痛，黄带量多。1971年夏季始，出现不明原因低热，体温持续在37~38℃，尝按风湿热治疗，服用中西药物甚多。1973年12月11日于青岛白求恩医院放射性碘[131]检查，甲状腺碘[131]最大摄取率为61.6%，确诊为甲状腺功能亢进。眩晕，头痛，以目眶及前额著，目睛胀突，心悸少寐，自汗怕热，畏声畏光，肢体麻木，周身痛，两手震颤，烦躁易怒，胸膺痞闷，口干，消谷善饥，痰色黄浊，大便偶秘。颈部甲状腺弥漫性肿大，甲状腺听诊血管杂音（++）。面色白皙，目睛胀突，口唇淡红，舌红苔白，脉弦数。血压100/70mmHg。

辨证：痰气郁滞，热结瘀阻。

治法：解郁化痰，消瘿散结。

方药：柴胡加龙骨牡蛎汤化裁。

柴胡9g，黄芩9g，半夏9g，大枣9g，生姜9g，龙骨30g（先煎），牡蛎30g（先煎），茯苓12g，桂枝6g，大黄15g，黄药子15g，连翘15g，铅丹1.5g（研冲）。水煎服。

嘱息念虑，戒喜怒，薄滋味。

2月28日，连进4剂，喉中爽，胸闷轻，痰吐利，悸烦轻，二便调，脉舌如前。

守原方继进。

3月3日，复进4剂，悸烦若失，震颤递减，目睛胀突减轻，肉瘿缩小，饮食如常。脉弦，舌红苔白。

守原方去铅丹加党参15g。

3月7日，续服4剂，喉中爽，悸烦失，自汗消，目睛胀突减轻，夜寐安宁，脉濡缓，左关弦，舌红苔白。

仍守原方。

3月11日，更进4剂，肉瘿及目睛胀突若失，畏声畏光递减，他症渐除，饮食、二便复常。甲状腺听诊血管杂音（±）。脉濡缓，左关略弦，舌红苔白。

嘱停药一周，查基础代谢率。

3月19日基础代谢报告：身高164cm，体重62.5kg，基础代谢率+6%。出院，嘱继服上方善后。（柳吉忱医案）

按：现代医学所谓甲状腺功能亢进，属中医学瘿证范畴，按文献记载有气瘿、血瘿、肉瘿、筋瘿、石瘿五种。一般单纯性甲状腺肿大，多属肉瘿，"甲亢"多属气瘿，部分属石瘿。

《诸病源候论·瘿候》载："瘿者，由忧恚气结所生。亦曰饮沙水，沙随气入于脉，搏颈下而成之。"《医宗金鉴》亦载："外因六郁，营卫气血凝郁，内因七情，忧喜怒气湿瘀凝滞，山岚水气而成。"言本病成因为忧喜和水土。验诸临证，多因痰气郁滞，热结瘀滞使然。治宜解郁化痰，消瘿散结。柴胡加龙骨牡蛎汤治瘿证，取其达郁化痰、软坚散结之功。方以柴胡疏肝达郁；黄芩清热化痰；半夏祛痰散结；生姜祛痰解郁；大枣扶正达邪；茯苓宁心安神，协半夏和胃化痰；龙、牡、铅丹之属，重镇安神，软坚散结；桂枝和营行瘀，降逆散结；大黄逐瘀导滞；加黄药子、连翘清热化痰、消瘿散结。于是诸药合用，瘿消结散，神志安和，诸症自愈。

5. 脏躁案

于某，女，37岁，海阳县发城人。1974年10月26日初诊。

家人代述，患者2周前情志不舒，思虑过多，遂发病难入寐，且做噩梦。继而胸闷气短，食欲欠佳，心中躁动不安。1周前凌晨1点，闻小牛叫而惊醒，于凌晨3点开始哭笑，狂躁不安，手足舞动2小时许。继而数欠伸，神态复常。其后每日发作1~2次。查患者精神萎靡不振，言谈问答与常人无异。诊病间，患者始有躁动不安之象。舌红，苔薄黄，脉沉缓微弦。

辨证：肝郁化火，心神惑乱。

治法：调达枢机，镇惊除躁，补益心脾，安神宁心。

方药：柴胡加龙骨牡蛎汤合甘麦大枣汤化裁。

柴胡10g，黄芩10g，桂枝10g，大黄10g，桑椹子30g，夜交藤30g，石菖蒲10g，麦冬12g，远志10g，胆南星10g，人参10g，白术12g，茯苓15g，龙骨30g（先煎），牡蛎30g（先煎），磁石30g，神曲12g，陈皮12g，炙甘草15g，生姜3片，大枣4个，小麦1把。8剂。水煎服。

11月6日。药后诸症豁然，家人代述：唯11月2日凌晨2点躁动难以入睡，然无哭笑狂躁，倏尔复常。原方加龟甲10g，续服。

11月21日，续服药2周，其间未发脏躁。患者神志一如常人，并与家人一起致谢。嘱甘麦大枣汤送服天王补心丹，以交心肾、宁心神为防病之法。（柳吉忱验案）

按：脏躁多由情志内伤所致，忧郁伤神，以心神惑乱为主要病机，以精神抑郁，烦躁不宁，悲忧易哭，喜怒无常为临床表现，且多发于中青年女性。"脏躁"一词，首见于《金匮要略·妇人杂病脉证并治》篇："妇人脏躁，喜悲伤欲哭，象如神灵所作，数欠伸，甘麦大枣汤主之。"故公选用此方，以甘凉之小麦，养心安神,润肝除躁;伍以味甘入十二经,益气补虚之甘草;甘温质润,补脾胃益气调营之大枣,三药药性平和,养胃生津化血,则脏不躁而悲伤太息诸症自去。因其病"如神灵所作",休作有时,且因情志不舒所致,故主以柴胡加龙骨牡蛎汤,以调达枢机,此乃《内经》"木郁达之""火郁发之"澄源之治。

柴胡加龙骨牡蛎汤,由小柴胡汤去甘草加龙骨、牡蛎、茯苓、桂枝、大黄、铅丹组成,公谓铅丹不宜内服,多以磁石或生铁落代之。方中柴胡疏肝达郁,推陈致新;黄芩清热化痰除胸胁烦满;以胆南星代半夏降逆豁痰醒神;生姜祛痰下气,解郁调中;大枣安中养脾,坚志强力;人参补气和中,宁神益智;茯苓健脾化痰,宁心安神;磁石镇心安神,以息躁狂;龙骨、牡蛎、石菖蒲镇惊安神,以驱梦魇;桂枝和营散结;大黄通瘀导滞。诸药合用,为和解少阳,疏肝达郁,宁心安神,息燥制狂之良剂。伍以白术寓四君子汤益气之治;伍陈皮含二陈汤豁痰之用;神曲以其健脾和胃之功,以助益气豁痰之治;伍桑椹、夜交藤、远志、麦冬乃阴中求阳而宁心安神之味。故公以二方合诸药之用,首诊8剂而收卓效。二诊时原方加龟甲,与龙骨、远志、菖蒲为《千金要方》孔圣枕中丹之治,以滋阴降火,镇心安神之功,以除因思虑过度,心阴亏耗,而致失眠、躁狂之因。

甘麦大枣汤送服天王补心丹,乃愈后之调,以防复发。

6. 不寐案

许某,男,48岁,公安局干部,1974年10月24日初诊。

患者烦躁不安,失眠多梦,有时彻夜不寐。伴头痛,眩晕,耳鸣,眼花,口干舌燥,胸闷气短28天。腰时有酸痛,右侧上下肢阴雨天倍感麻木,食欲欠佳,时有胃脘胀满隐痛,肝剑突下触及。血压:110/75mmHg,脉左右关弦,双尺部弱。心电图示:窦性心律。

辨证:枢机不利,肝郁脾虚,心肾不交。

治法:调达枢机,疏肝解郁,交通心肾。

方药:柴胡加龙骨牡蛎汤化裁。

柴胡10g,黄芩10g,姜半夏10g,桂枝10g,龙骨10g(先煎),牡蛎10g(先煎),酒大黄10g,炒枣仁30g,远志10g,白芍15g,当归15g,生地黄30g,郁金12g,木香10g,合欢花30g,丹参30g,神曲12g,磁石30g(先煎),陈皮12g,白术12g,人参30g,茯苓12g,竹茹10g,桑椹30g,炙甘草10g,生姜3片,大枣4枚。4剂,水煎服。

11月23日,药后心悸烦躁减,夜寐4小时左右,大便秘结,肢体麻木,口干咽燥,脉弦细,舌红无苔。仍予原方续服。

11月29日,药后诸症悉减,夜寐6小时。仍宗原法,辅以孔圣枕中丹易汤续服。

药物:柴胡10g,黄芩10g,党参30g,桂枝10g,白芍12g,磁石30g,酒大黄10g,龙骨30g,牡蛎30g,制龟甲10g,远志12g,节菖蒲12g,白术12g,茯神15g,桑椹30g,炒枣仁30g,柏子仁30g,生地黄30g,合欢皮15g,炙甘草12g,生姜3片,大枣4枚。水煎服。

12月8日,续服药5剂,诸症豁然,夜寐可。予以天王补心丹、左归丸续服,以固疗效。(柳吉忱验案)

按:《灵枢·大惑论》云:"病而不得卧者,何气使然?岐伯曰：卫气不得入于阴，常留于阳，留于阳则阳气满，阳气满则阳跻盛，不得入于阴则阴气虚，故目不瞑矣。"此案患者因从事公安工作，日夜操劳，休作失序，致枢机不利，营卫失和，肝郁脾虚，心肾失济，而致不寐诸症。此即《内经》"卫气不得入于阴"论。故吉忱公予以《伤寒论》之柴胡加龙骨牡蛎汤，以和解少阳，调和营卫，镇惊除烦，安神宁心，此乃小柴胡汤之变法。由小柴胡汤去甘草，加龙骨、牡蛎、茯苓、铅丹、桂枝、大黄组成。方以柴胡疏肝达郁，推陈致新；黄芩除胸胁烦满，清热化痰；半夏降逆祛痰，消痞散结；生姜祛痰下气，解郁调中；大枣安中养脾，坚志强力；人参补气和中，宁神益智；茯苓健脾化痰，宁心安神，磁石代铅丹以镇心安神；龙骨、牡蛎镇惊安神，软坚散结；桂枝和营行卫，降逆散结；大黄通瘀导滞，安和五脏。柴胡、黄芩相伍，则专清热解郁之力；茯苓、半夏相须，则彰清热化痰之能。桂枝、甘草乃辛甘化阳行卫之伍；芍药、甘草乃酸甘化阴通营之伍；姜枣合用，则助调营行卫之功。五药乃桂枝汤，具调和营卫，安和五脏之用。诸药合用，为和解少阳，调和营卫，镇惊除烦之剂。辅以四君子汤，以健脾益气；桂枝伍甘草、龙骨、牡蛎，寓《伤寒论》桂甘龙牡汤，以成镇惊、安神、通阳之用，以治心阳虚损，心神浮越之烦躁证；又寓《金匮要略》桂枝加龙牡汤，以和营卫、调气血、宁心神以建功。方中加炒枣仁、桑椹子、远志、合欢花、白芍、生地黄，有养阴宁心之治；当归、丹参、郁金以成通瘀达郁之功；陈皮、木香、神曲、竹茹有和胃消痞之用；患者眩晕、耳鸣、躁烦诸症，乃肝肾阴亏，心阴亏耗之候，故三诊时，辅以《千金要方》之孔圣枕中丹，以成滋阴降火，镇心安神之功而愈病。

7. 心悸案

刘某，女，39岁，教师，1983年6月初诊。

患"甲状腺功能亢进"病1年，服"他巴唑"期间症减，但每停药后即感心悸、气短、心烦、失眠、易怒、多食善饥，且胸脘满闷，口苦咽干，头晕目眩，目睛胀突，两手震颤。舌红苔黄，脉弦数。

辨证：肝郁气滞，痰气交阻。

治法：解郁化痰，平肝息风。

方药：柴胡加龙骨牡蛎汤化裁。

柴胡15g，黄芩15g，半夏10g，党参12g，龙骨30g（先煎），牡蛎30g（先煎），磁石30g（先煎），桂枝12g，川大黄10g，茯苓15g，生地黄15g，夏枯草10g，香附10g，百合10g，生姜5片，大枣5枚。水煎服，每日1剂。

服上方36剂后，诸症消失，甲状腺摄[131]碘率正常。（柳少逸医案）

按：此案虽为"甲亢"，因无甲状腺肿大，故以"心悸"论治，而不以"瘿瘤"论治。以其柴胡证具，故主以小柴胡汤调达气机，解郁化痰；又因其头晕目眩，两手震颤，故予龙骨、牡蛎、磁石平肝息风以镇肝胆；生地黄、百合，滋阴生津而润燥；桂枝化气通脉而散结；目睛胀实，用补肝散（夏枯草、香附）以解郁除胀；茯苓宁心安神；大黄通腑导滞，可缓胸脘之满。于是以柴胡加龙骨牡蛎汤加味，则郁散结消，神志安和，心悸等症悉除。

8. 头痛案

刘某，男，61岁，1991年3月9日初诊。

患神经血管性头痛10余年，休作有时，发作时伴恶心呕吐，目眩不敢睁眼，烦躁易怒，纳食尚可，大便干结，溺黄。血压正常，无脑血管意外病史。舌质略暗，舌下脉络粗暗，舌苔薄黄微腻，脉弦。

辨证：肝气郁结，痰火上扰清窍，脑络瘀阻。

治法：调达枢机，和解少阳，清肝泻火，豁痰通瘀。

方药：柴胡加龙骨牡蛎汤化裁。

柴胡12g，黄芩10g，党参12g，姜半夏10g，桂枝10g，赤芍12g，川芎10g，茯苓12g，大黄6g，龙骨15g（先煎），牡蛎15g（先煎），水牛角15g，白芷10g，生甘草6g，生姜10g，大枣10g。水煎服。

服药5剂，诸候豁然，再服10剂，病臻痊愈。（柳少逸医案）

按：古有"无风不作眩""无痰不作眩""无虚不作眩"之说，而本案之主要病机，既非肝风，又非痰浊，亦非虚损。因其头痛、烦躁易怒、大便干结、溺黄，且休作有时，证属枢机不利，气化失司，痰瘀互结，故予柴胡加龙骨牡蛎汤加味，以和解少阳，调和营卫，化气通脉为治。本案患者目眩头晕，且以头痛见著，故予川芎、赤芍、白芷、水牛角，以活血通脉，解痉止痛。本案之用药，内寓《伤寒论》之小柴胡汤，调达枢机，透理三焦，理气导滞；桂枝汤，和营卫，行气血。故诸药以施，枢机得调，营卫以行，气化有司，痰瘀得解，而病臻痊愈。

9. 眩晕案

张某，男，60岁，干部，1980年8月初诊。

患高血压病3年，加重1年。常感头晕、目眩、耳鸣，头顶胀跳痛，血压180/90mmHg。近1年来，病情加重，需服降压药才可控制，因服降压药嗜睡乏力，故求服中药治疗。

查患者精神不振，面色潮红，形体稍胖，动态自如，舌红，苔中间稍黄，脉弦略滑，血压175/90mmHg。

辨证：枢机不利，郁火上扰清窍。

治法：调达枢机，清热达郁，平肝潜阳。

方药：柴胡加龙骨牡蛎汤化裁。

柴胡12g，黄芩12g，半夏10g，党参15g，桂枝12g，茯苓15g，酒大黄10g，龙骨30g（先煎），牡蛎30g（先煎），磁石30g（先煎），珍珠母30g（先煎），甘草10g，生姜10g，大枣10g。水煎服，每日1剂。

5剂后，血压降至正常，诸症亦减，守方继服10剂后，诸症消失，上方去磁石、珍珠母，再服20剂，血压未再超出正常范围。嘱每日服芩胆决明饮（黄芩、龙胆草、决明子）煎汤代茶服。(《柳少逸医案》)

按：柴胡加龙骨牡蛎汤，方出自《伤寒论》。本案患者之柴胡证具，故方中主用小柴胡汤以和解少阳，疏肝达郁；患者见头顶胀且跳痛，故加龙骨、牡蛎、磁石、珍珠母平肝潜阳，降上亢之阳；药用酒大黄，引其上行至颠，驱热下行，佐黄芩以清上部之热；茯苓健脾益气；桂枝降逆平冲。诸药合用，则郁火得清，上亢之阳得潜，血压得降，病臻痊愈。

10. 阳痿案

梁某，男，45 岁，1988 年 11 月 24 日初诊。

患者阳痿六七年，伴心烦不得眠，眩晕，心悸，口苦，咽干，舌苔薄白，中心略黄，脉沉弦。

辨证：心肾不交，胆火被郁，相火妄动，扰乱心神。

治法：调达枢机，交通心肾。

方药：柴胡加龙骨牡蛎汤化裁。

柴胡 12g，黄芩 10g，党参 10g，姜半夏 6g，桂枝 10g，川大黄 6g，龙骨 15g（先煎），牡蛎 15g（先煎），琥珀 3g（研冲），竹茹 12g，远志 10g，制龟甲 12g，柏子仁 15g，莲子心 15g，炙甘草 6g，生姜 10g，大枣 10g。水煎服。

服药 5 剂，阳痿好转，余症豁然。原方加当归 10g，白芍 12g，百合 10g。续服 15 剂，病臻痊愈。嘱服天王补心丹、五子衍宗丸以养心肾。（柳少逸医案）

按：阳痿即阳事不举，或临房举而不坚之证，多由命门衰微，或心脾亏虚，或惊恐伤肾，或湿热下注而致，然此案均非上述诸证。眩晕、口苦咽干，乃少阳证，心悸、心烦不得眠，乃少阴病之阴虚火旺证。阴阳互根，阴阳之根同出于肾。肾中元阳，又称命门之火，且为少阳相火之源，故少阳之根出于肾，《灵枢·本输》有"少阳属肾"之说。元阳闭藏即是少阴，元阳活动即是少阳。一静一动，一体一用，体之枢在少阴，用之枢在少阳，即人体开合、升降、出入之枢，不动在少阴，动在少阳。该案患者由于少阳枢机不利，胆火被郁，相火妄动，扰乱心神，致心肾不交而病不寐，宗筋痿而不举。故予以柴胡加龙骨牡蛎汤以调达枢机，而降妄动之相火，以坚阴坚肾；加龟甲、远志伍龙骨，乃寓孔圣枕中丹意，以宁心益肾，荣冲濡任；加琥珀、竹茹乃清心除烦之治；柏子仁、莲子心为益心肾从阴引阳之意；甘草与桂枝同用，乃辛甘化阳、通脉之伍。全方无壮阳之药，以调达枢机，交通心肾，引火归原，濡养宗筋为治。

11. 振掉案

刘某，女，64 岁，1989 年 3 月 23 日初诊。

患高血压、动脉硬化病十余年。近一年来，双手震颤日剧，步态不稳，青岛医学院附院诊为"帕金森氏综合征"，予苯海索等西药治疗，病情缓解。近因精神刺激，肢体震颤加重，西药无效，故寻求中医治疗。患者两手呈节律性细震颤，行步呈慌张步态，头部前倾，摇摆不止，伴胸部不适，心烦口苦，大便略干，小便黄。舌苔中心黄腻，脉沉弦。

辨证：肝胆火旺，风火上扰元神，肝阴不足，筋脉失濡。

治法：调达枢机，清肝息风，养阴濡筋。

方药：柴胡加龙骨牡蛎汤化裁。

柴胡 12g，黄芩 10g，人参 10g，姜半夏 10g，桂枝 10g，茯苓 15g，白术 12g，酒大黄 6g，龙骨 15g（先煎），牡蛎 15g（先煎），磁石 10g（先煎），天竺黄 10g，石菖蒲 10g，蝉衣 6g，僵蚕 6g，蜈蚣 1 条（研冲），水牛角 15g，当归 12g，白芍 15g，炙甘草 10g，生姜 10g，大枣 10g。水煎服。

服药 10 剂，诸症减轻，仍宗原方，加炙龟甲 10g，续服。

续服 10 剂，诸症悉除，上方制成水丸，每次 15g，每日服 2 次，并以天冬 10g，麦冬 10g，黄精 10g，百合 10g，莲子心 3g，

肉苁蓉6g，生甘草3g，每日1剂，煎汤作饮频服。（柳少逸医案）

按：帕金森氏综合征，为老年病之一，属中医振掉范畴，多因肝肾亏虚所致，举手投足则发振掉，休作有时，长年眩晕，胸闷，心烦口苦，乃少阳枢机不利，柴胡证具，故主以小柴胡汤。《素问·脉要精微论》云："骨者髓之府，不能久立，行则振掉，骨将惫矣。"此案乃一老年患者，骨将惫矣，故以四君子汤益气健脾，培补后天之本；桂枝汤和营卫，调气血，则气血精髓得充，乃治其本也。药用龙骨、牡蛎、磁石、天竺方、孔圣枕中丹、止痉散，以息风、定搐、除颤，则肢体震颤可解。临床实践证明，柴胡加龙骨牡蛎汤加味，为帕金森综合征有效方药。

《灵枢·根结》云："太阳为开，阳明为阖，少阳为枢……枢折则骨繇而不安于地，故骨繇者取之少阳，视有余不足。骨繇者，节缓而不收也。所谓骨繇者摇故也，当穷其本也。"故予柴胡加龙骨牡蛎汤调达枢机，和解少阳，佐以四君、八珍，或人参养荣汤，乃治其本。

讨论

柴胡加龙骨牡蛎汤为《伤寒论·辨太阳病脉证并治》准少阳证误下烦惊谵语之证而设，未尝闻治癫、痫、狂、郁、脏燥、不寐、心悸、头痛、眩晕、阳痿、振掉诸神志异常疾患，然临证每执此化裁，且有卓效。

凡癫、狂、痫、郁等诸神志疾患，良由忧思伤脾，喜怒伤肝，气、火、痰、郁蒙蔽神明使然。故《证治要诀》谓"癫狂由七情所郁"。虽有气、血、痰、湿、食、火六郁之分,重阴则癫,重阳则狂之别;病痼昏倒、口噤、吐沫、抽搐之异;名殊证异,理无二致。其要一也,曰郁。治郁之法,不偏重于攻补,而在乎泄热而不损胃,理气而不伤中,调达、安神、化痰、通窍、咸臻其妙。故家父吉忱公云:"该方寒热并用,清补兼施,有疏利三焦,调达升降,宣通内补,运行气血之功,为和法之冠。设加茯苓,治胸胁逆气,忧喜惊恐,和肝宁神,协半夏和胃化痰,散结消胀;同龙、牡、铅丹之属,重镇安神。平喜降怒以除惊烦,桂枝散结行气,止冲降逆;大黄荡涤肠胃,安和五脏,推陈致新。如斯,则郁解疾消,神志安和,何虑诸恙不平也?"吉忱公复云:"贵临机之通变,勿执一之成模。中医治病,不忽视病名,亦不拘于病名。同病异治、异病同治;辨证准确,则理法朗然。"

第三节

柴胡桂枝汤方证法式

柴胡桂枝汤首见于《伤寒杂病论》,乃小柴胡汤合桂枝汤而成(简称柴桂汤)。《伤寒论》云:"伤寒六七日,发热,微恶寒,肢节烦疼,微呕,心下支结,外证未去者,柴胡桂枝汤主之。"又云:"亡阳谵语者,不可下,与柴胡桂枝汤,和其荣卫,以通津液,后自愈。"《金匮要略》云柴胡桂枝汤"治心腹卒中痛"。

药物组成：柴胡 30g，桂枝 15g，黄芩 15g，人参 15g，炙甘草 10g，半夏 10g，芍药 15g，大枣 6 枚，生姜 15g。水煎，去渣，温服。

一、方证分析

柴桂汤主治少阳病兼太阳表证，为三焦气化失调，营卫不和，心腹急痛者而设。在痹证治疗过程中，可插入此方，功主启关转枢，使三焦通透，营卫调和，津液运行，疼痛遂止。

发热恶寒，肢节烦痛，属太阳桂枝汤证；呕而心下支结，属少阳小柴胡汤证；外证未去，而柴胡汤证尚在，不得单用小柴胡汤，宜合入桂枝汤，故仲景名之曰"柴胡桂枝汤"。

小柴胡汤达表和里，升清降浊，乃治少阳证第一方，而桂枝汤《伤寒论》将其列为调和营卫之剂，外证得之而解肌腠经络之邪，内证得之而补五脏之虚羸。营卫不和，则百病生焉。桂枝汤安内攘外，功在调和营卫，仲景列为"群方之冠"。柴桂汤兼小柴胡汤、桂枝汤双方之效，内可入至阴，外可达皮毛，其要旨在于启枢机之运转，俾开合之职守，升降之序存，营卫之调和，气血之行畅。然柴桂汤中无止痛之药，而《金匮要略》谓其"治心腹卒中痛"者，乃因芍药甘草汤，酸甘化阴，缓急止痛。且柴桂汤通经络，和气血，通则不痛，痛则不通。由于枢机不利，气化功能失常，气血运行受阻，或凝滞不通，或筋脉失荣，或肌腠失濡，而发疼痛，这就是柴桂汤治"颈项强""心腹卒中痛"的原因。

宗《金匮要略》"治心腹卒中痛"意，临床对于不明原因的胸胁痛、脘腹痛，症见心下支结，呕，肢节烦痛，或有寒热，或无寒热，或苦无可名状，脉弦者，皆可应用。方药对证，每收桴鼓之效。

临床上柴胡用量也是关键，若邪盛高热者，量需大至48g，以透表泄热，余名曰"大剂柴桂汤"；若发热不甚者，药量可用24g，使邪热达表自散，名曰"中剂柴胡汤"；若阳气不宣，气机不畅者，则予以12g，以推陈致新，名曰"小剂柴桂汤"。方或加或减，量或大或中或小，"贵临机之通变，勿执一之成模"。

《中国医学大词典》云其治疟，"先热后寒者宜柴胡桂枝汤"。日本人相见三郎以癫痫患者有胸胁苦满与腹肌挛缩同时并存的腹症，故用柴胡桂枝加芍药汤治疗癫痫，并认为"小柴胡汤是有广泛适应证的方剂，其'休作有时'一症，即指所有发作性疾病都是小柴胡汤之适应证。""癫痫本身即小柴胡汤之证"。相见三郎认为"血弱气尽"相当于小建中汤的"阴阳俱虚"，小柴胡汤和桂枝加芍药汤是治疗自主神经失调症的有效方剂。

二、医案举例

1. 发热案

于某，男，42岁，1972年9月13日初诊。

患者感冒发热3天。现寒热交作，头痛目眩，四肢酸楚，心烦恶心，胃脘痞满，不思饮食，口干，舌淡红，苔白，脉弦。

辨证：外感风寒，营卫失和，邪犯少阳。

治法：发散风寒，调和营卫。

方药：柴胡桂枝汤化裁。

柴胡 20g，黄芩 10g，桂枝 12g，白芍 12g，党参 10g，姜半夏 10g，白芷 10g，炙甘草 10g，生姜 10g，大枣 10g。水煎服。

药服 2 剂，汗出热息，诸症悉除。原方去白芷，柴胡减半量，予 2 剂以善后。

2. 癫痫案

唐某，男，21 岁，1989 年 12 月 5 日初诊。

患者有癫痫病史 10 余年，近 1 年来，病情加重，每日发作 4～5 次，伴头目眩晕，胸胁满闷，默默不欲饮食，抽搐后感四肢肌肉酸痛不适，脉弦细数，苔黄。

辨证：枢机不利，营卫失和，气化失司，痰浊蒙窍。

治法：通达枢机，调和营卫，化气通脉，豁痰醒神。

方药：柴胡桂枝汤化裁。

柴胡 12g，黄芩 12g，党参 12g，半夏 6g，桂枝 12g，白芍 12g，磁石 12g，制龟甲 10g，竹茹 12g，生姜 3 片，大枣 5 枚。水煎服，每日 1 剂。

3 日后诸症有减，每日发作 2～3 次，肌肉酸痛减轻。服 5 剂后，每日仅发作 1～2 次，但有时感四肢脊背发紧欲作抽搐，上方加葛根 30g，迭进 10 剂，病情基本稳定，未再出现大发作，仅短暂头晕，双目睛向上稍斜，瞬间即逝，又守方继服 10 剂，病未再作。

予服柳氏十味定痫散预后。

3. 十二指肠球部溃疡案

房某，男，56 岁，1990 年 8 月初诊。

患者胃痛20余年，加重10余天。20年前，极度饥饿后出现胃痛，后每当饥饿时即发胃痛，钡餐检查诊为"十二指肠球部溃疡"，曾服"痢特灵"等药，病情好转数年。近几年，因情志不畅而诸症又作，且较前为重，时有恶心、呕吐，吐物为胃内容物，口苦咽干，不思饮食，脉弦，舌质暗淡，苔白滑。

辨证：枢机不利，胃失和降。

治法：和解降逆，缓急止痛。

方药：柴胡桂枝汤化裁。

柴胡12g，桂枝12g，黄芩12g，党参12g，姜半夏10g，白芍12g，旋覆花15g（包煎），代赭石15g（先煎），竹茹15g，甘草10g，生姜10g，大枣10g。水煎服，每日1剂。

3剂后恶心、呕吐及脘腹胀闷消失，再进3剂，恢复如初。为彻底治疗，以柴胡桂枝汤守方继服20剂，钡餐透视十二指肠溃疡已愈，但因病久，球部因斑痕牵拉而变形，予黄芪建中汤续服1个月，半年后随访，病未再发。

4. 急性肾炎案

吕某，女，37岁，1975年4月12日初诊。

患者发热恶寒，体温39.6℃，头痛项强，无汗，心烦，全身酸痛，腰痛如折，纳呆，食入即吐，口干且苦，渴不欲饮，小便不畅，大便两日未行，面部轻度浮肿，精神疲惫，双下肢轻度水肿。舌质淡红，苔微黄而厚，脉浮滑而数。尿常规检查：蛋白（++），白细胞、红细胞、上皮细胞均少许。血常规检查：正常。生化检查：非蛋白氮23mmol/L，二氧化碳结合力75vol%。

辨证：枢机不利，气化失司，营卫失和。

治法：和解少阳，疏利三焦，调和营卫。

方药：柴胡桂枝汤化裁。

柴胡 12g，黄芩 10g，大黄 10g，桂枝 12g，白芍 12g，栀子 10g，杏仁 10g，桑白皮 30g，姜半夏 6g，赤小豆 30g，白茅根 30g，蝉衣 6g，生姜 10g，大枣 10g。6 剂，水煎，去渣再煎，温服。

1 周后复诊，药后尿量增，大便通，尿检有微量蛋白。上方加茯苓 10g，猪苓 10g，射干 10g，续服。1 个月后复查，尿常规、生化检查均正常。

5. 关节痛案

杜某，男，43 岁，1972 年 3 月 17 日初诊。

患者患风湿性关节炎多年，阴雨天加重。来诊时不能履步，动则大声呼痛，腰部酸痛喜按，头晕口苦，胸胁满闷，不欲饮食，微恶风寒，四肢烦痛。病由昨夜坐卧湿地后复发，舌淡，苔白润，脉浮弦。

辨证：枢机不利，营卫失和，络脉痹阻。

治法：调枢机，和营卫，和络通痹。

方药：柴胡桂枝汤化裁。

柴胡 12g，黄芩 10g，人参 10g，姜半夏 10g，桂枝 12g，白芍 12g，炙甘草 10g，大枣 6 枚，生姜 10g。水煎服。

服 2 剂后，恶寒罢，头晕、胸闷、腰痛悉除，酸痛已不明显，舌苔微白，上方加穿山龙 20g，猫爪草 10g，伸筋草 15g，透骨草 15g，豨莶草 15g，老鹳草 15g，鸡血藤 20g，络石藤 12g，海风藤 12g。续服 15 剂，诸症消失。

第四节

大柴胡汤方证法式

本方出自《伤寒论·辨太阳病脉证并治中》，乃表里双解之剂，为少阳兼阳明腑实证而设。方由小柴胡汤、小承气汤、四逆散合方加减而成。用小柴胡汤和解少阳以转阳枢；用四逆散调和肝脾，益阴通阳，以转阴枢；因已见里实，故于小柴胡汤中去人参、甘草之甘缓，以免缓中留邪；而加大黄、枳实者，乃小承气汤意，攻泻热结。至于命名，"小柴胡汤，少阳枢机之剂也"，"四逆散，少阴枢机之剂也"，"小柴胡汤独治阳枢，故曰小，此阴阳二枢并治，故曰大。"

《伤寒论》中大柴胡汤证治凡三：

"太阳病，过经十余日，反二三下之，后四五日，柴胡证仍在者，先与小柴胡。呕不止，心下急，郁郁微烦者，为未解也，与大柴胡汤，下之则愈。"

"伤寒十余日，热结在里，复往来寒热者，与大柴胡汤。"

"伤寒发热，汗出不解，心下痞硬，呕吐而下利者，大柴胡汤主之。"

药物组成：柴胡30g，枳实4枚（炙），黄芩15g，芍药15g，半夏12g，大黄10g，生姜15g，大枣12枚。以水600mL，煮取300mL，去滓再煎，温服。

一、方证分析

大柴胡汤证为往来寒热，胸胁苦满，心烦喜呕，心下痞硬，心下急，大便秘结，或潮热，下利，苔多黄燥或白厚而干，脉弦有力。

后世医家，宗仲景之法，广开视野，应用甚广。如《直指方附遗》云："大柴胡汤，治下痢，舌黄口燥，胸满作渴，身热，腹胀谵语，此必有燥屎，宜下。"又云："治疟，热多寒少，目痛多汗，脉大，以此汤微利为度。"

《伤寒绪论》云："斑发已尽，外势已退，内实不大便，谵语，小剂凉膈散，或大柴胡汤微下之。"

《漫游杂记》云："痓病，有太阳证，其手足拘挛，类瘫痪者，以葛根汤发汗。表证既去，拘挛瘫痪不休者，与大柴胡汤，四五十日愈。"

《类聚方广义》云："大柴胡汤治麻疹，胸胁苦满，心下硬塞，呕吐，腹满痛，脉沉者。"又云："治狂证，胸胁苦满，心下硬塞，膻中动甚者，加铁粉奇效。"

雷少逸《时病论》仿大柴胡之法，立和解兼攻法，以大柴胡汤去芍、姜、枣，加元明粉一味，以治"寒热疟疾兼之里积"之证。

《中国医学大辞典》云："疟从酉至午发者"，宜大柴胡汤。又云疟"寒热便秘者，宜大柴胡汤"。

目前，对于某些急腹症，大柴胡汤已成为人们公认的一首有效方剂。例如，急性胆囊炎、急性化脓性胆道炎、胆石症合并感染、急性阑尾炎、急性胰腺炎等，凡具有大柴胡汤证者，皆可应用。临证中，可酌情配以清热解毒之银花、公英、地丁、败酱草、虎杖、重楼；清泻肝胆之栀子、茵陈、龙胆草；清利湿热之红藤、薏苡仁；理气止痛之川楝子、延胡索、姜黄、郁金；活血通络之当归、赤芍、桃仁。

二、医案举例

1. 胁痛案

（1）吕某，女，41岁，1989年7月13日初诊。

患者右胁部痛2年余。近因情绪激动而发，痛及肩背、胃脘，号叫不已，满床翻滚，头汗出，服止痛药疼痛不减，给予肌注哌替啶则可痛止。西医诊断为胆囊炎急性发作，请中医会诊。其人面色憔悴，面颊潮红，恶心呕吐，大便干结，小便黄。舌苔黄腻，脉沉弦有力。

辨证：肝胆火炽，肝气犯胃。

治法：疏肝利胆，通腑和胃。

方药：大柴胡汤化裁。

柴胡24g，黄芩12g，姜半夏6g，陈皮10g，青皮10g，生大黄10g（后下），枳实10g，片姜黄10g，醋延胡索12g，川楝子6g，白芷10g，生甘草10g。水煎服。

服1剂后矢气通，大便解，疼痛止。续服3剂，心胸舒，纳食可，恶心悉除。遂予以小柴胡冲剂善后。

（2）辛某，女，56岁，1999年9月6日初诊。

患者有胃炎史，近因外感，服用消炎西药，遂致胃病复发。

胸胁痛，心下痞满，大便不通，腹胀，口干舌燥，心烦易怒，口苦咽干，尿黄便结。舌苔黄腻，脉弦而数。

辨证：枢机不利，胃肠积热。

治法：和解少阳，内泄热结。

处方：大柴胡汤化裁。

药物：柴胡 20g，黄芩 12g，白芍 10g，姜半夏 10g，大黄 6g，枳实 10g，生姜 10g，大枣 10g。水煎服。

服 1 剂矢气通，大便解，胸脘舒，心神爽，疼痛遂止。续服 3 剂以善后。

（3）柳某，女，56 岁，农民，1979 年 8 月初诊。

患者右胁胀痛 1 年余，伴皮肤、巩膜黄染 10 余天。1 年前，患者时感右胁部疼痛，痛剧时，向背部和右肩部放射，服吡哌酸及利胆片可缓解。十余天前，疼痛较剧，且时有寒热往来，全身皮肤、巩膜黄染，小便黄赤如浓茶，恶心呕吐，大便 4 日未解，脉弦数，舌红苔黄，B 超检查示："胆总管结石伴胆囊炎"。

辨证：枢机不利，肝胆蕴热。

治法：调达枢机，疏肝利胆，清泄郁热。

处方：大柴胡汤化裁。

药物：柴胡 25g，黄芩 12g，白芍 30g，鸡内金 10g，半夏 10g，枳实 12g，大黄 12g（后下），芒硝 3g（冲服），茵陈 30g，栀子 12g，郁金 12g，姜黄 12g，金钱草 40g，甘草 10g。水煎服。

服药 5 剂后，疼痛减，黄大退，便通，呕吐止。再进 5 剂，诸症消失，B 超检查示胆石仍在，囊壁水肿消失，去芒硝，再服 20 剂后，复查 B 超结石已消，随访 2 年，仍未复发。

（4）吴某，女，27岁，1990年3月初诊。

患者右上腹阵发性钻顶样疼痛2天，痛则呕吐，呕吐物为胃内容物及胆汁，曾吐过一条长短约半寸蛔虫，间歇时一如常人，大便秘结，3日未行。10年内曾有类似发作4次，脉沉弦，舌苔黄，诊为"胆道蛔虫"。

辨证：枢机不利，胃热肠寒，蛔虫上扰胆腑。

治法：调达枢机，和胃安蛔。

处方：大柴胡汤化裁。

药物：柴胡15g，黄芩15g，半夏10g，枳实12g，白芍30g，乌梅12g，川大黄12g。水煎服。

服2剂后疼痛止，为巩固疗效，再进5剂，病情痊愈，至今未再发。

2. 肠粘连案

辛某，23岁，1989年4月23日初诊。

患者肠套叠手术后5年。5年中，常感腹痛、腹胀，痛剧时，感腰骶部抽掣痛，冷汗出，便稀，西医诊断为"肠粘连"，屡治不效，发作愈频，求中医治疗。舌质暗淡，苔白黄腻，脉弦紧。

辨证：枢机不利，肠络瘀滞。

治法：调枢机，化瘀散结。

方药：大柴胡汤化裁。

柴胡18g，黄芩12g，半夏12g，枳实15g，白芍30g，川楝子12g，延胡索12g，五灵脂10g，生蒲黄10g，桂枝15g，白花蛇舌草30g。水煎服。

上方服15剂后，疼痛减，发作次数减少，稍做加减，守方服 60 剂后，病愈。

3. 急性胃炎案

李某，女，33 岁，教师，1974 年 6 月初诊。

患者胃痛 1 周。1 周前，患者于生气后即刻进食，当即感胃脘部不适，继而胀闷疼痛，并伴有恶心，逐渐出现呕吐，呕吐物为胃内容物，服土霉素、小檗碱等药，不见好转，求中医治疗。脉弦，舌红，苔黄。

辨证：枢机不利，胃失和降。

治法：调达枢机，和胃降逆，理气止痛。

方药：大柴胡汤合金铃子散易汤化裁。

柴胡 12g，黄芩 12g，半夏 10g，枳实 12g，白芍 18g，大黄 6g，川楝子 12g，延胡索 12g，甘草 10g，生姜 10g，大枣 10g。水煎服，每日 1 剂。

3 剂后诸症皆除。

第五节

鳖甲煎丸方证法式

本方出自《金匮要略·疟病脉证并治》，书中曰："病疟，以月一日发，当以十五日愈；设不差，当月尽解；如其不差，当云何？师曰：此结为癥瘕，名曰疟母，急治之，宜鳖甲煎丸。"

药物组成：鳖甲 6g，乌扇 1.5g，黄芩 1.5g，柴胡 3g，鼠妇

1.5g，干姜 1.5g，大黄 1.5g，芍药 2.5g，桂枝 1.5g，葶苈子 0.5g，石韦 1.5g，厚朴 1.5g，牡丹 2.5g，瞿麦 1g，紫葳 1.5g，半夏 0.5g，人参 0.5g，䗪虫 2.5g，阿胶 1.5g，蜂窝 2g，赤硝 6g，蜣螂 3g，桃仁 1g。

为末，取煅灶下灰 50g，清酒 300mL，浸灰，候酒尽一半，着鳖甲于中，煮令泛烂如胶漆，绞取汁，内诸药，煎为丸，如梧子大，空腹服 7 丸，日 3 服。

一、方证分析

《金匮要略心典》曰："天气十五日一更，人之气亦十五日一更，气更则邪当解也。否则三十日天人之气再更，而邪自不能留矣。设更不愈，其邪必假血依痰，结为癥瘕，僻处胁下，将成负固不服之势，故宜急治。鳖甲煎丸，行气逐血之药颇多，而不嫌其峻，一日三服，不嫌其急，所谓乘其未集而击之也。"

《金匮要略论注》曰："药用鳖甲煎者，鳖甲入肝，除邪养正，合煅灶灰浸酒去瘕，故以为君。小柴胡汤、桂枝汤、大承气汤为三阳主药，故以为臣。但甘草嫌柔缓而减药力，枳实嫌破气而直下，故去之。外加干姜、阿胶，助人参、白芍养正为佐。瘕必假血依痰，故以四虫、桃仁合半夏消血化痰。凡积必由气结，气利而积消，故以乌扇、葶苈子利肺气。合石韦、瞿麦清气热而化气散结。血因邪聚则热，故以牡丹、紫葳而去血中伏火、膈中实热，为使。"由此可见，鳖甲煎丸具扶正祛邪、软坚消痰、理气活血之用。其应用极为广泛，除用治疟母外，还可用于多种原因引起的肝脾肿大、子宫肌瘤、卵巢囊肿及胸腹腔其他肿瘤。余尚以鳖甲煎丸易汤治疗肾病水肿，疗效亦可。

二、医案举例

1. 产后感染案

梁某，女，29岁，1977年7月23日初诊。

患者产后行房，遂致感染。带下恶臭难闻，腹痛拒按，体温持续在38～39℃间，腹部膨胀，弥漫性触痛，口苦咽干，心烦易怒，大便干结，小便赤黄，舌苔黄腻，脉弦数。

辨证：湿热瘀阻。

治法：清利湿热。

方药：鳖甲煎丸易汤化裁。

柴胡20g，黄芩12g，射干12g，炙鳖甲10g，鼠妇10g，大黄10g，桂枝12g，赤芍15g，芦根20g，葶苈子10g，石韦10g，瞿麦10g，丹皮12g，红参10g，制半夏6g，土元15g，露蜂房6g，凌霄花10g，芒硝6g（冲），地龙12g，红藤15g，虎杖15g，白花蛇舌草15g，半枝莲15g，半边莲15g，重楼15g，当归15g，生姜10g，大枣10g。水煎服。

另予生大黄30g，芒硝10g，醋延胡索15g，五倍子10g，苍术15g，黄柏15g，研末，淡醋调糊，敷脐中与脐下。

服药10剂，腹痛腹胀悉减，带下已少，大便通，小便利，仍予上方继服。又服药10剂，诸候悉除。

2. 黄疸案

王某，女，71岁，2011年11月29日初诊。

患者1月前全身出现黄疸，曾去省市多家医院就诊，未愈，今来诊。肝、胆、胰、脾、双肾彩超检查示：肝脏大小形态尚可，被膜连续，实质回声均匀，血管纹理清晰，门静脉不宽，肝内外胆管未见扩张。胆囊大小形态可，壁厚粗糙，腔内透声可。胰脾形态、回声正常。双肾大小形态尚可，右肾中部实质内探及大小约 3.1cm×2.8cm 囊性回声。超声波检查提示：①胆囊炎性表现；②右肾囊肿。现症见胸胁苦满，伴右胁痛，口苦，咽干，咳嗽，小便黄，大便干。既往有慢性气管炎病史。舌红略暗，苔薄白微黄，脉沉弦而数。

辨证：枢机不利，肝胆湿热，气化失司。

治法：通达枢机，调和营卫，清利湿热。

方药：鳖甲煎丸易汤化裁。

柴胡 30g，黄芩 15g，红参 10g，姜半夏 12g，桂枝 15g，炒白芍 15g，酒军 10g，厚朴 10g，丹皮 15g，虎杖 30g，重楼 20g，红藤 30g，土元 15g，地龙 10g，水蛭 10g，鼠妇 10g，芦根 30g，葶苈子 15g，炒王不留行 15g，川牛膝 15g，瞿麦 10g，石韦 10g，凌霄花 10g，射干 10g，当归 10g，川芎 10g，天花粉 10g，炒苍术 12g，茵陈 30g，炮山甲 3g（研冲），制香附 10g，夏枯草 10g，生姜 10g，大枣 10g。水煎服。

2011 年 12 月 5 日复诊：患者自述口苦诸症减轻，原气管炎症状服药后愈，二便调。黄疸较前减轻，仍宗原意施治。上方加郁金 12g，槐耳 10g。续服 30 剂，病臻痊愈。

3. 水肿案

张某，男，63 岁，2012 年 5 月 20 日初诊。

患者胸闷、气短、头晕伴食欲不振、下肢浮肿半月余。其自述 2006 年劳累后出现头晕,并伴头痛、恶心、呕吐、意识不清等症状,休息后头晕症状缓解,患者及家属未予重视,亦未进一步检查与治疗。此后间断出现头晕症状。2008 年 10 月份,患者干农活时突然出现头晕,呈持续性,并伴有胸闷、气短、恶心,无呕吐,随即昏倒,休息后自行清醒,后就诊于某医院,测血压为 250/90mmHg,行相关检验及检查,诊断为双侧肾上腺增生、高血压病,予以口服降压药物治疗,效果不佳。2010 年 8 月自觉头晕症状加重,就诊于某医学院附属医院,查肌酐 231μmol/L,尿素氮 22.6mmol/L,并行相关检查,诊断为高血压病、左肾萎缩、左肾动脉狭窄、CKD Ⅲ 期,给予拜新同、海葵肾喜胶囊、呱唑嗪等药物治疗,血压控制一般。2012 年 1 月开始头晕症状较前明显加重,胸闷、气短、心慌症状也较前加重,查肌酐 269.2μmol/L,尿素氮 20.7mmol/L,给予左旋氨氯地平、氯沙坦等药物治疗,效果不佳。此后上述症状呈进行性加重,近半月患者感胸闷、气短、头晕、食欲不振较前明显加重,为求进一步治疗于今日来诊,以"慢性肾功能不全、高血压病"收入院。

辨证:肾元不足,枢机不利,气化失司,湿浊内郁,肾络瘀阻。

治法:调达气机,益气活血,祛湿化浊,利水消肿。

方药:鳖甲煎丸合五苓散易汤化裁。

炙鳖甲 12g,柴胡 12g,黄芩 10g,红参 10g,竹茹 15g,桂枝 12g,炒白芍 12g,赤芍 12g,酒军 10g,厚朴 10g,芦根 15g,葶苈子 10g,萹蓄 15g,石韦 10g,瞿麦 15g,射干 10g,凌霄花 10g,三七 10g,鼠妇 10g,当归 15g,川芎 15g,补骨脂 10g,云苓 20g,

猪苓 15g，炒泽泻 30g，炒白术 15g，车前子 30g（包煎），黄芪 30g，知母 10g，炒桃仁 12g，红花 12g，丹参 15g，丹皮 10g，茯苓皮 20g，水牛角 10g，淫羊藿 12g，生姜 10g，大枣 10g。水煎服。

同时，以大黄 50g，芒硝 30g，牡蛎 30g，五倍子 15g，炒栀子 30g，当归 50g，川芎 30g，车前子 30g，共为细末，敷神阙穴，每日 1 次。

上方加减服药 42 剂后，诸症消失，查肌酐、尿素氮等指标在正常范围。续服 14 剂出院，嘱每日服金匮肾气丸、桂枝茯苓胶囊善后。

4. 肺癌案

胡某，男，60 岁，2011 年 5 月 11 日初诊。

患者因发现颈部淋巴结肿大两月余在某医学院附属医院诊断为左肺低分化腺癌广泛淋巴结转移、慢性萎缩性胃炎及 II 度骨髓抑制，遂在该院行化疗，化疗后患者全身乏力，口淡无味，晚间口干，纳食不佳，睡眠差，入睡困难，自述病前每天睡眠三四个小时，巩膜黄染，舌暗，苔白，舌下静脉迂曲粗大，脉细微数。

辨证：枢机不利，气化失司，痰瘀交结。

治法：通达枢机，调和营卫，化气通脉，豁痰散结。

方药：鳖甲煎丸易汤加味。

炙鳖甲 15g，炮山甲 6g，柴胡 15g，黄芩 10g，红参 12g，姜半夏 10g，桂枝 15g，炙白芍 12g，酒军 6g，黄芪 30g，穿破石 30g，黄精 15g，厚朴 10g，芦根 30g，葶苈子 12g，射干 10g，凌霄花 10g，当归 15g，白薇 15g，白英 15g，三七 10g，地龙 12g，鼠妇 10g，石韦 12g，萹蓄 12g，赤灵芝 12g，槐耳 12g，白花蛇舌

草 15g，半枝莲 15g，半边莲 15g，九节茶 10g，八月札 10g，干蟾皮 10g，海藻 15g，生姜 10g，大枣 10g。水煎服，每日 1 剂，早晚分服。

同时，予以柳氏紫龙膏外敷颈部淋巴结肿大处。

处方：紫草 10g，枯矾 10g，樟脑 10g，儿茶 10g，龙血竭 10g，炒苍术 10g，黄柏 10g，芦荟 10g。

制用法：紫草用香油炸枯，去渣取油备用。后七味共研细末，每次 10g，研入六神丸 10 粒，以紫草油调敷患处。

以上方加减服用汤剂 3 个月，辅以柳氏紫龙膏外用，患者颈部淋巴结消退，全身无不适症状。

5. 胃癌术后案

刘某，女，30 岁，2012 年 3 月 23 日初诊。

胃切除术后月余。患者 1 年前因饮食不规律，时常出现胃脘部胀闷不适，有烧灼感，曾做钡餐透视检查示"胃炎"，服药物治疗未见明显好转。1 个月前因胃部烧灼感加重，到某医院做胃镜检查示胃癌，予以手术切除。因体质较差，未行化疗。患者面色萎黄，纳食呆滞，心下痞满，口苦咽干，胸胁苦满，睡眠可，二便尚调。舌质淡红，苔白，脉弱。

辨证：脾胃虚弱，胃津不足，胃络失养，孙络瘀阻。

治法：健脾和胃，养阴通络。

方药：鳖甲煎丸易汤化裁。

炙鳖甲 10g，柴胡 10g，黄芩 10g，姜半夏 6g，红参 10g，酒军 10g，桂枝 15g，炒白芍 15g，炒白术 12g，云苓 15g，灵芝 12g，黄芪 15g，土元 10g，炙何首乌 10g，瞿麦 10g，射干 10g，葶苈子

10g、干蟾粉 6g（研冲），黄精 10g、九节茶 15g、百合 10g、天龙 3g、凌霄花 10g、白花蛇舌草 15g、半枝莲 15g、莱菔子 10g、白英 10g、白薇 15g、绞股蓝 15g、生姜 10g、大枣 10g。水煎服。

上方服用 30 剂，诸症悉除，因病去非一日之功，调以下方继服。

红参 6g、炒白术 10g、云苓 10g、灵芝 15g、黄芪 15g、土元 10g、桂枝 15g、炒白芍 12g、炙何首乌 10g、黄精 12g、九节茶 15g、百合 10g、白花蛇舌草 15g、半枝莲 15g、白英 10g、白薇 15g、绞股蓝 15g、炒薏苡仁 15g、炒山药 15g、炒谷芽 10g、炒麦芽 10g、炙甘草 10g、生姜 10g、大枣 10g、饴糖 10g。水煎服。

上方续服 120 剂，心下痞悉除。

第六节

阳和汤方证法式

阳和汤方出自清代王洪绪《外科全生集》，为一切阴疽、附骨疽、流注、鹤膝风等阴寒之证而设，具温补和阳、散寒通滞、化痰开结、强筋健骨、补血通络之效。

药物组成：熟地黄一两，肉桂一钱，麻黄五分，鹿角胶三钱，白芥子两钱，姜炭五分，生甘草一钱。水煎服。

一、方证分析

王洪绪深究博览，采精撷华，独探奥蕴，别出机杼，以阴阳辨痈疽，以赤白明阴阳，独树一帜。阴疽初起之形，阔大平塌，不肿不痛，为毒痰凝结之证；根盘散漫，色不鲜明，乃气血两虚之候。"治之之法，非麻黄不能开其腠理；非肉桂、姜炭不能解其寒凝。此三味虽酷暑，不可缺一也。腠理一开，寒凝一解，气血乃行，毒亦随之消也。"故首创阳和丸：肉桂一钱，麻黄五分，姜炭五分。共末，黄米饭捣为丸，服之。"俾阳和一转，则阴分凝结之毒，自能化解。"

而阴疽日久，或已溃，或血虚不能化毒者，单纯的开腠，则很难取效，故于阳和丸中加熟地一两，鹿角胶三钱，大补肾精阴血；增白芥子二钱，以祛皮里膜外之痰滞；甘草一钱，调和诸药以解毒，组成著名方剂——阳和汤。

余承家传师授，加之己验，用阳和汤化裁，治疗肺结核、腹膜淋巴结结核、颈淋巴结结核、血栓闭塞性脉管炎、慢性化脓性骨髓炎、骨脓疡、慢性副鼻窦炎、中耳炎、乳腺小叶增生症、风湿及类风湿性关节炎、腰椎间盘脱出、脊椎肥大增生症、妇科炎性包块、原发性痛经、继发性痛经、慢性支气管炎、某些皮肤病及某些神经系统疾病，凡具血虚、寒凝、痰滞之阴寒见证者，均收到满意效果。

二、医案举例

1. 血栓闭塞性脉管炎案

王某，男，39岁，1975年5月3日初诊。

患者左足大趾及次趾皮肤与趾甲全部变黑、干萎，趾端溃破，有淡黄色脓水流出，余趾及足麻木，跗阳脉隐而不见，疼痛难忍，夜间尤甚，呼号不已，步复维艰。在某地区医院确诊为血栓闭塞性脉管炎。舌淡，苔白，脉弱。

辨证：脾肾阳虚，阴毒凝滞。

治法：温阳补血，散寒通滞。

方药：阳和汤化裁。

熟地黄30g，鹿角霜30g，肉桂3g，白芥子6g，姜炭2g，麻黄6g，怀牛膝12g，赤芍12g，炮甲4.5g，甘草6g。水煎服。

10剂后，疼痛止，肿胀消，夜间宁，干萎组织脱落。乃宗原方，加当归15g，黄芪30g，继服20剂，诸症悉除，随访3年未复发。

按：血栓闭塞性脉管炎，中医学称为"脱疽"，又名"十指零落"，分虚寒型（相当于现代医学的缺血期）、瘀滞型（相当于营养障碍期）、热毒型（相当于坏疽期）、气血两虚证（相当于恢复期）。此病多因脾肾阳虚，阳气不能通达四末，复感外邪，寒凝血滞，脉络不通而致。久则脉络瘀阻，经脉闭塞。寒邪郁久，必有化热之势，热毒耗阴，则肢端溃破。故有"始为寒凝，久成热毒"之说。阳和汤具温阳补血、散寒导滞之功，故适用于虚寒、瘀滞、气血两虚三型。虚寒型以阳和汤加温阳通脉之附子、细辛，补虚养血之当归、鸡血藤、怀牛膝。瘀滞型宜阳和汤加活血化瘀之桃仁、红花，通脉导滞之地龙、乳香、没药。气血两虚型宜阳和汤合当归补血汤及滋养肝肾之品。

2. 慢性化脓性骨髓炎案

柳某，男，21岁，1965年8月5日初诊。

患者胸骨当膻中穴处，溃破流粉样脓水，久不愈合，在地区人民医院诊断为慢性化脓性骨髓炎。患者面色苍白，精神不振，倦怠嗜卧，纳谷不馨。舌质淡，苔白腻，脉沉细。X线摄片示：骨质破坏及死骨形成。

辨证：血虚阳衰，无力托毒。

治法：温阳补血，托毒排脓。

熟地黄30g，鹿角霜30g，肉桂3g，白芥子6g，姜炭2g，麻黄6g，甘草6g，当归15g，黄芪30g，蜈蚣1条（研冲），桔梗9g，白芷12g。

推车散吹入漏管内，每日1次，连用1周。

外敷莱菔膏，每日1次。

患者次日脱出死骨一块，三日后复脱出死骨一块。服药30剂后疮口愈口，40剂痊愈，十余年未复发。

按：慢性化脓性骨髓炎，属中医学"附骨疽""贴骨疽""附骨流注"的范畴。内服与外用相结合，可大大提高疗效。

3. 慢性骨脓肿案

陆某，男，20岁，1975年6月15日初诊。

左膝关节疼痛月余，局部肿大，皮色不变，X线摄片示：左股骨下端慢性骨脓疡。舌质淡红，苔白，舌体胖，边有齿痕，脉沉弦。

辨证：阴寒痰毒凝滞筋骨。

治法：温阳解凝，散寒通滞。

方药：阳和汤化裁。

熟地黄30g，鹿角胶10g，肉桂3g，白芥子6g，姜炭2g，麻黄6g，甘草6g，蜈蚣1条，当归15g，薏苡仁15g，赤芍12g，怀膝 15g。水煎服。

阳和汤原方，鹿角霜 30g 易鹿角胶 10g，加迭进 14 剂，肿痛消失；续进 10 剂，经 X 线摄片证实痊愈。

按：慢性骨脓肿，属特殊性慢性骨髓炎，中医学仍按附骨疽治疗。此案即属"腠理一开，寒凝一解，气血乃行，毒亦随之清矣"。

4. 颈淋巴结结核案

万某，男，30 岁，1976 年 7 月 18 日初诊。

患者左侧颈部淋巴结肿大，七枚贯珠而列，大若杏核，小如黄豆，皮色不变，无全身症状。经病理切片确诊为颈淋巴结结核。舌质暗红，少苔，脉弦细。

辨证：血虚寒凝，痰气郁滞。

治法：益血解凝，化痰散结。

方药：阳和汤化裁。

熟地 30g，鹿角霜 30g，炮姜 1.5g，肉桂 3g，白芥子（炒，打）6g，麻黄 1.5g，浙贝 9g，木灵芝 30g，黄芪 30g，夏枯草 15g，甘草 6g。水煎服。

进 45 剂，瘰疬消退，病臻痊愈，追访未复发。

按：颈淋巴结结核，中医学因其形态"累累如贯珠状"，故名曰"瘰疬"。溃破后，俗名"鼠疮"。此病若因寒凝痰滞络脉而致者，则可予以阳和汤。未溃破者，可酌加泽漆 1.5g，夏枯草 12g，牡蛎 30g，浙贝 9g，制鳖甲 9g。已溃破者，宜酌加当归 12g，黄芪 30g，党参 30g，木灵芝 30g，炮甲 4.5g，并外敷泽漆膏或阳和解凝膏。

5. 肠系膜淋巴结结核案

牟某，男，32岁，1976年7月10日初诊。

患者形体羸瘦，肌肤不润，面色苍白，形寒肢冷，腹部痞满胀痛。右下腹有一10cm×15cm肿块，推之不移，经剖腹探查，病理检查诊断为肠系淋巴结结核。舌淡红，苔白，脉沉细。

辨证：阳虚毒凝，气滞血瘀。

治法：温阳解凝，化瘀散结。

处方：在异烟肼治疗基础上，予以阳和汤原方加木灵芝30g，党参30g，黄芪30g，浙贝9g，三棱、莪术各6g。水煎服。

服药60剂，肿块消失，肌肉丰腴，体质健壮，恢复体力劳动。

按：肠系膜淋巴结结核，多因"里寒痰凝，而成癥结"，属中医学"阴疽""癥结"范畴。此案应用阳和汤治疗，即达"解寒而毒自化"目的。

6. 肺结核案

尹某，女，35岁，1976年9月22日初诊。

患者患肺结核六年之久，近期咯血加剧，X线检查诊断为浸润型肺结核（右上），先后肌注链霉素达30g，口服异烟肼等药，仍咯血不止，咳嗽日剧，而求治于中医。形寒肢冷，面色苍白，舌质淡，苔白，舌体浮胖，舌边有齿痕，脉沉细。

辨证：血虚寒凝，痰滞肺络。

治法：养血温阳，润肺化痰。

方药：阳和汤化裁。

熟地30g，肉桂3g，鹿角霜30g，阿胶（烊化）9g，炮姜

1.5g，白及末 6g（冲服），白芥子 6g，炙麻黄 1.5g，百部 15g，木灵芝 30g，党参 30g，黄芪 24g。水煎服。

迭进 10 剂，咯血瘥。继服 40 剂，诸症消失，复经 X 线检查，肺结核痊愈，至今未复发。

按：肺结核属中医学"肺痨""痨瘵""尸注"等范畴，致病因素，不越内外两端，外因系指痨虫（结核杆菌）传染，内因系指气血虚弱。古虽有"劳瘵主于阴虚"之说，而以血虚、寒凝、痰滞见证者，亦屡见不鲜，故可用阳和汤治疗。

7. 乳房囊性增生症案

王某，女，39 岁，1977 年 3 月 10 日初诊。

患者素体阳虚，形寒肢冷，双乳房触痛，乳中结核，形如鸡卵，质地坚实，边缘整齐，皮核不相亲，皮色不变，乳头无凹陷。诊为乳腺小叶增生症。脉沉细，舌质淡，苔薄白。

辨证：肝郁血虚，痰气凝滞。

治法：养血疏肝，化痰开结。

方药：阳和汤化裁。

熟地 30g，鹿角霜 18g，白芥子 6g，肉桂 3g，麻黄 1.5g，炮姜 1.5g，王不留行 15g，麦芽 15g，橘叶 6g，土贝母 9g，夏枯草 12g。水煎服。

服 4 剂而肿块消散，继服 4 剂，诸症悉瘥。1 年后追访未复发。

按：乳房囊性增生症，又称乳腺小叶增生症，属中医学"乳癖"的范畴。本证经期加重，或泌血样液。此多系肝郁痰凝血滞而成，亦有兼冲任失调者，故予以阳和汤加王不留行、橘叶、麦芽、土贝母、夏枯草等药，以开痰结，散瘀滞，调冲任。

8. 类风湿性关节炎案

贾某，男，22 岁，1975 年 4 月 15 日初诊。

患者自春节始，两腿痛，双手指关节肿痛，经 X 线摄片诊为类风湿性关节炎，舌质淡红，苔薄白，脉沉而无力。

辨证：寒凝痰滞，痹阻经络。

治法：温阳解凝，蠲痹通络。

方药：阳和汤化裁。

熟地 30g，桂枝 9g，白芥子 6g，鹿角胶 10g（烊），炮姜 3g，麻黄 1.5g，木瓜 15g，乳香 9g，没药 9g，全虫 6g，鸡血藤 30g，炮甲 6g，松节 3 个。水煎服。

连进 25 剂，肿痛悉瘳，步态自如，1 年后随访未复发。

按：类风湿性关节炎，属中医学"痹证"范畴，《景岳全书》论述较详，其云："此乃血气受寒则凝而留聚，聚则为痹，是为痛痹，此阴邪也……诸痹者皆在阴分，亦总由真阴衰弱，精血亏损，故三气得以乘之。经曰邪入于阴则痹，正谓此也。是以治痹之法，最宜峻补真阴，使气血流行，则寒随去，若过用风湿痰滞等药，再伤阴分，反增其病矣。"其论述痹证之病因、病机及治法，提示为阳和汤之适应证。而王洪绪将鹤膝风列为阳和汤主治之首，故今用治痹证，非出臆造。

9. 腰椎间盘脱出、腰椎肥大增生症案

隋某，男，49 岁，1975 年 2 月 10 日初诊。

患者腰痛，俯仰转侧不利，活动痛剧，步态维艰，策仗而行，有跌仆史。经 X 线摄片诊为腰 4～5 椎间盘脱出，3、4 腰椎肥大增生，腰椎骶化，骶椎裂并游离棘突。脉沉细，舌质红，苔薄白。

辨证：肾元亏虚，气滞血瘀。

治法：益督补肾，活血通络。

方药：阳和汤化裁。

熟地黄30g，鹿角霜30g，炮姜3g，麻黄1.5g，肉桂6g，毛姜24g，鸡血藤30g，续断15g，狗脊15g，炙甘草6g。水煎服。

连服24剂，行动自如，疼痛消失，并能骑自行车。3年后追访腰痛未复发。

按：中医学认为"腰者，肾之府"，"肾主骨生髓"，"督脉为肾之外垣"，"贯脊"，"属肾"，"肾气内充"，"而外垣则固"。阳和汤以"温督与冲以益气血"，强筋健骨，通利关节而收效。

10. 妇科炎性包块案

郭某，女，35岁，1974年7月5日初诊。

患者生有子女二人，月经后期，色暗量少有块，经行腰腹痛，白带清稀量多。近半月小腹痛，右侧尤著，痛不喜按。妇科检查：右下腹部有鹅卵大炎性包块。面色苍白，形寒肢冷，舌淡苔白，脉沉细。

辨证：寒袭胞宫，血滞寒凝。

治法：温宫祛寒，化瘀散结。

处方：熟地黄30g，桂枝6g，炮姜3g，麻黄1.5g，鹿角霜30g，三棱6g，莪术6g，鸡内金9g，香附12g，灵脂9g，牛膝9g，甘草6g。水煎服。

迭进10剂，炎块缩小至鸽卵大，续服20剂，肿块消失，病臻痊愈。

按：妇科炎性包块、卵巢囊肿及子宫肌瘤，均属中医学"癥积""石瘕""肠覃"范畴，临证应辨别阴阳，治分寒热。若因寒邪客于胞宫，血寒凝滞，瘀结不散者，可予以阳和汤化裁治之。经云："邪之所凑，其气必虚。"其所虚之处，即受邪之地。病因于血分者，必从血而求之。故以熟地大补阴血，又以鹿角胶血肉有情之品助之。《灵枢·水胀》云："寒气客于肠外，与卫气相抟，气不得荣，因有所系，癖而内著，恶气乃起，瘜肉乃生……石瘕生于胞中，寒气客于子门，子门闭塞，气不得通，恶血当泻不泻，衃以留止，日以益大，状如怀子。"此案既虚且寒，又非平补之性可收速效，故以炮姜温中散寒，桂枝入营，麻黄达卫，白芥子化痰结，共成解散之功；甘草解毒，调和诸药。酌加香附、三棱、莪术、内金之属，助其软坚散结之力。

11. 妇女痛经案

程某，女，23 岁，1975 年 8 月 20 日初诊。

患者 16 岁月经初潮，后期而至，量少色暗，经前 3 日小腹疼痛，经行尤著，面色苍白，手足不温，腰酸体倦，脉沉细，舌质淡，苔白。

辨证：寒湿凝滞，冲任瘀阻。

治法：温经散寒，调补冲任。

处方：熟地黄 30g，鹿角胶 30g，肉桂 3g，白芥子 6g，姜炭 2g，麻黄 6g，甘草 6g，吴茱萸 6g，小茴香 3g，延胡索 9g。

于经前一周服 5 剂，经候如期，色量如常，痛经消失，复于下次经前一周服 5 剂，而诸症悉除。

按：阳和汤具温经散寒、通脉导滞、调补冲任、温通督脉之用，故对寒凝胞宫，经脉失养之痛经，症见四肢不温，小腹冷痛，喜暖喜按，月经量少色淡，脉沉细或迟细，舌质淡红苔白者，卓有成效。

12. 慢性支气管炎案

李某，女，36岁，1974年11月2日初诊。

患者自幼病喘，届时已三十余年，嗽而痰多，清稀有泡沫，呼吸急促，甚则张口抬肩，纳呆脘痞，腰膝酸软，动则心悸，脑转耳鸣，诸药鲜效。脉沉细，舌淡白，苔薄白，舌体浮胖，舌边有齿痕。X线透视诊为慢性支气管炎伴肺气肿。

辨证：肺肾阳虚，痰浊壅滞。

治法：温肺益肾，化痰平喘。

处方：熟地30g，肉桂3g，鹿角胶10g（烊化），炙麻黄1.5g，白芥子6g，党参15g，茯苓12g，胡桃（连壳，打）30g，白果9g，炙甘草9g。水煎服。

服5剂后喘咳大减，痰声渐息，15剂后喘咳平。嘱服肾气丸缓补，以资巩固。

按：大凡慢性支气管炎，证属脾肾阳虚，寒痰凝滞者，必借真火以温煦，真水以濡养，同时佐以化痰开结、平喘止咳之品。前人有"久病及肾""标在肺，本在肾"之说，虽"脾为生痰之源，肺为贮痰之器"，然肾司蒸化开阖，固藏摄纳，实居于首位。故有阳和汤方证应用之治验。

13. 慢性皮肤病案

栾某，男，40岁，1963年11月3日初诊。

患慢性荨麻疹二年余，曾用西药罔效，某中医师予以消风散八剂鲜效，延医于业师牟永昌公。症见身起大小不等之风疹块，疹块色白，瘙痒异常，遇冷则剧，得暖则瘥，冬重夏轻，反复发作，劳累则甚，倦怠乏力，四肢逆冷，舌淡白，苔薄白，脉弱。

辨证：卫阳不固，风寒痹阻。

治法：温阳散寒，调和营卫。

处方：熟地30g，肉桂3g，麻黄4.5g，当归15g，鹿角胶6g，桂枝9g，防风9g，甘草9g。水煎服。

4剂后，风疹块逐渐隐退，瘙痒递减，续服20剂而愈。

按：慢性皮肤病病因多端，大凡因肾阳不充，卫外不固，风寒之邪乘虚侵袭，阻于肌腠，痹阻经络，营卫不和，而导致破损者，或久病不愈，缠绵日久，属肾虚寒凝血滞之证者，皆可应用阳和汤。见于皮损之病，名曰皮肤病，故皮损情况临证要辨别。阳和汤临证多用于"阴斑"者（多呈慢性暗红色或紫红色斑块，且肿胀疼痛不著），"风团"之属肾阳不振者（四肢厥冷，遇冷则发），慢性结痂丘疹和慢性瘙痒性丘疹者，"水泡""脓疱""糜烂"之属阴证者（亦多属慢性），"溃疡""脓肿"之属"阴疮""寒疡"者（多慢性反复发作，肿痛不著，脓液清稀），"结节""肿瘤"发病日久者（多兼肢体畏寒厥冷）。

14. 其他

（1）王某，男，29岁，1977年3月11日初诊。

患者半年前在劳动中突感恶心，眩晕，头痛，耳鸣，心慌，瞬息昏仆，口吐涎沫，四肢搐搦，片刻清醒，一如常人，病后感极度疲惫，其后月余又发一次，近半月来发作较频，或三五日一发，或六七日一发，甚恐惧，故来院就诊，经西医确诊为癫痫小发作，而转中医治疗。面色苍白，疲惫无神，毛发枯槁，舌淡，苔薄白，脉沉细无力，两尺尤甚。既往有遗精、健忘、腰痛病史。

辨证：肾精亏损，督脉空虚，髓海不足（痫证）。

治法：培肾填精，温督益髓，豁痰开窍。

处方：熟地30g，肉桂3g，鹿角胶9g（烊化），白芥子6g，炙麻黄1.5g，炮姜3g，南星6g，竹沥10g，天竺黄6g，白矾6g，蒌仁12g，蜈蚣2条（研冲），菖蒲10g，朱砂1.5g（冲），炙甘草6g。水煎服。

上方服用4剂后痫证未发，续服4剂，其后以上方配丸药一料服，两年后欣告未复发。

（2）林某，女，36岁，1976年5月12日初诊。

患者头脑空痛，眩晕耳鸣，腰膝无力，带下较多，且清稀如涕，月经量少，后期而至，面色苍白，毛发稀疏，面目浮肿，四肢不温，形寒神疲，言语低微，喜卧嗜睡，舌淡，边有齿痕，少苔，脉沉细无力。罹病年余，每次发病则天转地旋，伴恶心，头痛，闭目数分遂止。近来发作较频，曾多处中西药物及针灸治疗罔效，西医诊断为"耳源性眩晕"。

辨证：肾虚不荣，督脉失养，髓海空虚（眩晕）。

治法：培元益肾，养荣督脉，温阳化饮。

处方：熟地30g，肉桂3g，白芥子6g，炙麻黄1.5g，炮姜3g，细辛1.5g，鹿角胶6g（烊化），枸杞子15g，菟丝子15g，白术15g，肉苁蓉18g，茯苓15g，泽泻15g，炙甘草6g。水煎服。

迭进18剂，眩晕遂止，月事调匀，带下不多，至今眩晕未发。

按："肾生髓"，"脑为髓之海"，督脉为"阳脉之海"，"总督一身之阳脉"，又"属脑络肾"，故《灵枢·海论》云"髓海有余，则轻劲多力，自过其度；髓海不足，则脑转耳鸣，胫酸眩冒，目无所见，懈怠安卧。"上述两则案例，均为肾精亏损、督脉空虚、髓海不足而致，阳和汤具温督育肾以益精血，通阳散凝以化痰结之效，于是痫证、眩晕病臻痊愈。

结语

余侍诊家父吉忱公侧，见公用阳和汤治疗类风湿疾病，深奇之，而问道于公，于是，引出一段医话：家父吉忱公于 20 世纪 30 年代师从儒医李兰逊公，在随师期间，见先生用阳和汤治疗各种疾病，弗明不解，遂请师释迷，问曰："昔日弟子患尪痹，师何以阳和汤愈之？"师曰："王洪绪《外科全生集》用治鹤膝风，列为阳和汤主治之首，君疾已愈，当晓然于心，王氏非臆测附会之语也。"又问："某君腰疾，师诊为痛痹，不予乌头汤，而以阳和汤愈之，恭听师言。"师曰："景岳尝云：'此乃血气受寒则凝而留聚，聚则为痹，是为痛痹，此阴邪也……诸痹者皆在阴分，亦总由真阴衰弱，精血亏损，故三气得以乘之。经曰邪入于阴则痹，正谓此也。是以治痹之法，最宜峻补真阴，使气血流行，则寒随去，若过用风湿痰滞等药，再伤阴分，反增其病矣。'故今用治痹，非出臆造也。"而今以阳和汤加减治愈上述诸疾，亦"非出臆造也"。

阴寒之证，多由平素阳虚，阴寒之邪乘虚侵袭，或阻于筋骨，或阻于肌腠，或阻于血脉，致血虚、寒凝、痰滞，而诸症生焉。

治之之法，宜温补和阳，散寒通滞。故方中重用熟地黄益肾填精，大补阴血，任为主药。鹿角胶乃血肉之品，生精补髓，养血助阳，且鹿角胶由鹿角熬化而成，骨属，"禀纯阳之质，含生发之机"，而强筋健骨，通利关节；佐以肉桂、姜炭温阳散寒而通血脉，均为辅药。麻黄、白芥子协助姜、桂以散滞而化痰结，并与熟地、鹿角胶相互制约而为佐药。甘草解毒，调和诸药，以为使。方中熟地、鹿角胶虽滋腻，然得姜、桂、麻黄、白芥子宣通，则通而不散，补而不滞，乃成寓攻于补之方，相辅相成之剂。诸药配伍，共奏温阳散寒、养血通脉之功，犹如"阳光普照，阴霾四散"，故有"阳和"之名。

验诸临证，阳和汤对上述各种疾病，若审证确凿，证属阴寒者，灵活加减，确有实效，从而验证了中医学"有是证，用是药"，"异病同治"法则应用的广泛性。然"贵临机之通变，勿执一之成模"，一定要辨证施治，分清阴阳，辨识寒热，查明虚实，灵活化裁，权衡主次，方能达到预期效果。否则，胶柱鼓瑟，按图索骥，势必贻误病机。

第七节

麻黄连轺赤小豆汤方证法式

麻黄连轺赤小豆汤，方出张仲景《伤寒论》。原方为麻黄、生姜、连轺、甘草（炙）各二两，赤小豆三升，杏仁四十枚，生梓白皮三两，大枣十二枚（擘）。以潦水一斗，先煮麻黄再沸，去上沫，内诸药，煮取三升，分温三服，半日服尽。

一、方证分析

麻黄连轺赤小豆汤，主治"伤寒瘀热在里，身必发黄"，乃外解表邪，内清湿热，表里双解之剂。验诸临证，可治急性黄疸型肝炎、急性肾炎、急性荨麻疹、玫瑰糠疹等外有表证，内有里热之证者。原方连轺易连翘，梓白皮易桑白皮。方以麻黄、杏仁宣肺利水，俾腠理之邪，随汗而解；连翘、赤小豆、桑白皮肃肺清热利湿，以冀湿热随小便而利；生姜、大枣、甘草辛甘、酸甘相和，健脾和中，调和营卫，以助肺脏清肃之力，长三焦气化之功。

二、医案举例

1. 急性黄疸型肝炎

于某，女，16 岁，学生，1971 年 10 月 7 日初诊。

患者发热 5 天，恶寒未解，小便黄赤，大便秘结，脘腹痞满，胁肋疼痛，口干不欲食，继而发现面目俱黄，神疲乏力，纳谷不馨，舌红，苔白腻兼黄，脉浮数而弦。碘试验（+），锌浊度 13U/L，黄疸指数 20U/L，谷丙转氨酶 215U/L。

辨证：外感时邪，湿热郁蒸。

治法：疏散表邪，清利湿热。

处方：麻黄 4.5g，杏仁 6g，连翘 10g，桑白皮 15g，赤小豆 18g，茵陈 15g，丹皮 6g，佩兰 6g，大枣 4 枚，生姜 3 片。水煎服。

1971年10月12日复诊。连进5剂,发热恶寒悉除,外邪已解,但里热未清,上方去麻黄、杏仁,加大青叶15g,败酱草15g,大黄6g。水煎服。

1971年10月23日三诊。续进10剂,黄疸消退,胁痛自瘥,纳谷渐馨,舌红白苔,脉弦,予以香砂六君子汤合五苓散善后。

两周后检血,肝功能恢复正常。

按:本病为肝炎病毒所致的急性消化道传染病,多发生于儿童及青壮年,是一种常见的疾患。本例外有表邪,内有湿热,属阳黄范畴,即《伤寒论》中太阳、阳明合病,故主以麻黄连轺赤小豆汤而收显效。

中医学以其目黄、身黄,小便黄,名之曰黄疸,又称黄瘅。早在《素问·平人气象论》中就有"溺黄赤,安卧者,黄疸……目黄者,曰黄疸"的记载。历代医著对此病记述甚详,《金匮要略》有黄疸、谷疸、酒疸、女劳疸、黑疸之分;《诸病源候论》把黄疸分为二十八候;《圣济总录》有九疸、三十六疸之别;《卫生宝鉴》根据本证的性质,概括为阳黄与阴黄两大类,执简驭繁,对临证指导意义甚大。此病多因夏秋季节时邪、湿热外袭,郁而不达,内阻中焦,脾胃运化失司,湿热交蒸不得宣泄,熏蒸肝胆,以致肝失疏泄,胆汁外溢,浸于肌肤,下流净府,而面、目、小便俱黄。症见发热恶寒,口渴不欲饮,小便黄赤,大便干结,胁痛,身目俱黄,苔白或兼黄,脉弦数而浮者。主以麻黄连轺赤小豆汤加味治之。取麻黄、杏仁、生姜之辛温,以发越其表;茵陈、佩兰、丹皮、赤小豆、连轺(连翘)、桑白皮之苦寒甘，以清热于里；大枣、甘草甘温悦脾，以为甘温驱散之用。若热重于湿，佐以败酱草、大青叶；若湿重于热者，佐以薏苡仁、茯苓；若胁痛者，加柴胡、郁金、川楝子；若脘腹痞满，呕恶，酌加藿香、蔻仁；肝区疼痛者，佐以郁金、芍药。

2. 急性肾炎

（1）于某，女，19岁，学生，1973年10月12日初诊。

患者于3日前出现面目浮肿，继而四肢亦肿，来势迅速，伴发热恶寒，微咳，肢节烦痛，小便不利，服用感冒药未瘥，故延余诊治。舌苔薄白，脉浮紧，尿常规检查：蛋白（+++），颗粒管型（+），红细胞（+）。诊为急性肾炎。

辨证：风邪袭表，肺失宣降（风水）。

治法：散风清热，宣肺行水。

处方：麻黄10g，连翘12g，赤小豆30g，桑白皮30g，姜皮10g，益母草30g，白茅根30g，杏仁10g，蝉衣6g，苏叶10g，甘草6g，生姜3片，大枣4枚。水煎服。

复诊：服药5剂，肿消，热退，咳息，尿检正常，脉象平稳。原方麻黄减量为6g，加茯苓12g，续服20剂，以善其后。

1个月后，其母欣然相告，在当地医院连续化验3次，均正常。

（2）周某，男，68岁，社员，1974年4月27日初诊。

患者曾于1973年8月3日在内科诊为慢性肾炎，于1974年1月19日入院内科治疗，好转后于3月4日出院。近日患者发热，头痛，面目及四肢浮肿，恶风寒，尿常规检查见蛋白（+++），颗粒管型（+），内科诊为慢性肾炎急性发作，转中医科治疗。

舌红无苔，下肢按之陷而不起，脉浮数。

辨证：脾虚失运，风邪犯肺。

治法：宣肺解表，健脾利湿。

处方：麻黄 6g，连翘 12g，赤小豆 30g，桑白皮 15g，杏仁 10g，大枣 3 枚，甘草 6g，石韦 10g，益母草 12g，山药 15g，云苓 12g，鲜茅根 30g，生姜 3 片，水煎服，4 剂。

复诊：1974 年 5 月 1 日，药后诸症消失，脉浮，舌红无苔，尿常规化验正常，继服 3 剂，予金匮肾气丸以善其后。

按：急性肾炎是溶血性链球菌感染所致的过敏性肾脏炎证。水肿为其主症之一。二案均为风邪犯表，肺失宣发肃降，法当外解表邪，内清里热，故运用麻黄连轺赤小豆汤方证法式而收效。

中医学认为风湿侵袭，肺失宣降，不能通调水道，下输膀胱，致风遏水阻，流溢肌肤，发为水肿；或内伤饮食、劳倦，脾虚失运，肾气开阖失司，水湿浸渍，发为水肿。盖体内水液运行，赖肺气通调下降，脾气转输上行，肾气蒸化开阖，三焦司决渎之权，俾膀胱气化畅行，小便因而通利。故脾、肺、肾三脏功能障碍，与水肿形成关系密切。

肾炎初起，腰以上肿，面目尤甚，恶风或恶寒，咳嗽甚则气喘，或骨节痛，口渴，便秘或自调，溲赤涩，舌质淡或红，苔白腻或腻，脉浮数或滑数，故急性肾炎属中医学"阳水""风水"范畴。

《素问·汤液醪醴论》云："平治于权衡，去宛陈莝……开鬼门，洁净府。"《金匮要略》云："诸有水者，腰以下肿，当利小便，腰以上肿，当发汗乃愈。"故肾炎初起治宜解表宣肺利水为主。麻黄连轺赤小豆汤,乃外解表邪,内清湿热,表里双解之剂,治急性肾炎较越婢加术汤收效尤捷,较疏凿饮子平稳而效卓。

若慢性肾炎急性发作,有表证而卫阳不虚者同样适用,无表证者去麻黄,卫阳虚者麻黄易黄芪。服用麻黄连轺赤小豆汤后,水肿消失,而有阴虚征象,如视物昏花、双目干涩、口干、脉细数、舌红无苔,应酌情选加滋阴之品。

尿中有红细胞者,加益母草、鲜茅根、旱莲草、阿胶;有白细胞者,加忍冬藤、红藤、黄柏。

3. 荨麻疹

荨麻疹为过敏性疾病,中医学有游风、痦瘟、瘾疹之分。游风多发于肌肤,起如云片,浮肿焮热,呈斑状风团,时消时现,出没无定,故名游风,又称风疹块,分赤、白二种,赤者为热,白者为风。痦瘟,又名风痦瘟、鬼风疙瘩,其状,风团扁平隆起,堆垒成片,状如豆瓣,多以热为重。瘾疹之况,发疹多为小粒状,隐于皮肤中,如蚊咬之留迹,呈点状风团。

荨麻疹临证有风寒、风热之分,又有实热、虚热之别,麻黄连轺赤小豆汤适用于肌肤有湿,复感风寒或风热之邪,郁于肌腠,与血气相搏,致营卫不和而发。若生疹色白,遇冷或风吹加剧,得暖则瘥,冬重夏轻,舌苔薄白而腻,脉迟或缓者,属风寒为患,宜本方去连轺,加桂枝、荆芥、防风等药;若疹色赤,遇热则出,遇冷则起,夏重冬轻,舌苔薄黄、舌红、脉浮数者,属风热为患,宜本方加防风、蝉衣、浮萍、牛蒡子等味。

(1)车某,男,24岁,工人,1965年3月16日初诊。

患者自昨天起突然全身泛发大小不一白色风团，痒甚，恶风畏寒，遇风加剧，时起时消，舌苔薄，脉浮紧。

辨证：风寒犯表，郁于肌腠，营卫失和（游风）。

治法：祛风散寒，调和营卫。

处方：麻黄6g，杏仁6g，赤小豆30g，桑白皮30g，荆芥10g，防风6g，桂枝6g，当归12g，甘草6g，生姜3片，大枣4枚。水煎服。

复诊：1965年3月20日，迭进4剂，风团瘙痒悉除，予以4剂桂枝汤加味善后。

（2）王某，女，37岁，教师，1978年7月11日初诊。

患者泛发红色豆瓣状风团，扁平隆起，口干怕热，心烦不宁，皮肤灼热，奇痒3天，舌红苔黄，脉浮滑。

辨证：风热郁于肌肤，不能透达（痦瘟）。

治法：散风清热，透理三焦。

处方：麻黄6g，杏仁6g，连翘12g，赤小豆30g，桑白皮30g，蝉衣10g，浮萍6g，防风6g，荷叶6g，白蒺藜15g，当归12g，赤芍15g，生地15g，甘草6g，生姜3片，大枣4枚。水煎服。

复诊：1978年7月15日。服上方5剂，诸症大减，仍宗原意，上方加丹皮10g，赤芍10g。

三诊：1978年7月20日。连进4剂，诸症悉除，予以升麻3g，苍耳子6g，荷叶6g煎汤作饮，服用1周，以善其后。

按：此二案共为风邪郁表，但邪又有寒热之别，连翘乃苦寒之品，于风寒不利，故案例一去之。当归、赤芍之属，乃"治风先治血，血行风自灭"之义也。

4. 玫瑰糠疹

玫瑰糠疹是春秋易于发生的皮肤病，多发于青壮年，且好发于躯干及四肢近端，初发多在胸部，先出现一指甲大玫瑰斑疹，1 周后斑疹渐大如钱币，斑疹中心产生浅棕色糠皮样鳞屑，称为前驱斑，又称原发斑或母斑。历数日后，于躯干及四肢猝发多数相似的较小红斑，称为子斑，子斑亦逐渐增大，但始终不超过母斑大小。斑疹颜色不一，鲜红或褐色，斑疹长轴与皮肤纹理一致，表面附有细小糠样鳞屑，轻度瘙痒，病程 4～6 周，部分患者可伴有周身不适、轻度发热等全身症状。

中医学认为，此病多因风热血燥，闭塞肌腠而发，治宜散风清热，凉血通络，麻黄连轺赤小豆汤为外解表邪、内清里热之剂，可用治此证。

于某，男，28 岁，干部，1971 年 10 月 2 日初诊。

患者 1 周前于胸部出现一片圆形玫瑰色红斑，上有细薄屑，直径约 1.5cm，轻度发痒，近两天躯干及四肢近端出现大小不一的椭圆形红色斑片，上有皱纹，边缘有一圈糠状细鳞屑，舌红苔黄，脉浮。

辨证：风热血燥，腠理闭塞。

治法：散风清热，凉血润燥。

处方：麻黄 6g，杏仁 6g，连翘 12g，桑白皮 30g，赤小豆 30g，蝉衣 10g，丹皮 10g，赤芍 10g，白蒺藜 2g，银花 18g，防风 6g，荆芥 6g，甘草 6g，生姜 3 片，大枣 4 枚。水煎服。

复诊：1971 年 10 月 7 日。连进 4 剂，斑片颜色变淡，且鳞屑渐退,瘙痒自愈,原方继服。

三诊:1971年10月16日。续进8剂,诸症悉除。

第八节

补中益气汤方证法式

方出《脾胃论》,乃李东垣宗《素问·至真要大论》"劳者温之""损者温之"之论而立方,为补气升阳,甘温除热的代表方剂。

药物组成:黄芪15g,白术、党参各12g,当归10g,陈皮、炙甘草各4.5g,柴胡6g,升麻3g。水煎服。

一、方证分析

本方以甘温诸药为主组成,用以治脾胃虚弱、气血虚损所生之大热,故称之为"甘温除热"大法。乃李东垣宗《黄帝内经》"劳者温之""损者温之""温能除大热"之论而立方,且有众多的加减法。方中芪、参、草是清除湿热所致烦热的要药;当归和血脉;陈皮理气,升清降浊;白术甘温除胃中湿热;升麻、柴胡,一升举下陷的清气还于脾胃,一升少阳生发之气上煦心肺。故本方为治柴胡虚证的方剂。

今用此方,多用于阳虚易感冒,或气虚发热不退,或病后产后气虚,或内脏下垂而兼见脾胃虚弱者。本方对某些前列腺肥大，而以中气下陷见症者，亦有疗效。

二、医案举例

1. 气虚发热

张某，女，48 岁，鞋厂工人，1980 年 11 月初诊。

患者昼时低热约 3 年，曾疑为工作关系接触苯制品所致，而调换工作环境 1 年余，仍持续低热，晨 7 时许即感面及手足热，乏力，头晕，动则汗出，精神不振，烦躁胸闷，纳呆，体温 37.3～37.7℃。多方检查无异常，经中西医多方治疗无好转。面色黄白，形体瘦弱，脉沉细弱，舌淡苔白。

辨证：气虚发热。

治法：补中益气。

处方：黄芪 15g，白术 15g，红参 9g，当归 10g，陈皮 12g，炙甘草 10g，柴胡 6g，升麻 3g，黄芩 10g，半夏 10g。水煎服，日 1 剂，2 次分服。

服药 3 剂时，即感精神体力好转，体温降至 37～37.2℃，上方加大红参量至 12g，服药 10 剂时，体温未再超过 37.2℃，即将原方配成散剂，每日 3 次，每次 6g，开水冲服。持续服药 3 个月，面红体健神足，病愈。

2. 定期发热

王某，男，56 岁，1998 年 2 月 13 日初诊。

患者自 6 年前始，常出现不明原因发热，体温 40℃，口干舌燥，身体消瘦，心烦热，不思饮食，高热持续 3～4 日，不药自退。后每月发作一次，京城医院遍诊无果。适笔者赴京，友人引而诊之。时患者发热期始息，面色憔悴，言语低微，形体消瘦，舌红少苔，脉弦细。

辨证：枢机不利，中气不足，相火妄动。

治法：调枢机，补脾胃，引火归原。

处方：炙黄芪 30g，知母 6g，红参 10g，炒白术 12g，陈皮 6g，当归 10g，柴胡 6g，升麻 6g，黄芩 6g，姜半夏 6g，炙甘草 6g，姜、枣各 10g。水煎服。

因笔者客京，病人随诊不便，嘱上方服用 9 剂后，更换二方，即发烧周期之中段时间，予以上方改黄芪 90g，知母 15g，合入五苓散易汤各 12g，亦服 9 剂。更服三方，即发热周期之前段时间，予以一方改黄芪 15g，知母 10g，柴胡 48g，黄芩 24g，加白薇 15g，川芎 12g，桃仁 12g，白芍 15g，桂枝 12g，炙鳖甲 10g，鼠妇 10g，地龙 10g，凌霄花 10g，射干 10g，芦根 30g，石韦 10g，亦 9 剂，此乃鳖甲煎丸易汤服之。嘱此法为每月治疗之三跂。

后于 2000 年适笔者进京，病人赴宾馆欣然相告：经用上述治疗方案三个月，遂病愈。

3. 癃闭

张某，男，64 岁，1974 年 8 月 12 日就诊。

患者患前列腺肥大经年，症见小腹坠胀，小便不利，欲解不爽，点滴不畅，伴茎中痛，神疲乏力，纳呆，气短而语声低微，舌淡，苔薄白，脉细。

辨证：枢机不利，中气下陷，下焦气结。

治法：调枢机，补中益气，理气导滞，活血通络。

处方：黄芪 30g，红参 10g，炒白术 15g，柴胡 6g，升麻 6g，茯苓15g，泽泻15g，当归12g，川芎10g，熟地黄12g，酒延胡索10g，川楝子6g，炮山甲6g，王不留行10g，皂角刺6g，生甘草10g。水煎服。

8月19日，服药7剂，小便通利，小腹坠胀、茎中痛之候均缓。予以原方加川牛膝12g，车前子30g（包煎），木通10g，续服。

9月11日，患者欣然相告，续服21剂，小便通畅，已无纳呆、气短、小腹坠胀、茎中痛之症。嘱服补中益气丸、金匮肾气丸，以固疗效。（柳吉忱验案）

按：前列腺肥大，亦称前列腺增生症，多发生于50岁以上男性。此案以小便欲解不爽，尿液点滴不畅，茎中痛为特征，故属中医"癃证"范畴。又以其小腹坠胀，神疲力乏，纳呆，气短为临床见症，故属中气不足，气化失司之气淋证。故主以补中益气汤，以成补中益气，升清降浊之功，以期癃证得除；方中参、芪合四物汤，乃《医宗金鉴》之圣愈汤，以益气养血之功，而除神疲力乏、气短之候；入茯苓、泽泻，则寓《金匮要略》之当归芍药散，以其调肝脾，和气血，司气化之功，为治癃闭常用之方；案中山甲、王不留行、皂角刺乃软坚散结，通脉导滞之品；大凡淋证或癃闭证，吉忱公多以人参补肾益元，苦楝、延胡索行气止痛，三药为伍，俾元气复，气道利，水道通，而茎中痛得解。诸药合用，此即"以对方证对者，施之于人，其效若神"之谓也。

清·田宗汉《医寄伏阴论》云："小便不利，是阳气不化，法当扶阳化气，方有补中益气汤可用。"前列腺肥大症者，多系脾肾俱虚之老年男性患者，故吉忱公临证有补中益气丸、金匮肾气丸，作愈后之用，亦可作老年人小便欲解不爽之治。吉忱公谓："昔宋·朱肱尝云：'古人治病，先论其所主，男子调其气，女子调其血。'本案之用方，或治已乱，或治未乱，均为'调其气'也。"

4. 阴挺

王某，女，39岁，已婚，并生育三胎子女，栖霞下门楼村人。1959年3月10日初诊。

患者自1958年10月份，由阴道脱出一物，色紫红，用手送入阴道，动则复出，活动不便，懒言，小便频数，小腹下坠，神疲乏力，少气，舌淡，苔薄，脉沉迟。

辨证：枢机不利，中气下陷，带脉不束。

治法：调枢机，补中益气，升阳举陷。

处方：当归20g，升麻60g，黄芪60g，川芎10g，生地10g，人参10g，白术10g，炒白芍10g，炙甘草10g。水煎服。

外用方：紫草15g，红花10g，黄酒0.5kg，共煎。新棉2块共煮，稍热交替敷患处。

3月18日复诊，患者欣然相告，共服药4剂，治疗4日，病已痊愈。（牟永昌验案）

按：阴挺，又名阴脱，西医称子宫脱垂。此患者为中年女性，其脉证属脾虚气陷，冲任不固，带脉不束，无力系胞而致。故永昌公师《脾胃论》之补中益气汤化裁，予"加减补中益气汤"而愈之。方中重用黄芪、升麻，乃益气举陷之谓；药用人参，以其味甘，性微温不燥，善补脾肺之气，俾脾肺气足，则一身之气俱旺，故为大补元气之品；白术甘苦性温，甘温补中，苦可燥湿，为补脾益气之要药；甘草炙用，益气补虚。五药共用，尚寓《景岳全书》举元煎（人参、黄芪、升麻、白术、炙草）之伍，实为益气举陷固脱之方。方中当归、白芍、生地、川芎四药，乃《局方》四物汤之伍，本案用之，以其补血调血之功而疗冲任虚损之证。《得配本草·奇经药考》云"川芎行冲脉""白术主冲脉为病""黄芪主阳维为病""白芍主阳维寒热，带脉腹痛"，故川芎、白术、黄芪、白芍诸药入冲、带、阳维诸经，而具调冲任、固带脉、维阳气之功，为阴挺必用之药。故用药四剂，方合证对，而病臻痊愈。

子宫脱垂，时而嵌顿于阴道口，行走夹挤，必有络脉瘀滞之侯，故永昌公有紫草伍红花、黄酒共煮棉纱热渍之方，以活血化瘀，通络导滞。《神农本草经》谓紫草"主心腹邪气"，具"补中益气"之功。现代药理研究证实紫草有抑菌作用，故紫草渍方，有治疗子宫及阴道感染之功。此乃牟师永昌公匠心独具，而有古方新用之谓。

第九节

二陈汤方证法式

二陈汤方出《太平惠民和剂局方》，有燥湿化痰，理气和中之功，为痰证而设。

药物组成：半夏、陈皮各三钱，茯苓四钱，炙甘草钱半。水煎服。

一、方证分析

本方为治湿痰之主方。湿痰之证，多因饮食生冷，脾胃不和，健运失常，聚湿为痰。方中半夏取其辛温性燥，善能燥湿化痰，且能降逆和胃而止呕，任为主药。陈皮理气化痰，气顺则痰降，气行则痰化，任为辅药。因痰由湿生，脾健运则湿自化，湿去则痰自消，故佐以茯苓健脾利湿，使以甘草健脾和中。诸药合用，俾湿去痰消，气机通畅，脾得健运，方证相合，则诸症得解。

二、医案举例

1. 痫证

衣某，女，32岁。1977年10月21日初诊。

患者癫痫发作，历时年余，发无规律。发前眩晕头痛，伴胸闷短气，继而晕仆，昏不识人，牙关紧闭，面部及肢体搐搦，移时苏醒。平素周身重着，精神萎靡，言语如常。腹部及双臂有黄豆粒大结节10余枚，于某医院行皮下结节活体组织检查，诊为脑囊虫病。舌质淡，苔白腻，脉沉弦。

辨证：痰壅虫扰，蒙蔽清窍。

治法：化痰散结，开窍醒神，杀虫定痫。

方药：加味二陈汤。

陈皮12g，姜半夏10g，茯苓15g，白芥子12g，薏苡仁30g，夏枯草10g，制香附10g，雷丸10g（研冲），榧子仁10g（研冲），琥珀6g（研冲），胆南星10g，全蝎6g，僵蚕10g，郁金10g，远志10g，天竺黄10g，石菖蒲10g，乌梅10g，炙甘草10g，生姜10g。水煎服。

11月2日，连进10剂，眩晕若失，其间痫证仅发一次。上方加瓜蒌仁12g，水牛角10g。水煎服。

11月23日，续服20剂，痫证未发，虫瘤消退，已能劳作。效不更方，嘱续服30剂，辅以食用南瓜子。（柳吉忱医案）

按：囊尾蚴侵入皮下组织与肌肉可形成结节，囊虫病侵及脑可引发癫痫。对囊虫病皮下结节，清·罗国纲《罗氏会约医镜·论诸虫》云："项间及身上生瘤，而痒不可忍者，内有虫，宜剖之，虫净而愈。"并有虫瘤、痰核之病名。关于脑囊虫病并发癫痫，《证治准绳》云："虫积，多疑善惑，而成癫痫。"复云："痫病日久而成窠囊，窠囊日久而生虫。"其治法，宜先杀虫理气，后健脾养胃。雷丸、榧子仁为治绦虫之有效中药。加味二陈汤为家父吉忱公所立，此即"医者，意也，不离古法，不执古方，言贵乎圆通也"。主以二陈汤以燥湿化痰，理气和中；合入白芥子利气散结，祛皮里膜外之痰；加薏苡仁健脾渗湿，解筋急拘挛之搐搦。囊虫病皮下结节，加胆南星、夏枯草、香附，以化痰利湿，软坚散结；脑囊虫病并发癫痫，加全蝎、僵蚕、郁金、远志、天竺黄、琥珀、菖蒲，以豁痰开窍，定痫制搐。健脾化痰，杀虫散结，消补兼施，扶正祛邪，而病臻痊愈。

2. 眩晕

毛某，男，56岁，1973年9月10日初诊。

患者头沉重而痛，目眩，胸闷纳呆，心烦易乱，喉中痰鸣，咳痰白稠，纳谷欠佳。舌暗体胖，苔白兼黄，脉滑数，左关见弦象。血压 190/90mmHg。

辨证：痰火蕴伏，扰动肝阳。

治法：清化热痰，平肝潜阳。

方药：半夏白术天麻汤加减。

陈皮 10g，半夏 10g，茯苓 12g，白术 12g，竹茹 12g，瓜蒌 15g，枳实 10g，钩藤 10g，菊花 15g，生龙骨 30g（先煎），牡蛎 30g（先煎），夏枯草 10g，甘草 6g，生姜 10g。水煎服。

复诊：9月14日。药后诸症悉除。血压平稳（120/75mmHg）。嘱其每日以托盘根煎汤服。

按：半夏白术天麻汤，出自《医学心悟》，源自《金匮要略》小半夏加茯苓汤，方由《局方》二陈汤加白术、天麻而成，以其燥湿化痰，平肝息风，而主治风痰眩晕证。加龙骨，以其入足厥阴肝经，以收浮越之气；加牡蛎，功专入肾，为肝肾血分药，为治阴虚阳亢之头痛、眩晕之要药；因其胸闷纳呆，心烦易乱，故入瓜蒌、枳实、竹茹，以宽胸除烦；药用钩藤，甘而微寒，为肝与心包二经之药，有平肝息风、舒筋除眩之功；菊花，甘苦微寒，禀受四气：冬苗、春叶、夏蕊、秋花，饱经霜露，得金水之精，而益肺肾二脏，以制心火而平肝火，则心烦、目眩、头重之症得解；夏枯草冬至后生芽，至春而花，一到夏至即枯，故禀纯阳之气，然味辛苦而寒，独走厥阴，能除肝经郁火，功专散结，乃阳中求阴之味，为泻火散结、清肝降压之要药。

3. 咳嗽

胡某，女，39 岁，1975 年 11 月 26 日初诊。

患者素有咳嗽之疾多年，近日因外感风寒，而发咳嗽。微有气急鼻煽，夜间加剧，不得平卧之症。痰呈泡沫样，并伴有恶寒鼻塞，口渴喜热饮，纳呆食少，大便稀薄，舌苔薄白而腻，脉浮弱微弦。X 线胸透示：慢性支气管炎急性发作。

辨证：脾肺两虚，湿痰凝滞。

治法：健脾益气，止咳化痰，宣肺定喘。

方药：麻黄二陈汤化裁。

麻黄 10g，桂枝 10g，白芍 6g，杏仁 10g，细辛 3g，橘红 10g，茯苓 15g，沙参 12g，白术 10g，砂仁 6g，炒苏子 10g，姜半夏 10g，炙甘草 6g，大枣 3 枚，生姜 6g。水煎服。

用药 1 周，咳喘息，恶寒、鼻塞诸候得解，予以守方续服。

复治一周，病臻痊愈。予以金匮肾气丸安和五脏，以防复发。（柳吉忱验案）

按：本案患者，素有咳嗽顽疾，近因外感风寒辄发，而见咳嗽诸症。《素问病机气宜保命集》云："咳谓无痰而有声，肺气伤而不清也；嗽是无声而有痰，脾湿动而为痰也；咳嗽谓有痰而有声，盖因伤于肺气，动于脾湿，咳而为嗽也。"故公有此理、法、方、药之治。主以麻黄汤宣肺散寒，止咳定喘；二陈汤乃治疗湿痰之首方，用以燥湿化痰，理气和中，合二方之用，吉忱公名方曰"麻黄二陈汤"。处方中尚寓桂枝汤，具和营卫，调气血之功，外可达邪外出，内可安和五脏，以成扶正祛邪之用；药用细辛佐其散寒之功；茯苓、白术、沙参，以成健脾渗湿，润肺生津之用；砂仁、苏子有利膈宽胸之效。故守方十余剂，新病顽疾得除。吉忱公谓："古云：'名医不治喘，谁治谁丢脸。'盖因其病易复发也，故愈后当以益元填精、健脾渗湿之金匮肾气丸常年服之，功于安和五脏治未乱也。"

第十节

桂枝茯苓丸方证法式

桂枝茯苓丸一方为《金匮要略·妇人妊娠病脉证并治》篇治疗妇女宿有癥病，妊娠后血漏不止的方剂。原文云："妇人宿有癥病，经断未及三月，而得漏下不止，胎动在脐上者，为癥痼害……所以血不止者，其癥不去故也，当下其癥，桂枝茯苓丸主之。"

药物组成：桂枝、茯苓、丹皮、桃仁、芍药各等分。炼蜜和丸，每日食前服一丸。今多易汤施之。

一、方证分析

本方以其活血化瘀，消瘕除积之功，而验诸临床。原为治妇人有瘀血在胞宫，致妊娠胎动不安，腹痛，漏下之证。盖因其瘀血癥结不消，漏下终不能止，必影响胎元。然消结化癥之法，亦易损胎气，故宗《黄帝内经》"有故无殒亦无殒也"之旨，方用桂枝通阳化气；茯苓渗利下行而益心脾之气，可助行瘀安胎而无殒，故任其为主药。宿有瘀块，郁久多化热，故伍丹皮、赤芍、桃仁以化瘀血，兼清瘀热，共为辅佐之药。丸以白蜜，以成缓和诸药祛瘀之峻力，而为使药。诸药合用，以成活血祛瘀，消癥散结之治。本方除用于妇科癥瘕，根据"异病同治"的原则，尚可用于治疗泌尿系结石。

二、医案举例

1. 癥瘕

秦某，女，32岁，1976年8月9日初诊。

患者月经尚可，白带较多，经期时有胸胁、乳房胀痛。右下腹疼痛不移，经妇科检查，右侧卵巢囊肿如鸡卵大，诊为卵巢囊肿（右）。舌质暗红，有瘀点，脉沉涩。

辨证：气化失司，痰瘀互结。

治法：化气通脉，软坚消积，渗湿活血。

方药：桂枝茯苓丸易汤加味。

桂枝10g，茯苓12g，桃仁10g，红花12g，益母草30g，丹参15g，白术15g，当归15g，丹皮10g，赤芍15g，白花蛇舌草18g，炙鳖甲10g，牡蛎30g（先煎），炙甘草10g。水煎服。

迭进20余剂，白带不多，腹痛悉除，妇科检查卵巢囊物消失，仍予上方加香附10g，继服10剂，以善后。

按：对于癥瘕的成因及体征，《灵枢·水胀》云："寒气客于肠外，与卫气相抟，气不得荣，因有所系，癖而内著，恶气乃起，瘜肉乃生。其始生也，大如鸡卵，稍以益大，至其成如怀子之状，久者离岁，按之则坚，推之则移，月事以时下，此其候也。"又云："石瘕生于胞中，寒气客于子门，子门闭塞，气不得通，恶血当泻不泻，衃以留止，日以益大，状如怀子。"《诸病源候论》则有"癥瘕者，皆由寒温不调，饮食不化，与脏气相搏结所生也"的论述。《妇人良方》云："妇人月经痞塞不通，或产后余秽未尽，因而乘风取凉为风冷所乘，血得冷则为瘀血也，瘀血在内，则时时体热面黄，瘀久不消，则为积聚癥瘕矣。"是故气血旺则邪不能侵，气血衰则正不能拒。本案多因七情郁结，令脏腑失和，冲任失调，气机阻滞，瘀血内停，痰湿蕴结，发为癥瘕。治当调冲任，化气通脉，软坚消积，渗湿活血，故有桂枝茯苓丸之用。方中桂枝味辛，与甘草乃辛甘化阳之伍，名桂枝甘草汤；芍药味酸，与甘草乃酸甘化阴之伍，名芍药甘草汤；生姜、大枣二药，具酸、甘、辛之味，有和营卫、益气血之功，故五药合用组成桂枝汤，以通阳化气，调和营卫。合入苓桂术甘汤，通阳气化，渗湿化痰。桂枝茯苓丸，方中桂、芍一阴一阳，茯苓、丹皮一气一血，共调其寒温，扶其正气，桃仁、红花活血以祛瘀，芍药益血以养正。明·张景岳云："善补阳者，必于阴中求阳，则阳得阴助而生化无穷；善补阴者，必于阳中求阴，则阴得阳升而泉源不竭。"故三方合用，以补泻相寓，升降相宜，俾气化有司，痰瘀消散。方中佐以鳖甲、牡蛎软坚散结；当归、丹参、益母草活瘀通脉；白术、白花蛇舌草渗湿化浊。诸药合用，癥瘕可除。

2. 石淋

案例1：潘某，男，60岁，干部，1982年11月20日就诊。

患者患结石6年，右腰部绞痛24小时。病人曾因右肾结石于6年前住院3月余，因无结石排出而出院，出院后曾屡服中药，仍无明显疗效。观其所服诸方,皆以清热利湿为主。此次发病是于24小时前,晨起跑步时感腰部绞痛阵作,即在单位卫生室诊治,给予"阿托品"及"杜冷丁"肌注后,疼痛稍缓。其后来我院求治,X线片示:右肾下极结石(0.5cm×1.9cm),并右肾积水。精神萎靡,面色无华,舌淡,舌苔黄腻,脉滑数。

辨证:尿浊沉积,日久化热,湿热内蕴。

治法:通阳化气,化瘀除石,清利湿热。

方药:桂枝茯苓丸合石韦散化裁。

桂枝15g,茯苓15g,赤芍15g,丹皮15g,桃仁5g,石韦15g,滑石15g,冬葵子15g,车前子15g(包煎),瞿麦15g,木通10g,甘草10g。水煎服,每日一剂,分两次服,服后20分钟原地跳跃10分钟。

服药22剂后,排出一枚约大花生米大小咖啡色结石,表面光滑明亮,再行X线拍片,石除水消,一切如常。

案例2:王某,男,21岁,农民,1985年8月22日就诊。

患者右下腹疼痛3小时。3小时前,在田里劳动时,突感右下腹疼痛难忍,并向大腿内侧放射,急来本院外科求治,X线拍片诊为右输尿管下端结石,约0.7cm×0.8cm大小,因要求保守治疗,故转中医科治疗。来诊时,已无不适感。精神不振,面色憔悴,头发无泽,形体较弱,动态自如,舌苔薄白,脉沉细弱。

辨证:尿浊沉积,气化失司。

治法:通阳化气,除瘀消石。

方药:桂枝茯苓丸加味。

桂枝15g,茯苓15g,丹皮15g,赤芍15g,桃仁5g,金钱草

30g，海金沙 15g，郁金 15g，石韦 15g，甘草 10g。水煎服，每日 1 剂，分 2 次服。

服上药 18 剂，排出一粒约 0.6cm×0.7cm×0.8cm 大小的结石。

案例 3：王某，男，62 岁，农民，1985 年 12 月 2 日就诊。

患者右侧腰痛 1 天。1 天前劳动时突感右侧腰部疼痛难忍，服止痛药无效，次日来我院外科就诊，X 线拍片诊为双肾下极结石，大小均为 0.2×0.3cm，因要求保守治疗，故转中医科由余主治。诊时，右侧腰部稍有不适感，伴血尿，平素头晕耳鸣，腰膝酸软无力，小便滴沥不尽。精神不振，面色晦暗，形体瘦弱，动态尚自如，脉沉，舌暗淡，边尖有瘀斑，苔白腻。

辨证：肾气不足，尿浊沉积，成石阻络。

治法：通阳化气，消瘀除石。

方药：桂枝茯苓丸加味。

桂枝 15g，茯苓 15g，丹皮 15g，赤芍 15g，桃仁 15g，海金沙 15g，金钱草 30g，牛膝 12g，王不留行 12g，路路通 12g，甘草 10g。水煎服，每日 1 剂，分 2 次服。

服上方 15 剂。诸症悉除，排出 3 粒高粱米粒大小结石。

按：桂枝茯苓丸一方曾被很多医家理解为活血化瘀及化瘀除癥之剂。根据其组成，余认为本方除具有化瘀作用外，尚有通阳化气、扶正固本之效，且后者为其主要功效，治其本，前者以治其标。方中桂枝通阳化气，茯苓扶正固本，丹皮、桃仁、赤芍活血化瘀，诸药同用，使阳气通畅而瘀滞得除，瘀去又不伤正，故为治疗"气化无力，而致瘀积"之良方。

石淋一证，多为湿热蕴结，煎熬所致，临床医者多投清利湿热之剂，但湿热从何而来，则少有人追询，余认为，肾气不足，气化无力，尿浊郁积，日久化热，是形成石淋证中湿热蕴结的主要原因。因结石瘀滞肾府，故肾络不通而腰痛，结石伤及肾络而尿血。因肾府被瘀阻，肾气愈伤，气化愈不及，水之下源不通，积于肾而致肾积水。故临证千变万化，但皆因气化不利而致，故应用桂枝茯苓丸效果显著，诸症得除。

尿路结石的病机虽多肾气不足，气化不利，使尿浊结而成石，但临床不宜使用补肾气之金匮肾气丸、右归丸等，因既已成石，必然瘀滞已久，难免化热结湿，而内蕴湿热，服金匮肾气丸、右归丸等必助热恋邪，使湿热更甚，诸症愈明显。故非通阳化气、祛瘀化石之品不可。

尿路结石多有血尿，有的医者见血尿则不敢通瘀行滞，岂不知本证的血尿与"所以血不止者，其癥不去故也，当下其癥，桂枝茯苓丸主之"是非常相似的，理应消石以止血，否则是徒劳的。因而在应用桂枝茯苓丸治疗石淋时，具有血尿表现者，除非常明显，余很少用止血之品，反而将通瘀之品增量，多能在短期内使痛消血止。

石淋一证，并发肾积水者不难诊为肾气不化，多数患者无明显肾气不足、湿热蕴积证，如案例2，此类患者皆属肾气不足而致结石，只是因为年龄、营养条件或其他因素而使其虚证不显著，故均应投以通阳化气之品，若投清热利湿、化石通淋之品，则收效不著，或暂且收效，而它日再发，此乃肾气未复之故也。

（本文系与蔡锡英合作）

第四章

针灸推拿方证法式

第一节

痹证针方方证法式

一、概述

痹证为病名，有广义、狭义之分。狭义之痹，指因感受风寒湿热之邪闭阻经脉而引起的肢体关节疼痛为主要见症的疾病。根据病邪的性质，病变的部位及证候特点，又有行痹、痛痹、着痹、热痹。

二、病因病机

《素问·痹论》云："风寒湿三气杂至，合而为痹也。其风气胜者为行痹，寒气胜者为痛痹，湿气胜者为着痹也。"广义之痹，泛指痹阻不通，或痛，或麻木不仁的病证，除风、寒、湿、热痹外，尚包括脏腑痹和形体痹。《内经》中有"痹论"专篇，对其病因病机概而论之。《素问·痹论》云："痹，或痛，或不痛，或不仁，或寒，或热，或燥，或湿，其故何也？岐伯曰：痛者，寒气多也，有寒故痛也。其不痛不仁者，病久入深，荣卫之行涩，经络时疏，故不通；皮肤不营，故为不仁。"又云："夫痹之为病，不痛何也？岐伯曰：痹在于骨则重，在于脉则血凝而不流，在于筋则屈不伸，在于肉则不仁，在于皮则寒，故具此五者则不痛也。凡痹之类，逢寒则虫，逢热则纵。"此乃"形体痹也"。

"虫"当作"急",拘急之谓。"纵",弛缓之谓。《素问·痹论》尚云:"帝曰:内舍五脏六腑,何气使然?岐伯曰:五脏皆有合,病久而不去者,内舍于其合也。故骨痹不已,复感于邪,内舍于肾。筋痹不已,复感于邪,内舍于肝。脉痹不已,复感于邪,内舍于心。肌痹不已,复感于邪,内舍于脾。皮痹不已,复感于邪,内舍于肺。所谓痹者,各以其时重感于风寒湿之气也。"其表述了痹病的病邪又内侵而累及五脏六腑,而致"脏腑痹"之谓也。而施治大法,仍宗《灵枢·经脉》篇"盛则泻之,虚则补之,热则疾之,寒则留之,陷下则灸之,不盛不虚,以经取之"。

三、方证法式

(一) 风痹

风痹,痹证一种,又名行痹,指风气偏胜的痹证。临床证候多见于肢体关节酸痛,游走不定,关节屈伸不利,或见恶风发热,苔薄白,脉浮。《灵枢·寿夭刚柔》篇云:"病在阳者命曰风,病在阴者命曰痹,阴阳俱病命曰风痹。"对此,《素问·宣明五气》篇有"邪入于阴则痹"之论。对其病因病机,《素问·痹论》记云:"风寒湿三气杂至,合而为痹也,其风气胜者为行痹。"《灵枢·厥病》篇云:"风痹淫泺,病不可已者,足如履冰,时如入汤中,股胫淫泺,烦心头痛,时呕时悗,眩已汗出,久则目眩,悲以喜恐,短气不乐,不出三年死也。"此乃风痹之重证者,多见于现代医学风湿性心脏病之心衰重证者。盖因阴阳不和,脏腑不营,营卫不交,血气耗尽之谓也。脉,诚如《灵枢·论疾诊尺》篇所云:"尺肤涩者,风痹也。"涩者,脉行唯艰也。

1. 《素问》风痹缪刺方（风邪外裹，络脉痹阻证）

处方：天应穴。

功效：疏风通络，解肌定痛。

方解：《素问·缪刺论》云："凡痹往来行无常处者，在分肉间痛而刺之，以月死生为数，用针者，随气盛衰以为痏数。""凡痹往来行无常处者"，高世栻注云："此言往来行痹，不涉经脉，但当缪刺其络脉，不必刺其俞穴也。其行无常处者，邪在分肉之间，不涉经脉也。""以月死生之数，用针者，随气盛衰以为痏数"，表述了行痹之痛无定处，随其疼痛所在而刺其分肉之间，而且要根据人体在月周期中气血的盛衰来确定用针的次数，如果违背这个规律，超过相应日数，就会耗伤人之正气，如果达不到相应的日数，邪气则不会得以祛除。病愈则停针，若不愈可再行此法。"缪刺"：缪，左右交错之义，即左病刺右边，右病刺左边。"痏数"：痏，本处指针刺的痕迹，即针孔。其行针之数，大凡月亮新生初一刺一针，初二刺二针，逐日增加，十五日加至十五针，而十六日则减一针，即针十四针，然后逐日减少。今名"《素问》风痹缪刺方"。

2. 《素问》益阴通痹刺方（邪入肌腠，血脉阻滞证）

处方：大杼、上巨虚、下巨虚、气冲、足三里。

功效：祛风通痹，调和营卫。

方解：《素问·宣明五气》篇云："邪入于阴则痹。"意谓邪入阴则血气留闭，营卫失和，血脉阻滞成为痹证。《灵枢·寿夭刚柔》篇云："病在阳者命曰风，病在阴者命曰痹。"故治风痹者，当祛除风邪，尚需和营卫、补气血，以通脉导滞。《灵枢·

海论》云："黄帝问于岐伯曰：余闻刺法于夫子，夫子之所言，不离于营卫血气。夫十二经脉者，内属于脏腑，外络于肢节，夫子乃合之于四海乎……岐伯曰：人有髓海，有血海，有气海，有水谷之海……胃者水谷之海，其腧上在气街，下至三里。冲脉者为十二经之海，其腧上在于大杼，下出于巨虚之上下廉。"鉴于脾胃为后天之本，气血生化之源，故补其阴，通其痹，而有"水谷之海刺方""十二经之海刺方"之用。气冲，足阳明脉气所发，乃经气流注之要冲，为治"水谷之海不足"之要穴；足三里乃足阳明胃经五输穴之合穴，乃足阳明经气通达之处，足三里又为该经之下合穴，《灵枢·邪气脏腑病形》篇云："合治内腑。"故气冲伍足三里，名"水谷之海刺方"，共成健脾胃、补气血之功，有调和营卫，通脉导滞之效，则入阴之邪得解。大杼为手、足太阳经之交会穴，又为八会穴之骨会，具外达肌表，内通筋骨之功；上、下巨虚乃足阳明之穴，且上巨虚又为手阳明经之下合穴，下巨虚为手太阳经之下合穴，故大杼伍上、下巨虚，名"十二经之海刺方"，可补气血，和营卫，为痹证、痿证之治方。合二方之治，今名"《素问》益阴通痹刺方"，该方非但风痹之用，乃诸痹证之治方。

3. 《灵枢》以痛为腧刺方（开腠解肌，舒筋通痹证）

"以痛为腧"刺法是《黄帝内经》治疗痹证的重要方法，即随其痛而为其取之腧穴的方法。如《灵枢·经筋》篇云："足太阳之筋……其病小指支跟肿痛，腘挛，脊反折，项筋急，肩不举，腋支缺盆中纽痛，不可左右摇。治在燔针劫刺，以知为数，以痛为腧，名曰仲春痹也。""以痛为腧"，即痛处是也。此法，可名之曰"《灵枢》以痛为腧刺方"。

(二) 寒痹

寒痹，痹证一种，指寒气偏胜的痹证。临证多见于肢体关节疼痛较剧，痛有定处，得热痛减，遇寒痛剧，关节不可屈伸，局部皮肤不红，触之不热，舌苔薄白，脉象多弦紧或沉弦。《灵枢·寿夭刚柔》篇记云："寒痹之为病也，留而不去，时痛而皮不仁。"《灵枢·贼风》篇云："腠理闭而不通，其开而遇风寒，则血气凝结，与故邪相袭，则为寒痹。"其又名痛痹，即因寒邪为主而导致经络气血痹阻，以痛为主要症状之痹。对其病因病机，《素问·痹论》云："风寒湿三气杂至，合而为痹也……寒气胜者为痛痹。"又云："痛者，寒气多也，有寒故痛也。"《灵枢·九针论》谓："邪之所客于经，而为痛痹，舍于经络者也。"痛痹之脉，《灵枢·邪客》篇云："其脉……大以涩者，为痛痹。"《素问·四时刺逆从论》云："厥阴有余病阴痹。"王冰注云："痹谓痛也，阴谓寒也。"故痛痹又名阴痹。

1. 《灵枢》寒痹刺方（寒邪侵袭，留滞经脉证）

处方：循经取穴。即五脏之输穴，六腑之合穴。

功效：温经散寒，通脉导滞。

方解：《灵枢·寿夭刚柔》篇云："黄帝曰：余闻刺有三变，何谓三变？伯高答曰：有刺营者，有刺卫者，有刺寒痹之留经者。黄帝曰：刺三变者奈何？伯高答曰：刺营者出血，刺卫者出气，刺寒痹者内热。""三变"，马莳注云："刺有三变，法有不同，谓之变。""刺寒痹者内热"，马莳注云："刺寒痹之留于经者，必熨之，以使之内热。"意谓刺寒痹之留于经脉者，必用温法，以使之产生内热，驱寒外出。其具体方法，该篇有云："刺寒痹内热奈何？伯高答曰：刺布衣者，以火焠之；刺大人者，以药熨之。"意谓刺寒痹使之内热之法有两种，一是冠以"刺布衣"之"火焠"法，一是冠以"刺大人"之"药熨"法。"布衣"以示体壮者，"大人"以示体弱者。"焠"：烧、灼之谓。"以火焠之"：即近世之雷火灸及艾、蒜、针灸之类。《素问·调经论》云："病在骨，焠针药熨。""焠针"，王冰注云："焠针，火针也。"针灸取穴，可宗《素问·痹论》"五脏有俞，六腑有合，循脉之分，各有所发，各随其过，则病瘳也"之法，即根据痹证所发之处，为十二经脉循行之何部，五脏经脉的部位发病取其输穴，六腑则取其合穴。今名《灵枢》"寒痹刺方"。如"手太阴之脉"，"是动则病"，"缺盆中痛"，"是主肺所生病者"，"肩臂痛"，可取肺手太阴经之输穴太渊。它如，"大肠手阳明之脉"，"是动则病齿痛颈肿"，"是主津所生病者"，"肩前臑痛，大指次指痛不用"，可取手阳明经之合穴曲池。此即《灵枢·本输》篇："凡刺之道，必通十二经脉络之所终始，络脉之所别处，五输之所留，六腑之所与合，四时之所出入，五脏之所溜处，阔数之度，浅深之状，高下所至"之谓。

2.《灵枢》阴痹刺方（阴邪痹阻证）

处方：涌泉、昆仑。

功效：敷布阳气，舒经通络。

方解：阴痹即寒痹。《灵枢·五邪》篇云："阴痹者，按之而不得，腹胀腰痛，大便难，肩背颈项痛，时眩。取之涌泉、昆仑，视有血者尽取之。"张志聪注云："痹者，病在骨也，按之而不得者，邪在骨髓也。腹胀者，脏寒生满病也。腰者肾之腑也，肾开窍于二阴。大便难者，肾气不化也。肩背颈项痛，时眩者，脏病而及于腑也。"《灵枢·顺气一日分为四时》篇云："病在脏者，取之井。"故取足少阴之井穴涌泉，可解"腹胀腰痛，大便难"之候。脏病及腑，即足太阳膀胱经血气闭留，络脉瘀阻。故见"肩背颈项痛，时眩"之候。昆仑乃足太阳脉气所行为经之穴，具敷布太阳经气，舒经通络，舒筋缓节之功。二穴相伍治阴痹，且又为骨痹之治方，今名"阴痹刺方"。

(三) 着痹

着痹，痹证一种，指湿气偏胜的痹证，故又名湿痹。临证多见于肢体关节肌肉重者，酸痛，或有肿胀麻木感，活动不便，舌苔白腻，脉濡缓。《素问·痹论》云："风寒湿三气杂至，合而为痹……湿气胜者为着痹也。"

《灵枢》湿痹刺方（湿邪流注关节证）

处方：足三里。

功效：健脾胃，渗湿邪。

方解：《灵枢·四时气》云："着痹不去，久寒不已，卒取其三里。"张志聪注云："此邪留于关节而为痹也。"三里乃足阳明胃经之合穴，具健脾胃、渗湿邪、调气血、通经络之功，故湿流于关节，久寒不已，当取足三里。以其取阳明燥热之气以胜其寒湿之邪，今名"湿痹刺方"。

(四) 热痹

热痹，痹证一种，指热毒注流关节，或内有蕴热，复感风寒湿邪，与热相搏，经脉中血气留闭，络脉不通而致痹证。最早文献见于《黄帝内经》。如《素问·四时刺逆从论》云："厥阴有余病阴痹，不足病生热痹。""阴痹"：指偏于寒性的痹证。"热痹"：是指与阴痹相对而言，是以痹痛有灼热感的痹证。对热痹之病因病机，《素问·痹论》云："其热者，阳气多，阴气少，病气盛，阳遭阴，故为痹热。"意谓机体阳气偏胜，阴气不足，偏胜的阳气，复遇偏胜的风邪，合而乘阴分，故而出现热象而成热痹。

其治，基本同风痹、湿痹刺法，多施以"热则疾之"之针法，今名"热痹刺方"。

（五）形体痹

1. 筋痹

筋痹，病证名，痹证一种。指筋脉拘挛，关节疼痛，屈伸不利，不能行走的病证。语出《黄帝内经》，如《素问·痹论》有"风寒湿三气杂至，合而为痹也……以春遇此者为筋痹"的记载。

（1）《素问》筋痹刺方（筋脉痹阻证）

处方：节上天应穴。

功效：舒筋定挛，缓急止痛。

方解：《素问·长刺节论》云："病在筋，筋挛节痛，不可以行，名曰筋痹，刺筋上为故，刺分肉间，不可中骨也，病起筋炅，病已止。"因病在筋上，故谓"刺筋上为故"，今名"筋痹刺方"。分肉间有筋维络其处，故谓"刺分肉间，不可中骨"。"炅"：火热也。筋寒则痹生，筋热病愈，故谓"病起筋炅，病已止"。

(2) 筋痹行间刺方

处方：行间。

功效：疏肝理气，清泄肝热。

方解：《素问·痹论》云："风寒湿三气杂至，合而为痹也……春遇此者为筋痹。"《灵枢·本输》篇云："春取络脉诸荥大经分肉之间。"盖因五脏配属五季，肝与春合，故春天发筋痹，可刺肝经荥穴行间，今名"筋痹行间刺方"。

2. 脉痹

脉痹，病证名，指血脉痹阻，皮肤变色，皮毛枯萎，肌肉顽痹的一类病证。首见于《黄帝内经》，如《素问·痹论》云："风寒湿三气杂至，合而为痹也……以夏遇此者为脉痹。"

《素问》脉痹神门刺方（心脉痹阻证）

处方：神门。

功效：益心通脉。

方解：宗《灵枢·本输》篇"夏取诸俞孙络肌肉皮肤之上"法，可刺心脉输穴神门。盖因五脏配属五行、五季，心与夏合。今名"《素问》脉痹神门刺方"。

3. 皮痹

皮痹，病证名，指皮肤麻木不仁，但尚能微感痛痒的病证。语出《黄帝内经》，如《素问·四时刺逆从论》有"少阴有余，病皮痹"之记。

《素问》皮痹尺泽刺方（邪阻皮部证）

处方：尺泽。

功效：宣肺通痹。

方解：《素问·痹论》云："风寒湿三气杂至，合而为痹也……以秋遇此者为皮痹。"宗《灵枢·本输》篇"秋取诸合，余如春法"，可刺肺脉之合穴尺泽以治之。盖因五脏配属五行、五季，肺与秋合，故有尺泽之刺，今名"《素问》皮痹尺泽刺方"。

4. 肌痹

肌痹，病证名，指寒湿之邪侵袭肌肤所致的一种病证，最早的文献见于《黄帝内经》。如《素问·痹论》云："风寒湿三气杂至，合而为痹也……以至阴遇此者为肌痹。"

（1）《素问》肌痹刺方（邪阻肌腠证）

处方：大分、十分。

功效：解肌通痹。

方解：《素问·长刺节论》云："病在肌肤，肌肤尽痛，名曰肌痹，伤于寒湿，刺大分小分，多发针而深之，以热为故。""大分、小分"：肌肉会合之处为"分"，较多肌肉会合处为大分，较少肌肉会合处为小分。上述经文表述了伤于寒湿，痹阻于肌肤而成肌痹。其治取肌肉会合之处针刺之，名"肌痹刺方"，且取穴要多，进针要深。待各处肌肉有了热感，说明已病愈。

（2）《素问》肌痹商丘刺方（肌腠痹阻证）

处方：商丘。

功效：解肌通痹。

方解：《素问·痹论》云："风寒湿三气杂至，合而为痹也……以至阴遇此者为肌痹。"至阴乃长夏之时，五行配五脏五季，长夏合脾土，宗春取荥，夏取输，长夏取经，秋取合，冬取井之法，故疗肌痹可刺脾经之经穴商丘，名"《素问》肌痹商丘刺方"。

5. 骨痹

骨痹，病证名，指风寒湿邪搏于骨而致之痹证。最早的文献见于《黄帝内经》，如《素问·痹论》云："风寒湿三气杂至，合而为痹也……以冬遇此者为骨痹。"

（1）《素问》骨痹刺方（邪犯骨髓证）

处方：大分、小分。

功效：益肾荣骨，活络通痹。

方解：《素问·长刺节论》云："病在骨，骨重不可举，骨髓酸痛，寒气至，名曰骨痹，深者刺，无伤脉肉为故，其道大分小分，骨热病已止。"意谓骨痹针刺要深，要达到各分肉之间，以不伤血脉肌肉为度。名"《素问》骨痹刺方"。待骨部有热感，说明病已愈，可停此针刺。

（2）《素问》骨痹涌泉刺方（邪犯骨髓证）

处方：涌泉。

功效：益肾通痹。

方解：《素问·痹论》云："风寒湿三气杂至，合而为痹也……以冬遇此者为骨痹。"五行配五脏五季，则冬合肾水。宗《灵枢·本输》篇"冬取诸井诸俞之分，欲深而留之"法，故有刺肾经井穴涌泉之治，名"《素问》骨痹涌泉刺方"。

（3）《灵枢》骨痹昆仑刺方（邪犯骨髓证）

处方：昆仑。

功效：温经通阳，调和营卫。

方解：《灵枢·寒热病》篇云："骨痹，举节不用而痛，汗注烦心，取三阴之经补之。"马莳注云："此言刺骨痹之法也。"骨痹已成，故肢节不能举而痛，汗注于外，心烦于内，正以肾主骨，其支脉上行至肺络心注胸中，故病如是。盖因肾与膀胱相表里，取膀胱经之经穴昆仑，以敷布津液，通达阳气，和营卫而愈病。今名"《灵枢》骨痹昆仑刺方"。

6. 众痹

众痹，痹证一种，是指病在一处，则痛亦在一处，随发随止，随止随起的一种病证。《灵枢·周痹》篇云："黄帝问于岐伯曰：周痹之在身也，上下移徙，随脉其上下，左右相应，间不容空，愿闻此痛，在血脉之中邪？将在分肉之间乎？何以致是？其痛之移也，间不及下针，其慉痛之时，不及定治而痛已止矣，何道使然？愿闻其故。岐伯答曰：此众痹也，非周痹也。黄帝曰：愿闻众痹。岐伯对曰：此各在其处，更发更止，更居更起，以右应左，以左应右，非能周也，更发更休也。"痹者，风寒湿邪，杂合于皮肤分肉之间，邪在于皮肤而流溢于大络者为众痹，在于分肉而厥逆于经脉者为周痹。"慉痛"，动而痛也。"不及定治"，意谓邪客于左则右病，右盛则左病，左右移易，故不及下针，而痛已止。"各在其处"，盖因邪客于大络与经脉缪处，故有更发更止，左痛未已右脉先病之候。即以右应左，以左应右，左盛则右病，右盛则左病。

《灵枢》众痹刺方（邪溢大络证）

处方：以痛为腧。

功效：舒筋通络，缓急止痛。

方解：鉴于其病"各在其处，更发更止，更居更起，以右应左，以左应右""更发更休"的病机特点，故众痹之治，岐伯有"刺此者，痛虽已止，必刺其处，勿令复起"之对，亦乃"以痛为腧"刺法，即病痛虽已止，亦当刺原痛之处，可令其痛不复再起之法，今名"《灵枢》众痹刺方"。

7. 周痹

周痹，痹证一种，是指风寒湿邪流溢于分肉而厥逆于血脉之中，血气痹阻而发痹痛，其病循行于上下的一种病候。对此，《灵枢·周痹》篇云："周痹者，在于血脉之中，随脉以上，随脉以下，不能左右，各当其所。"对其病因，该篇有"风寒湿气，客于外分肉之间"之记。对其病机，该篇有"此内不在脏，而外未发于皮，独居分肉之间，真气不能周，故命曰周痹"之论。

周痹刺方（邪溢分肉血脉证）

处方：以痛为腧。

功效：通肌腠，和血脉。

方解：《灵枢·周痹》篇云："周痹者……刺之奈何？岐伯对曰：痛从上下者，先刺其下以过之，后刺其上以脱之。"意谓手足三阴三阳之脉，从下而上，从上而下，交相往还，故周痹在于血脉中，随脉气上下，而不能左之右而右之左。大凡脉从上而下者，当先刺其下之痛处已遏绝之，后乃刺其上之痛处，以脱其病根而不使之复下，其脉从下而上者，当先刺其上之痛处以遏绝之，后刺下之痛处，以脱病根而不使之复上。今名"周痹刺方"。

第二节

胸痹针方方证法式

一、概述

胸痹证首见于《金匮要略·胸痹心痛短气病脉证治》,其云:"胸痹之病,喘息咳唾,胸背痛,短气,寸口脉沉而迟,关上小紧数。"此即指胸部闷痛,甚则胸痛彻背,短气,喘息不得卧为主症的一种病证。而胸痹的临床表现首见于《黄帝内经》,是以"心痛""心病""心痹""厥心痛""真心痛""久心痛""卒心痛""心疝暴痛"为名论述的。

二、病因病机

《灵枢·经脉》篇记云:"心手少阴之脉……是动则病嗌干心痛,渴而欲饮,是为臂厥。"《素问·五常政大论》云:"太阳司天……心热烦……甚则心痛。"《素问·至真要大论》云:"少阴在泉……主胜则厥气上行,心痛发热,膈中……少阳在泉……主胜则热反上行而客于心,心痛发热,格中而呕。"《灵枢·邪气脏腑病形》篇云:"心脉……微急为心痛引背,食不下。"《素问·脉要精微论》云:"夫脉者,血之府也……涩则心痛。"上述经文均是以心痛为证表述的,符合现代医学冠心病之冠状动脉血液循环障碍,心肌缺血之候。

《素问·脏气法时论》云："心病者，胸中痛，胁支满，胁下痛，膺背肩胛间痛，两臂内痛；虚则胸腹大，胁下与腰相引而痛。"《灵枢·厥病》篇云："厥心痛，与背相控，善瘛，如从后触其心，伛偻者，肾心痛也……厥心痛，腹胀胸满，心尤痛甚，胃心痛也……厥心痛，痛如以锥刺其心，心痛甚者，脾心痛也。"《素问·痹论》云："心痹者，脉不通，烦则心下鼓，暴上气而喘，嗌干善噫，厥气上则恐。"上述经文，以心病、厥心痛、心痹证表述之候。前两条符合现代医学心绞痛出现的心胸胁下闷痛、刺痛，并放射至肩背及两臂内侧的表现。而后条则指出了冠心病"脉不通"的病因病机，并观察到冠心病可出现其他证候。

《素问·厥论》云："手心主、少阴厥逆，心痛引喉，身热，死不可治。"《灵枢·热病》篇云："心疝暴痛……心痛，臂内廉痛不可及头。"上述证候，符合心肌梗死猝然心胸大痛，手足逆冷之候，形象地指出了心肌梗死循环衰竭，多预后不良。

《灵枢·胀论》云："夫心胀者，烦心短气，卧不安。"《灵枢·本神》篇云："心怵惕思虑则伤神，神伤则恐惧自失，破䐃脱肉，毛悴色夭，死于冬。"上述记载，符合冠心病心律失常，心力衰竭之候。

中医认为，本病之病因多与寒邪内侵，饮食不当，情志失常，年老体虚有关。其病机有虚实之分。实为寒凝、气滞、血瘀、痰阻，痹遏胸阳，阻滞心脉而致。虚为五脏亏虚，心脉失养而致。基于本病的形成和发展过程，大多先实后虚，亦有先虚后实者。然从临床表现，多虚实夹杂，故扶正祛邪乃本病治疗之大法。现就《素问》与《灵枢》之法述之。

三、方证法式

1. 《素问》胸痹针方（胸阳不振，心脉痹阻证）

处方：天突、中脘、关元、至阳。

功效：益气养阴，荣督通脉。

方解：《素问·气穴论》云："背与心相控而痛，所治天突与十椎及上纪，上纪者胃脘也，下纪者关元也。背胸邪系阴阳左右，如此其病前后痛涩，胸胁痛而不得息，不得卧，上气短气偏痛，脉满起斜出尻脉，络胸胁支心贯膈，上肩加天突，斜下肩交十椎下。""天突"乃任脉之穴，为任脉与阴维脉交会穴。任脉为病主心痛，故为"背与心相控而痛"之首穴。"十椎"，具温阳通脉之功，有"益火之源，以消阴翳"之效，主治胸胁、腰背之痛，故为胸痹之治穴。"胃脘"是指任脉之中脘穴，胃经之募穴，又为腑会，并为任脉与手太阳、少阳、足阳明交会穴。其所受气者，泌糟粕，蒸津液，化其精微，上注于肺脉，乃化而为血，以奉心脉。关元为小肠之募穴，又为任脉与足三阴经交会穴，具益元固本，补气壮阳之功。"邪系阴阳"：邪，通斜。系，连属之意。阴阳，系指前后。盖因督脉上贯心膈入喉，任脉入胸中，上喉咙，本条经文所述之病候，皆经脉所过之病候，故而有胸阳不振，心脉痹阻而致"背胸邪系阴阳左右""背与心相控而痛"之候，针刺天突、至阳、中脘、关元四穴，以成益气养阴，活血通脉之功，名"荣督秘任强心方"，对诸穴施以针刺术，又名"《素问》胸痹针方"，为针刺治疗胸痹之良方。

2. 《灵枢》胸痹针方

《灵枢·厥病》篇云:"厥心痛,与背相控,善瘛,如从后触其心,伛偻者,肾心痛也,先取京骨、昆仑,发狂不已,取然谷。厥心痛,腹胀胸满,心尤痛甚,胃心痛也,取之大都、太白。厥心痛,痛如以锥针刺其心,心痛甚者,脾心痛也,取之然谷、太溪。厥心痛,色苍苍如死状。终日不得太息,肝心痛也,取之行间、太冲。厥心痛,卧若徒居,心痛间,动作痛益甚,色不变,肺心痛也,取之鱼际、太渊。真心痛,手足清至节,心痛甚,旦发夕死,夕发旦死。"此段经文,表述了言心痛者,有厥痛,有真痛,其诸证皆有可刺之法。诸厥痛尚有可刺之方,而真心痛乃邪入于心,其死在旦夕间,实无可用之良方。

(1)《灵枢》肾心痛针方(肾阳式微,心脉痹阻证)

处方:京骨、昆仑、然骨。

功效:温补肾阳,化气通脉。

方解:《灵枢·厥病》篇云:"厥心痛,与背相控,善瘛,如从后触其心,伛偻者,肾心痛也,先取京骨、昆仑,发狂不已,取然骨。"背为阳,心为阳中之太阳,胸阳不振,故"与背相控"而痛;心脉急甚而为瘛疭;如从背触其心者,皆因肾与督二脉皆附于脊,肾气从背而上注于心;肾阳式微致心痛,而伛偻不能仰,此肾气逆于心下而为痛,故名"肾心痛"。鉴于肾与膀胱相表里,足太阳膀胱经能敷布津液,通达一身之阳,故先取膀胱经之原穴京骨、经穴昆仑,从阳腑而泻其阴脏之逆气,此而"善针者,从阴引阳,从阳引阴"之谓也。若狂躁心痛未解,再取肾经之荥穴然骨,此乃"病在上,下取之"之谓也。俾上逆之气以息,则心痛得除。今名"《灵枢》肾心痛针方"。

(2)《灵枢》胃心痛针方(胃气上逆,心脉痹阻证)

处方:大都、太白。

功效:振奋胸阳,和胃降逆。

方解:《灵枢·厥病》篇云:"厥心痛,腹胀胸满,心尤痛甚,胃心痛也,取之大都、太白。"冲脉隶属于足阳明胃经,故冲脉之气夹胃气上逆,致"腹胀胸满,心尤痛甚",脾与胃相表里,治之取脾经之荥穴大都,输穴及原穴太白,以振奋脾阳,运转升降之气机,俾胃气得降,此从脏泻腑,使脏腑之经气交通,而胃心痛得解,此亦"从阴引阳,从阳引阴"之法。故刺大都、太白,今名"《灵枢》胃心痛针方"。

(3)《灵枢》脾心痛针方(脾阳不振,寒遏胸阳证)

处方:然谷、太溪。

功效:温阳散寒,通脉导滞。

方解:《灵枢·厥病》篇云:"厥心痛,痛如锥针刺其心,心痛甚者,脾心痛也,取之然谷、太溪。"脾阳不振,则阴寒之邪阻遏心阳,壅塞气机,致心脉痹阻,故有"痛如锥针刺其心"之证。肾中元阳充则脾阳足,故取肾经之荥穴然谷、输穴原穴太溪,此乃火旺土健之意,乃温阳散寒、通脉导滞之法,若"阳光普照,阴霾四散"。今名"《灵枢》脾心痛针方"。

(4)《灵枢》肝心痛针方(肝失疏泄,气血痹阻证)

处方:行间、太冲。

功效:疏肝达郁,活血通脉。

方解:《灵枢·厥病》篇云:"厥心痛,色苍苍如死状,终日不得太息，肝心痛也，取之行间、太冲。"盖因肝主疏泄，恶抑郁，若肝气逆乘于心，心气郁结，致气滞血瘀，心脉痹阻，发为心痛，其色苍苍乃气滞血瘀之象。当取肝经之荥穴行间，输穴及原穴太冲，此乃木火相生之功，以疏其逆气，而解厥心痛。今名"《灵枢》肝心痛针方"。

(5)《灵枢》肺心痛针方（胸阳不振，肺气失宣证）

处方：鱼际、太渊。

功效：振奋胸阳，宣发肺气。

方解：《灵枢·厥病》篇云："厥心痛，卧若徒居，心痛间，动作痛益甚，色不变，肺心痛也，取之鱼际、太渊。"肺主周身之气，卧若徒然居于此者，乃气逆于内而不能运用于形身也。动作则气逆内动，故痛或少间，而痛益甚。心之合脉也，其荣色也，肺者心之盖，从此上而逆于下，故心气不上出于面而色不变。肺主周身之气而朝百脉，若胸阳不振，肺气逆于下，故有肺心痛之候，故取肺经之荥穴鱼际、输穴及原穴太渊，以除其逆，而解厥痛，今名"《灵枢》肺心痛针方"。

(6)《灵枢》真心痛针方

处方：五脏之荥穴（鱼际、少府、大都、行间、然谷），五脏之输穴（太渊、神门、太白、太冲、太溪）。

功效：安和五脏，温阳通痹。

方解：《灵枢·厥病》篇云："真心痛，手足清至节，心痛甚，旦发夕死，夕发旦死。"真心痛而见手足凉至腕踝，乃邪入于心，心痛更甚之危证，其死在旦夕间，故《灵枢》未列治法，然亦不可束手待毙。四脏一腑之厥逆而为心痛者，乃循各自经脉而犯心脉，其主症为"背与心相控而痛"，或见"厥心痛，与背相控"，可取天突、至阳、中脘、关元四穴，即《素问》胸痹方。若兼有其他脏腑之厥痛证者，当以《素问》胸痹方辅以各经之荥穴、输穴共治之，今名"《灵枢》真心痛针方"，且要针灸并施以治之。

第三节

手太阴肺经针方方证法式

一、概述

《灵枢·经脉》篇云："肺手太阴之脉……是动则病肺胀满，膨膨而喘咳，缺盆中痛，甚则交两手而瞀，此为臂厥。是主肺所生病者，咳，上气喘渴，烦心胸满，臑臂内前廉痛厥，掌中热。气盛有余，则肩背痛，风寒，汗出中风，小便数而欠。气虚则肩背痛寒，少气不足以息，溺色变。为此诸病，盛则泻之，虚则补之，热则疾之，寒则留之，陷下则灸之，不盛不虚以经取之。盛者寸口大三倍于人迎，虚者则寸口反小于人迎也。"此段经文表述了该经的异常变动，即本经受外邪扰动而生"是动则病"的病候。清·张志聪《黄帝内经灵枢集注》注云："是动者，病因于外。"主要病候是"肺胀满，膨膨而喘咳，缺盆中痛，甚则交两手而瞀，此为臂厥。""臂厥"，病名，厥作逆解，即气逆两手交叉于胸前的证候。尚有"是主肺所生病"的病候，系指本脏腑自身所主，由内而生的疾病。对此，张志聪注云："所生者，病因于内。"主要病候是"上气喘渴，烦心胸满，臑臂内前廉痛厥，掌中热。"《难经·二十二难》云："经言脉有是动，有所生病。一脉变为二病者，何也？然，经言是动者，气也；所生病者，血也。邪在气，气为是动；邪在血，血为所生病。气主煦之，血主濡之。气留而不行者，为气先病也；血壅而不濡者，为血后病也。故先为是动，后所生病也。"

二、病因病机

临证当以病机而辨证施治，诚如张志聪所云："凡病有因于外者，有因于内者，有因于外而及于内者，有因于内而及于外者，有外内之兼病者。本篇统论脏腑经气，故曰肺手太阴之脉，曰是动，曰所生，治病者当随其所见之证，以别外内之因，又不必先为是动，后及所生，而病证之毕具也。"故概而论之，该经主要病候为咳嗽，气喘，少气不足以息，咳血，伤风，胸部胀满，咽喉肿痛，缺盆部及手臂内侧前缘痛，肩背寒冷、疼痛。通过上段经文可知，手太阴肺经的异常，可见"肺胀满""喘咳""臂厥""上气喘渴""烦心胸满"等肺脏病候及"缺盆中痛""臑臂内前廉痛厥""掌中热"等肺经循行部位的异常病候。其证分虚实，文中有"气盛有余，则肩背痛，风寒，汗出中风，小便数而欠。气虚则肩背痛寒，少气不足以息，溺色变。""盛者寸口大三倍于人迎，虚者则寸口反小于人迎也"之论，其治则，有"盛则泻之，虚则补之，热则疾之，寒则留之，陷下则灸之，不盛不虚，以经取之"之论。此乃针灸之大法也，或盛者，或虚者，均可取"五输穴"而调之。

三、方证法式

1. 肺俞针方

肺俞，为手太阴肺经之背俞穴，具调肺气，止咳喘，和营卫，实腠理之功，故有主治咳嗽，气喘，吐血，骨蒸，潮热，盗汗诸候。或补法，或泻法，或平补平泻法，视病之虚实而行之，今名"肺俞针方"。

2. 肺经五输针方、肺经四时针方

《灵枢·本输》篇云："凡刺之道，必通十二经脉络之所终始，络脉之所别处，五输之所留，六腑之所与合，四时之所出入，五脏之所溜处，阔数之度，浅深之状，高下所至。""道"者，法则也，大法也。亦针灸治疗手太阴肺经病之要点也。本篇续云："肺出于少商，少商者，手大指端内侧也，为井木；溜于鱼际，鱼际者，手鱼也，为荥；注于太渊，太渊，鱼后一寸陷者中也，为俞；行于经渠，经渠，寸口中也，动而不居，为经；入于尺泽，尺泽，肘中之动脉也，为合，手太阴经也。"此言肺经之井荥输经合也。由此可知五输穴，是指十二经分布于肘膝以下井、荥、输、经、合五类腧穴的简称。古人将气血在经脉中运行的情况，用自然界水的流向做比喻，对经气流注由小到大，由浅至深，注入海洋的动向，用以说明经气在运行中所过部位深浅的不同，而具有不同的作用。故对手太阴肺经五输穴施以针术，名"肺经五输针方"。肺经之井穴少商，有通肺气，敷津液，通窍络，利咽喉之功，而适用于咳嗽，气喘，咽喉肿痛，鼻衄，重舌，手足攣痛，热痛，中风昏迷，癫狂诸候。《灵枢·顺气一日分为四时》篇云："病在脏者，取之井。"故肺经有病，可刺井穴少商，今名"肺病少商井穴刺方"。阴经五输穴配五行，则为井木，荥火，输土，经金，合水。经云："盛则泻之，虚则补之。"除用针灸补泻手法外，尚可根据五行生克乘侮理论指导临床实践。如肺经在五行属金，肺经实证可取肺经五输穴中属水的合穴尺泽为其法式，因金生水，水为金之子，取尺泽即"实则泻其子"之意，今名"肺实尺泽刺方"；若肺经虚证，可取肺经五输穴中属土的输穴太渊为其法式，以其培土生金之功而愈病，此"虚则补其母"之意，今名"肺虚太渊刺方"。经曰："不盛不虚，以经取之。"意谓病候无明显虚实之证，当取肺经五输穴中的经穴经渠，今名"手太阴经穴针方"。

《灵枢·本输》篇云："春取络脉诸荥大经分肉之间，甚者深取之，间者浅取之。夏取诸俞孙络肌肉皮肤之上。秋取诸合，余如春法。冬取诸井诸俞之分，欲深而留之。此四时之序，气之所处，病之所舍，针之所宜。"张志聪注云："此论阴阳气血，又随四时之生长收藏，而浅深出入也。"《灵枢·顺气一日分为四时》篇云："顺天之时，而病可与期。顺者为工，逆者为粗。"此即《黄帝内经》天人相应的整体观的思想。其针刺大法为"脏主冬，时主夏，音主长夏，味主秋，色主春。"故有"脏主冬，冬刺井；色主春，春刺荥；时主夏，夏刺俞；音主长夏，长夏刺经；味主秋，秋刺合，是谓五变以主五输。"盖因五脏主藏，其气应冬，井之气深，故应冬取井穴；五色蕃华，其气应春，荥穴气微，故应春取荥穴；五时长养，其气应夏，输穴气盛，故应夏取输穴；

五音繁盛，气应长夏，故应秋取经穴；五味盛熟，以养五脏，其气应秋，故取合穴。此即春取荥，夏取输，长夏取经，秋取合，冬取井之序也。故肺经发生异常变动而生疾，可春取其荥穴鱼际，夏取其输穴太渊，长夏取其经穴经渠，秋取其合穴尺泽，冬取其井穴少商。故概而论之，今名"肺经四时针方"。分而论之，有"春刺荥穴方""夏刺输穴方""长夏刺经穴方""秋刺合穴方""冬刺井穴方"之法式。

3. 肺经原穴针方

《黄帝内经》对刺原穴法，非常重视，有"凡此十二官者，不得相失也"并谓有"全神养真之旨，亦法有修真之道"，非独为治病之法。《素问·刺法论》云："肺者，相傅之官，治节出焉，可刺手太阴之源。"盖因肺经的职能犹如宰相，取肺经的原穴太渊有治理调节一身之功。《灵枢·九针十二原》篇云："五脏有六腑，六腑有十二原……五脏有疾，当取之十二原。"此言五脏六腑之有疾者，当取之十二原穴。该篇记云："阳中之少阴，肺也，其原出于太渊。"太渊为手太阴肺经之原穴，为脉之会穴，尚为肺经之原穴、输穴，又为手太阴肺经之本穴，具激发肺经脉气之功，为治咳喘、咳血、咽干、咽喉肿痛、缺盆中痛、胸膺满痛、上臂内侧痛之治穴。故肺经之异常发生疾病，可取肺经之原穴太渊为其法式，今名"肺经原穴针方"。

4. 肺病针方

《素问·脏气法时论》云："肺病者，喘咳逆气，肩背痛，汗出，尻阴股膝髀腨胻足皆痛；虚则少气不能报息，耳聋嗌干，取其经，太阴足太阳之外厥阴内血者。"盖因肺主气而发源于肾，二经经气相通。"足太阳之外厥阴内",即足少阴肾经之脉,其直者从肾上贯膈入肺中,循咽喉夹舌本。故病气逆而喘咳诸候,其治取手太阴之经穴经渠,足少阴肾之经穴复溜,施以针刺术,方名"肺病针方"或"肺肾经穴针方"。盖因经渠乃手太阴肺经之经穴,气血运行至此,运行不绝,故《难经》谓"经主喘咳寒热",以其具宣发肺气、清热散邪、消胀除满之功,而为咳喘、咽喉肿痛、咽痛、热病汗不出、掌中热、手腕痛之治穴;复溜乃足少阴肾经之经穴,具补肾益元、促气化、解表实腠、止咳定喘及有汗能止、无汗能发之功,而为气虚咳喘之治穴。经渠、复溜二穴相伍,功效倍增。

5. 手太阴标本针方

《灵枢·卫气》篇云:"五脏者,所以藏精神魂魄者也。六腑者,所以受水谷而行化物者也。其气内于五脏,而外络肢节。其浮气之不循经者为卫气,其精气之行于经者为营气,阴阳相随,外内相贯,如环之无端,亭亭淳淳乎,孰能穷之。然其分别阴阳,皆有标本虚实所离之处。能别阴阳十二经者,知病之所生;候虚实之所在者,能得病之高下;知六腑之气街者,能知解结契绍于门户;能知虚石之坚软者,知补泻之所在;能知六经标本者,可以无惑于天下。"足见"六经标本"在中医临床中的重要作用,该篇中记云:"手太阴之本,在寸口之中,标在腋内动也。"马莳注云:"手太阴肺经之本,在寸口之中,即太渊穴,标在腋内动脉,即中府穴。"本者,犹木之根本,标者,犹树之杪梢。大凡手足诸经,在下为本,本虚则厥,盛则热;在上为标,标虚则眩,标盛则热而痛。治之之法,虚则补之,实则泻之,故手太阴肺经之病,取中府伍太渊,有激发肺经经气,调节肺手太阴经的功能,今名"手太阴标本针方"。又因中府尚为肺之募穴,手足太阴经交会穴,为中焦脾胃之气汇集于肺经之处,而有益气宣肺,止咳定喘,健脾和胃,解痉止痛之功,故为咳喘,肺胀满,胸痛,肩背痛,喉痹,瘿瘤之治穴;太渊为手太阴肺经之输穴、原穴,又为脉之会穴,故以其宣达肺气,敷布气血,调和营卫之功,而为治肺经疾患之要穴。二穴相须为用,为治肺手太阴经疾病之要方。

6. 胸街针方

《灵枢·动输》篇云:"四街者,气之径路也。"气街,是指经气聚集通行的共同道路。其作用是在十二经脉气血运行于四肢末端及头部时,猝逢大寒或邪风侵袭而受阻时,经气会沿着气街这一通道返回原经脉,而不失周而复始之循环。对此,《灵枢·卫气》篇云:"胸气有街,腹气有街,头气有街,胫气有街……气在胸者,止于膺与背腧。"膺腧,乃中府之别名,为肺经之募穴,又为手足太阴经交会穴,有益气宣肺、止咳定喘之功;背腧,当为膈俞,膈俞又为血会,内应胸膈,具清营凉血、宽胸利膈、止咳定喘之功,而为咳喘、胸胀满、咳血、衄血之治穴。故肺经之病或生于外,或生于内,或属"是动则病",或属"是主肺所生病",均可刺中府与膈俞,今名"胸街针方"。

7. 气海针方

《灵枢·海论》云:"人亦有四海、十二经水。经水者,皆注于海……人有髓海,有血海,有气海,有水谷之海,凡此四者,以应四海也。"盖因人合天地四海升降出入,医者当善调之,否则败乃至也,故《灵枢·海论》尚有"凡此四海者……得顺者生,得逆者败,知调者利,不知调者害"之论。何谓气之海?该篇有云:"膻中者为气之海,其腧上在于柱骨之上下,前在于人迎。""柱骨之上下",即天柱穴。膻中为气会,有益气宽胸、止咳定喘之功,故为气喘、胸痛之治穴;人迎乃足阳明胃经之穴,又为足阳明、足少阳经之交会穴,故具调气血、和脾胃、达枢机之功,而助气血生化之源。天柱乃膀胱经在颈部"通天"处之穴,位于颈项双侧,若柱,故名天柱,有通达膀胱经脉气之功。天柱与膻中、人迎相伍而刺之,今名"气海针方",乃为肺经气虚诸候之用方。对其应用,《灵枢·海论》云:"气海有余者,气满胸中,悗息面赤;气海不足,则气少不足以言。"故"气虚则肩背痛寒,少气不足以息"者,或刺之,或灸之,或针与灸并施之,均可愈病。

8. 手太阴盛络针方

《灵枢·根结》云:"十二经者,盛络皆当取之。"故取手太阴肺经之井穴少商、原穴太渊、经穴经渠、络穴列缺、上臂之天府,为"手太阴盛络针方"之法式。以其通达肺经脉气之功,而为肺经病之重要治方。

9. 邪在肺针方

《灵枢·五邪》篇云:"邪在肺,则病皮肤痛,寒热,上气喘,汗出,咳动肩背。取之膺中外腧,背三节五脏之旁,以手疾按之,快然乃刺之,取之缺盆中以越之。"盖因邪在肺,肺合皮毛,邪郁,故皮肤痛,发为寒热,气逆而喘;腠理疏,故汗出。肺为五脏六腑之华盖,肩乃肺经脉气所行之处,故"邪在肺",

取膺中外腧云门、中府二穴以刺之，又取背三节旁之肺俞，五椎旁之心俞，为其针刺法式，俾气血之运行通畅，营卫得调，则在肺之邪得去，针刺之法，当先以手按其穴，自觉快爽，乃可刺之。尚可刺缺盆穴或刺扶突穴，使邪气从上或从腑以越，则犯肺之邪得解。今名"邪在肺针方"。

第四节

《扁鹊心书》中脘灸方方证法式

一、概述

《扁鹊心书·周身各穴》篇云："中脘，在脐上四寸。"

中脘：中，中间；脘，胃脘。穴当胃脘之中部，故名中脘。穴居心蔽骨与脐之中，在上脘下一寸，脐上四寸处，仰卧取之，乃奇经八脉任脉经之经穴。该穴尝为胃之募穴，腑之会穴，任脉与手太阳、少阳，足阳明交会处，又为回阳九穴之一，具较强的健脾和胃，化痰导滞，调补气血，回阳救逆之功，为胃痛、腹胀、反胃吞酸、恶心、呕吐、泄泻、黄疸、风疹、瘾疹、哮喘、失眠、惊悸、脏躁、气厥、癫狂、痫证、郁证、惊风、虚劳证之治穴。根据《黄帝内经》"治痿者独取阳明"之理，鉴于中脘为腑会，又为任脉与手太阳、少阳，足阳明经之会穴，具通达阳气，调补气血之功，加之穴施艾灸，以成"扶持阳气""消尽阴翳"之效，故又为痿证、痹证之良穴效方。《铜人》谓"灸二七壮，止二百壮"，《甲乙经》云："中脘，一名太仓，胃募也……手太阳、少阳，足阳明所生，任脉之会。""灸七壮。"故独灸中脘，名"中脘灸方"。

二、方证应用

1. "气厥、尸厥，灸中脘五百壮。"

此乃《扁鹊心书·黄帝灸法》言"气厥、尸厥"的证治及灸中脘之法。

"气厥"，即气逆之证。其名首见于《黄帝内经》。《素问》有气厥论专篇，论述了脏腑之气逆而不顺，因而寒热相移，而见诸症，而末句"故得之气厥也"，乃总结全篇之义，盖因诸症皆因气逆而得之。

"尸厥"为病证名，首见于《黄帝内经》，乃突然昏倒不省人事之候。《素问·缪刺论》云："邪客于手足少阴、太阴，足阳明之络，此五络皆会于耳中，上络左角，五络皆竭，令人身脉皆动，而行无知也，其状若尸，或曰尸厥。"此意谓邪气侵入上述五络，导致此五络之真气全部衰竭，致阴阳气不相顺接，经气逆乱而生"尸厥"。汉代张仲景《伤寒论·平脉法》记云："少阴脉不至，肾气微，少精血，奔气促迫，上入胸膈，宗气反聚，血结心下，阳气退下，热归阴股，与阴相动，令身不仁，此为尸厥。当刺期门、巨阙。"成无己注云："尸厥者，为其从厥而生，形无所知，其状若尸，故名尸厥。少阴脉不出，则厥气客于肾，而肾气微，少精血，厥气上奔，填塞胸膈，壅遏正气，使宗气反聚，而血结心下……阳气为厥气所拥，不能宣发……阳气外不为使，内不得通，荣卫俱不能行，身体不仁，状若尸也……刺期门者，以通心下结血；刺巨阙者，以行胸中宗气，血气流通，厥气退，则苏矣。"鉴于此，气厥、尸厥之证，尚可予中脘伍期门、巨阙以治之，名"中脘期门巨阙灸方"。

2. "急慢惊风，灸中脘四百壮。"

此乃《扁鹊心书·黄帝灸法》言"急慢惊风"的证治。

"惊风"是小儿时期常见的一种抽搐为特征的证候，又称"惊厥"，俗名"抽风"。《黄帝内经》称为"惊瘛"。大凡急惊风者，症见牙关紧闭，壮热涎潮，窜视反张，搐搦颠动，唇口眉眼，眨引频并，口中气热，睑赤唇红，二便黄赤，脉浮数洪紧，必先身热而后发搐。盖因内夹实热，外感风邪，心受热则积惊，肝生风则发搐，此即《素问·至真要大论》"诸风掉眩，皆属于肝""诸热瞀瘛，皆属于火"之谓也。于是肝风心火，二脏交争，血乱气并，痰涎壅盛，百脉凝滞，关窍不通，风气无以发泄，故暴搐也。慢惊风多小儿久疟久痢，或痘后疹后，或风寒饮食积滞，或过用攻伐，或误服凉药，或禀赋本虚，或因急惊风用药攻伐太甚，或病后失于调理，皆可致之。其症多见于神昏气喘，或大热不退，眼翻惊搐；或乍寒乍热；或三阳晦暗；或面色淡白青黄；或二便清白；或口唇开裂出血，而口中气冷；或泻痢冷汗；或完谷不化；或四肢冰冷，甚则腹中气响，喉中痰鸣，角弓反张，目光昏暗，脉沉迟散缓；虎口脉纹青而淡紫。此乃因脾胃虚寒，孤阳外越，元气无根，阴寒至极，风之所由动也。此即《素问·至真要大论》"诸寒收引，皆属于肾""诸暴强直，皆属于风"之谓也。故中脘以其健脾和胃、化痰导滞之功而愈病，且中脘乃任脉之腧穴，故又有养肝肾，营气血，育阴息风之效。中脘又为"回阳九针"穴位之一，俾外越之孤阳得回，元气有根，而收息风定搐、制瘛定惊之效，故《扁鹊心书·黄帝灸法》治"急惊风"，有"中脘灸法"施之。尚可灸脾募章门伍脾俞、中脘伍胃俞，即"脾经募俞灸方""胃经募俞灸方"，以成健脾胃之功，以杜生痰之源，此正治治本之法。

3."产后血晕，灸中脘五十壮。"

此乃《扁鹊心书·黄帝灸法》言"产后血晕"的证治之法式。

"产后血晕"又称"产后郁冒"，妇科病证名，为妇科产后三大证之一。"郁冒"，是由于产后失血过多，汗出亦多，必致气血两虚，抗病力减，外邪乘虚而入而发病。其证，该篇记云："其脉微弱，呕不能食，大便反坚，但头汗出。所以然者，血虚而厥，厥而必冒，冒家欲解，必头汗出。以血虚下厥，孤阳上出，故头汗出。"《素问·五脏生成》篇云："诸血者皆属于心。"《素问·调经论》云："心藏神。"《灵枢·九针论》云："心主汗。"盖因新产之妇，血必尽倾，血室空虚，心中之血，前已萌胎，胎下而心血亦与之俱下，心无所养，只依赖几微之气，故有"血虚下厥，孤阳上出""头汗出""郁冒"之候。故其治宜大补气血，断不可单以"晕"治。然血有形难以速生，气无形而易于速发，故补气以生血，尤速于补血以生血。故《扁鹊心书·黄帝灸法》有"灸中脘"之施。尚可中脘伍章门、脾俞、胃俞，即脾胃募俞之灸，以培补后天气血生化之源。

4."妇人无故风搐发昏，灸中脘五十壮。"

此乃《扁鹊心书·黄帝灸法》言"妇人无故风搐发昏"的

证治。

"妇人无故风搐发昏",实不明原因而病作,非"无故"也。必因风而发搐搦、瘛疭。《素问·至真要大论》有"诸风掉眩,皆属于肝""诸热瞀瘛,皆属于火"之论,故或肝风内动,或热极生风。而妇人之昏眩搐搦者,多因素体血虚,或因素体脾虚,运化失司,化源不足。血虚不能上荣髓海而发眩晕;血虚不能旁荣四肢而发搐搦。此即"血虚生风"之谓也。故有"中脘灸方"法式之施。任有担任、任受之意,其脉多次与手足三阴经及阴维脉交会,能总任一身之阴经,故任脉有"阴脉之海"之誉。盖因中脘乃任脉之腧穴,且中脘又为胃之募穴、腑之会穴,具培补后天之本之功,俾气血生化之源足,则髓海得养,营卫得和,四肢得濡,而无"血虚生风"之虞,则眩晕、瘛疭、搐搦之证得解。

5. "呕吐,不食,灸中脘五十壮。"

此乃《扁鹊心书·黄帝灸法》言"呕吐不食"的证治。

"呕吐"一证,多因胃失和降,气逆于上而引起的一种病证。前人以有物无声谓之吐,无物有声谓之哕,有物有声谓之呕。最早的文献见于《黄帝内经》,且论述甚详。胃气以通为利,以降为顺。胃气上逆则呕吐,胃失和降则不能食。故不论何种致病因素,胃气失其和降是其主病机,故其治之大要是和胃降逆。中脘,为胃之募穴,又为腑之会穴,乃任脉与手太阳、少阳,足阳明经交会穴,为回阳救逆穴之一,中脘具较强的健脾和胃,降逆和中,理气导滞之功,故治"呕吐不食"之候,《扁鹊心书·黄帝灸法》有"灸中脘五十壮"法式之施,名之曰"中脘灸方"。尚可伍胃经下合穴足三里,此乃《灵枢·邪气脏腑病形》"合治内腑"之谓,亦即"病在上,下取之"之谓。

6. "霍乱吐泻,乃冷物伤胃,灸中脘五十壮,若四肢厥冷,六脉微细者,其阳欲脱也,急灸关元三百壮。"

此乃《扁鹊心书·窦材灸法》言"霍乱吐泻"的证治法式。

"霍乱",泛指突然剧烈吐泻,心腹绞痛,病之挥霍闷乱,成于顷刻间者。究其病因病机,此证皆由中气素虚,或内伤七情,或外感六淫,或伤饮食,或中邪恶,或触污毒,或阳热外逼,或阴寒内伏而致中阳被困,清浊混淆,升降悖逆,而发上吐下泻之候。多发于夏秋之交,寒月亦间有之。其候多见心腹胀痛,呕吐泄泻,憎寒壮热,头痛眩晕。其治当温补脾肾,助阳化浊,重证尚须回阳救逆。中脘为胃之募穴,腑之会穴,具有和中化浊之功,又为任脉与手太阳、少阳,足阳明经交会穴,尚为回阳九针之一,故又具调达气机,泌清别浊,回阳救逆之勋,穴属任脉,尚有益肾荣冲之功,乃阴中求阳之用,此即"阳得阴助而生化无穷"之谓也。关元内应胞宫、精室,为元阴、元阳之气闭藏之处,该穴乃任脉与足太阴脾经、足阳明胃经之交会穴,《内经》称之为"三结交",故又具益肾元、荣冲任、健脾胃之功。故一穴关元以其培补先、后天之本之功,以成益元固本、补气壮阳、调补冲任、健脾和中、回阳固脱之治。中脘伍关元灸之之法式,今名"中脘关元灸方",乃霍乱吐泻之良方。

7. "疟疾乃冷物积滞而成,不过十日、半月自愈。若延绵不绝乃成脾疟,气虚也,久则元气脱尽而死,灸中脘及左命关各百壮。"

此乃《扁鹊心书·窦材灸法》言"疟疾因冷物积滞"的

证治。

"疟疾"系指以间歇性寒战、高热、头痛、出汗为特征的一种疾病。对此病历代医籍皆有记述,最早的文献见于《黄帝内经》,并有"疟论""刺疟"等篇。疟疾有日作疟、间日疟、多日疟、风疟、寒疟、温疟、瘅疟、六经疟、脏腑疟的分类。《素问·生气通天论》云:"夏伤于暑,秋为痎疟。"意谓夏季受到了暑气的伤害,到了秋季就容易发生痎疟。"痎疟",乃各种疟疾的总称。《圣济总录·疟病门》有"痎疟者,以疟发该时"之解。意谓病发应时有规律。至汉《金匮要略》有疟病专篇。究其病因病机,《素问·疟论》篇谓"由邪气内薄于五脏,横连募原"所致。大凡因疟邪侵入,伏于半表半里,邪与营卫相搏,正邪相争而引起疟疾诸候。其治当祛邪截疟,和解表里。故窦材有"灸中脘及左命关各百壮"之法式的应用。取中脘健脾胃,和中化浊,回阳救逆,而无"元气脱尽"之弊;取命关食窦接脾脏真气,以培后天气血生化之源。二穴相伍,共成健脾和胃、补益气血、调和营卫之功,以驱邪外出。取左命关,乃俾脾气右升、肝气左降之意,以成调达枢机,功达募原,而成扶正祛邪之功。二穴相伍,施以灸法,今名"中脘命关灸方",以成"保扶阳气""消尽阴翳"之治。

8. "尸厥不省人事,又名气厥,灸中脘五十壮。"

此乃《扁鹊心书·窦材灸法》言"尸厥""气厥"的证治。

尸厥、气厥,皆因脏腑之气逆而不顺,突发昏倒不省人事之候。《扁鹊心书·黄帝灸法》中,有"气厥、尸厥,灸中脘五百壮"之记。由此可见,此窦材灸法,源于《扁鹊心书·黄帝灸法》，亦有"灸中脘五十壮"法式之应用，故其作用机理亦相同。

9."若吐逆而心下痞，灸中脘五十壮。若微微发颤者，欲作汗，服姜附汤而愈。"

此乃《扁鹊心书》言伤寒误治而致"心下痞"的证治。

灸中脘，以其和胃降逆之功而除痞满。"姜附汤"源自《神方》篇之"姜附丹"。窦材认为"此丹补虚助阳消阴，治伤寒阴证，痈疽发背，心胸作痛，心腹痞闷，喉痹，颐项肿，汤水不下，及虚劳发热，咳嗽吐血，男妇骨蒸劳热，小儿急慢惊风，痘疹缩陷，黑泡水泡斑，脾劳面黄肌瘦，肾劳面白骨弱，两目昏翳内障，脾疟久痢，水泻米谷不化。又能解利两感伤寒，天行瘟疫，山岚瘴气及不时感冒等证。"该方由生姜（切片）五两、川附子（炮切片，童便浸，再加姜汁炒干）五两组成，二药共为末。每服四钱，水一盏，煎七分，和渣服。若治中风不语，半身不遂，去附子，用川乌去黑皮，制法与附子同。姜味辛入肺，肺旺则一身之气皆为所用，中焦之气充而足，则脾胃出纳之令壮而行，邪气不能容矣，故"吐逆而心下痞"之候可解。生姜味辛性温，入肺经能发散风寒，祛痰止咳；入脾胃能温中祛湿，化饮宽中。附子味辛性热，能回脾肾之元阳，质燥气刚，可逐中下焦之寒湿，斩关夺门之将，痼冷可除。即而论之，附子既能追复散失之亡阳，又能资助不足之元阳。二药相伍，以成补虚助阳消阴之功，则脾肾阳虚，阴寒内盛之"伤寒阴证"可解。

《扁鹊心书》云"姜附汤"，或名"姜附丹"，源自《千金翼方》之"姜附汤"，原为治"痰饮吐水"证而设方。若脾肾阳虚、阴寒邪盛证剧者，可干姜易生姜，盖因干姜味本辛，大热无毒，守而不走，凡胃中虚冷，无阳欲绝，合以附子同投，则能回阳立效，故有"附子无姜不热"之论，故与《伤寒论》之"四逆"自通。《医宗必读》亦名"姜附汤"，乃为阴证伤寒而设方。

10."阳明燥金内属于胃，六脉浮紧而长，外证目痛发热，手足温，呻吟不绝，服当归柴胡汤、平胃散……若果发昏厥，两目枯陷不能升者，急灸中脘五十壮，渐渐省人事，手足温者生，否则死。"

此乃《扁鹊心书》言"伤寒阳明兼少阳病"的证治。

盖因中脘乃胃之募穴，腑之会穴，任脉与手太阳、少阳，足阳明交会穴，且为回阳九穴之一，故以回阳故逆、温阳固脱之功，以救其厥逆阳气下陷之证。

"当归柴胡汤"乃为治伤寒头痛，发热恶寒，肢节痛，吐逆之证而设方，方由柴胡五钱、半夏二钱（以生姜一钱同捣）、当归一钱、甘草五分组成。加姜、枣，以水二盏煎至八分用之。方中柴胡味苦微辛，气平微寒，具轻清上升，宣透疏达之性，长于疏散少阳半表半里之邪，是以为治邪在少阳往来寒热之主药，故可解"发热恶寒"之候，又以其宣畅气血之功，与补血活血之当归，以治"肢节痛"之症。盖因半夏辛温行散，能行水湿，降逆气，姜制半夏更善于止呕。脾为生痰之源，胃为安谷之器，故半夏又为燥湿祛痰，降逆止呕之要药。甘草味甘，入十二经，乃脾胃之正药，生用偏凉，能清热解毒，炙用性温，能益气补虚，其甘缓之性，又能缓急止痛。生姜、大枣以和营卫、补气血之功而为引药。故诸药合用，则伤寒阳明、少阳二经之病可解。

平胃散，出自宋代《太平惠民和剂局方》，方由苍术、厚朴、陈皮、甘草、生姜、大枣组成。方中陈皮味辛而温，主脾肺，调中快膈，导痰消滞，宣五脏理气燥湿。《本草求真》谓其"同补剂则补，同泻剂则泻，同升剂则升，同降剂则降，各随所配而得其宜"，故任为主药。苍术辛苦性温，能入诸经，疏泄阴阳之湿，厚朴苦能下气，辛能散结，温能燥湿，善除胃中滞气，而兼燥脾家湿郁，共为辅药。甘草调和诸药，生姜和胃止呕，大枣益气补血，共为佐使药。故合入平胃散，以其祛湿健脾，消胀散满之功，以除"呕逆"之证。

11. "伤寒瘥后，饮食起居劳动，则复发热，其候头痛、身热、烦躁，或腹疼，脉浮而紧，此劳复也。服平胃散、分气丸，汗出而愈。若连服三四次不除者，此元气大虚故也，灸中脘五十壮。"

此乃《扁鹊心书》言"伤寒劳复"的证治。

此条之证候，乃伤寒愈后因饮食起居劳动之因，过劳而复发。予以平胃散、分气丸健脾和胃，消胀除满可愈，若不愈可"灸中脘五十壮"。盖因中脘乃胃之募穴、腑之会穴，"人以胃气为本"，且胃经又为多气多血之经，故中脘有和营卫、调气血之功，故为"伤寒瘥后""劳复"之治穴。尚为任脉与手太阳、少阳、足阳明经之交会穴，又为回阳九穴之一，有较强的健脾和胃作用，故为脘腹痛之治穴。

"分气丸"，方出《扁鹊心书·神方》篇，并谓"能行气，化酒食"。方由黑丑（半生半熟取头末）四两、青皮（炒）、陈皮（炒）、干姜（炮）、肉桂各一两。共为末，水法梧子大。每服三十丸，空腹姜汤下。方中黑丑（即牵牛子）苦降，通泄之力甚强,长于达三焦,走气分,以除气分湿热壅滞之证。青、陈皮主调中快膈,导痰消滞。肉桂、炮姜能散寒导滞,温通经脉,以解因肾阳不足而导致脾寒腹痛。诸药合用,以其行气、消胀、化食之功而适用于"心腹痞闷疼痛,两胁气胀,痰涎上攻,咽嗌不利"之证。

12. "由饮食失节,损其脾气,轻则头晕发热,四肢无力,不思饮食,脉沉而紧,服来复、全真及平胃散;重者六脉浮紧,头痛发热,吐逆,心下痞,服荜澄茄散、来复、全真而愈。若被庸医转下凉药,重损脾气,变生他病,成虚劳臌胀泄泻等证,急灸中脘五十壮,关元百壮,可保全生,若服凉药速死。"

此乃《扁鹊心书》言"内伤"的证治。

盖因内伤之证,饮食其一端也,又有劳倦郁怒,忧悲思虑,喜乐惊恐,恶怒奇愁,皆由七情不以次入,直伤五脏,更有由房室跌仆而成内伤者,临证之工,不可不察。

"内伤",中医术语,出自《素问·疏五过论》,系指脏气内损所致之疾病。如七情不节、饮食饥饱无常,房劳过度等因素。概而论之曰五劳七伤。五劳即久视、久卧、久坐、久立、久行五种过劳致病因素。对此,《素问·宣明五气》记云:"久视伤血,久卧伤气,久坐伤肉,久立伤骨,久行伤筋,是谓五劳所伤。"《备急千金要方》又指志劳、思劳、心劳、忧劳、疲劳,又指五脏之劳损,对此《医学纲目》记云:"何谓五劳?心劳血损,肝劳神损,脾劳食损,肺劳气损,肾劳精损。"七伤指七种劳伤。如《诸病源候论》记云"一曰大饱伤脾""二曰大怒气逆伤肝""三曰强力举重,久坐湿地伤肾""四曰形寒寒饮伤肺""五曰忧愁思虑伤心""六曰风雨寒暑伤形""七曰大恐惧不节伤志"故"五劳七伤"或谓"内伤",均系人之"神"与"形"受到损伤,故其治之要,在于人体的"形与神俱"。即《素问·上古天真论》所云:"其知道者,法于阴阳,和于术数,食饮有节,起居有常,不妄作劳,故能形与神俱,而尽终其天年,度百岁乃去。今时之人不然也,以酒为浆,以妄为常,醉以入房,以欲竭其精,以耗散其真,不知持满,不时御神,务快其心,逆于生乐,起居无节,故半百而衰也。"

其治,窦氏有"急灸中脘五十壮、关元百壮"之法式,即"中脘关元灸方",并谓"可保全生,若服凉药速死"。盖因中脘乃胃之募穴,腑之会穴,又为回阳九穴之一,故有培补脾胃后天之本,温元固脱之功。关元乃"三结交"之穴,且冲脉又起于关元,故有培元固本、补气壮阳、调补冲任、颐养肝肾、健脾和胃、益气养血、先后天之本俱补之功。于是,二穴共灸,乃为治疗"五劳七伤"之良方。所佐服之方药,可酌情选用。

荜澄茄散乃窦氏为治脾胃虚满,寒气上攻于心,心腹刺痛,两胁作胀,头昏,四肢困倦,吐逆发热,泄泻饱闷等证而设方。方由荜澄茄、高良姜、肉桂、丁香、厚朴(姜汁炒)、桔梗(去芦)、陈皮、三棱(炮、醋炒)、甘草各一两五钱,香附(制)三两组成。共为细末,每服四钱,姜三片,水一盏,煎七分,和渣服。方中荜澄茄为温中散寒之品,可暖脾胃,行气滞,故任为主药。高良姜性味辛热,善于内攻走里,为温胃散寒之品,肉桂辛甘大热,能补火助阳,散寒止痛,共为辅药。丁香温暖脾胃而降逆气;陈皮健脾和胃,理气燥湿;厚朴下气散结,燥湿除满;

香附通行三焦，疏肝解郁，理气止痛；三棱行气消滞而止痛；桔梗苦辛性平，既升且降，具宣胸快膈之功。诸药共为佐药。甘草味甘，入十二经，然实为脾胃之正药，具健脾和胃、缓急止痛之功。故为使药。生姜味辛微温，入肺经能发散风寒，祛痰止咳，入脾胃能温中祛湿，化饮宽中，于此方中，乃逐阴行阳、除湿导滞之用。于是，诸药合用，以其健脾和胃、理气导滞、温胃散寒、降逆止呕之功而愈病。

13."《素问》云：五络俱绝，形无所知，其状若尸，名为尸厥。由忧思惊恐，致胃气虚闭于中焦，不得上升下降，故昏冒强直，当灸中脘五十壮即愈。此证妇人多有之，小儿急慢惊风亦是此证，用药无效，若用吐痰下痰药即死，惟灸此穴，可保无虞。"

此乃《扁鹊心书》言"厥证"的证治。

胡珏注云："厥证《经》言详矣，尸厥不过厥证之一端，外有血厥、痰厥、煎厥、薄厥，总皆根气下虚之证，所谓少阴不至者厥也，又云内夺而厥，则为喑痱，此肾虚也。"在该篇中，窦氏尚附一验案："一妇人产后发昏，二日滞涩，面上发麻，牙关紧急，二手拘挛，余曰：此胃气闭也。胃脉夹口环唇，出于齿缝，故见此证。令灸中脘穴五十壮，即日而愈。"此乃取中脘豁痰利膈之功而愈病之验案。

14."有胎痫者，在母腹中，母受惊，惊气冲胎，故生子成疾，发则仆倒，口吐涎沫……有气痫者，因恼怒思想而成，须灸中脘穴而愈。"

此乃《扁鹊心书》言"痫证"的证治。

胡珏注云："胎痫出于母腹，俗所谓三搐成痫者也。气痫由于七情，故大病后及忧苦人，并纵性贪口腹人率多患此。医书虽有阴阳五脏之分，然皆未得其要，而愈者盖寡。先生此法直中肯綮，予用之而获效者多矣。"盖因中脘乃胃之募穴，腑之会穴，任脉与手太阳、少阳，足阳明交会穴，又为回阳九穴之一，具较强的健脾和胃，化痰导滞，调补气血，回阳救逆之功，故灸中脘乃治痫证澄本清源之法。

15. "风木太过，令人发搐，又积热蓄于胃脘，胃气瞀闭，亦令卒仆，不知人事……若脾虚发搐，或吐泻后发搐，乃慢惊风也，灸中脘三十壮，服姜附汤而愈。"

此乃《扁鹊心书》言"惊风"的证治。

胡珏注云："小儿之急惊、慢惊，犹大人中风之闭证、脱证，温清补泻，审病当而用药确，自无差讹。"惊风是小儿时期常见的一种抽搐伴神昏为特征的疾病，又称"惊厥"，俗称"抽风"，分急惊风和慢惊风两大类。大凡急惊属实热，宜于清凉；慢惊属虚寒，宜于温补。就慢惊风而言，证分三端：土虚木亢证，脾肾阳虚证，阴虚风动证。而本篇所述，属脾肾阳虚之证。盖因脾主运化，又须肾阳温煦，才能发挥其健运作用，而肾阳又赖脾阳运化之水谷精微，以补充和化生。故脾肾阳虚，运化失司，聚湿成痰，痰浊蒙蔽清窍而发惊风者，当灸中脘、服姜附汤，以健脾和胃，豁痰开窍醒神而愈病。

16. "凡无故昏倒，乃胃气闭也，灸中脘即愈。"

此乃《扁鹊心书》言"妇人卒厥"的证治。

气上逆而阴阳失调，轻则四肢寒冷，重则不省人事。《素问》有"厥论"专篇。妇人卒厥，多为贪食多欲之妇，因胃气不通，气逆而发。中脘居胃脘之中，有较强的健脾和胃功效，且又为回阳九穴之一，施以灸法，以其畅达中焦之气，而解"胃气闭"之候。

第五节

《扁鹊心书》关元灸方方证法式

一、概述

《扁鹊心书·周身各穴》篇云："关元，在脐下三寸。"

关元，任脉经之穴。关者，闭藏之意，元者，指元阴、元阳之气。本穴内应胞宫、精室，为元阴元阳之气闭藏之处，故名关元，又名次白、三结交、下极、丹田、五城、持枢、大海、大中极、次门、血室。关元穴位腹部正中线上，曲骨上二寸，脐下三寸，仰卧取之。本穴为小肠经之募穴，尚为任脉与足太阴经、阳明经交会穴，此即《黄帝内经》所称的"三结交"。冲脉起于关元，故本穴又为人体强壮要穴，有益元固本，补气壮阳，调补冲任，暖宫固精、回阳固脱，止血制带之效，而适用于遗精、阳痿、遗尿、小便频数、癃闭、月经不调、经闭、带下、崩漏、阴挺、产后出血、疝气、小腹痛、泄泻、脱肛、滑精、中风脱证诸疾。《灵枢·寒热病》篇云："身有所伤，血出多，及中风寒，若有所堕坠，四肢懈惰不收，名曰体惰，取其小腹脐下三结交。三结交者，阳明、太阴也，脐下三寸关元也。"此言血气营卫受损，而致体惰的证治。《素问·举痛论》云："寒气客于冲脉，冲脉起于关元，随腹直上，寒气客则脉不通，脉不通则气因之，故喘动应手矣。"此言冲任二脉同起胞宫，而寒气客于冲脉，而致人迎气口处有"喘动应手"之候，故可行关元灸法，可疗体惰、喘证。《黄帝内经素问集注》云："灸七壮。"《甲乙经》云："灸七壮。"《铜人》云："灸百壮，止三百壮。"

二、方证应用

1. "中风半身不遂，语言謇涩，乃肾气虚损也，灸关元五百壮。"

此乃《扁鹊心书·窦材灸法》言"中风半身不遂，语言謇涩"的证治。

"中风半身不遂"，简称中风，又名卒中、偏枯、大厥、薄厥，是一种起病急骤，症见多端，变化迅速为特征的一种疾病。此病首见于《黄帝内经》且不绝于书。如《灵枢·刺节真邪》篇云："虚邪偏客于身半，其入深，内居荣卫，荣卫稍衰，则真气去，邪气独留，发为偏枯。"《素问·生气通天论》云："阳气者，大怒则形气绝，而血菀于上，使人薄厥。"《素问·调经论》云："血之与气并走于上，则为大厥，厥则暴死，气复反则生，不反则死。"《灵枢·九宫八风》篇云："三虚相抟，则为暴病卒死……其有三虚而偏中于邪风，则为击仆偏枯矣。"究中风之由，多因平素气血亏虚，心、肝、肾三脏之阴阳失调，加之忧思恼怒，或饮酒饱食，或房事劳累，或外邪侵袭等诱因，而致气血运行受阻，肌肤失于濡养；或因阴亏于下，肝阳暴涨，阳化风动，血随气逆,夹痰夹火,横窜经隧,蒙蔽清窍,而形成上实下虚,阴阳互不维系的危急证候,多伴有肌肤不仁,口眼歪斜,口角流涎,语言謇涩,半身不遂之候。因其主因是阴虚风动,故其治之大法当育阴息风,平秘阴阳。故窦材有"关元灸法"之应用。

《灵枢·寒热病》篇云:"四肢懈惰不收,名曰体惰,取其小腹脐下三结交。三结交者,阳明、太阴也,脐下三寸关元也。"盖因关元乃任脉与足太阴脾经、足阳明胃经之交会穴。对此马莳认为:"盖本穴为任脉,而足阳明、太阴之脉,亦结于此,故谓之三结交,即脐下三寸之关元穴耳。"人体之形体,借气濡血泽,故气血亏虚,轻则可致四肢懈惰不收,重者可致痿证或中风偏废。鉴于关元乃任脉与足太阴、阳明之会穴,且脾胃为后天之本,气血生化之源,故关元有健脾和胃之功,俾气血生化之源足,可解诸痿、偏废之候。任主妊养,任脉乃阴脉之海,关元本任脉之腧穴,故有养肝肾、益冲任、和营卫、补气血之功,五脏得补,五体强健,而无痿废之候。施以灸法,今名"关元灸法",以其"保扶阳气""消尽阴翳"之功,而起痿疾。《素问·痿论》云:"黄帝问曰:五脏使人痿何也?岐伯对曰:肺主身之皮毛,心主身之血脉,肝主身之筋膜,脾主身之肌肉,肾主身之骨髓。故肺热叶焦,则皮毛虚弱急薄,著则生痿躄也。心气热,则下脉厥而上,上则下脉虚,虚则生脉痿,枢折挈,胫纵而不任地也。肝气热,则胆泄口苦筋膜干,筋膜干则筋急而挛,发为筋痿。脾气热,则胃干而渴,肌肉不仁,发为肉痿。肾气热,则腰脊不举,骨枯而髓减,发为骨痿。"痿躄,四肢痿废不用之病的统称。故痿者,乃四肢无力痿弱,举动不能之候。皆因五脏亏虚,所主之体痿废而致。《灵枢·根结》篇云："太阳为开，阳明为阖，少阳为枢……阖折则气无所止息而痿疾起矣，故痿疾者取之阳明。"说明了开阖失司、枢机不利是造成脏腑病变的重要因素。"阖折则气无所止息而痿疾起"，故治痿者，取之阳明。承接此论，《素问·痿论》续云："《论》言治痿者独取阳明何也？岐伯曰：阳明者，五脏六腑之海，主润宗筋，宗筋主束骨而利机关也。冲脉者，经脉之海也，主渗灌溪谷，与阳明合于宗筋，阴阳总宗筋之会，会于气街，而阳明为之长。"故简而论之，阳明是五脏六腑营养的源泉。所以，阳明经气血充足，五脏六腑之功能正常，则诸痿不可发生。此即"关元灸方"治中风半身不遂和痿证的作用机理。

2. "**伤寒少阴证，六脉缓大，昏睡自语，身重如山，或生黑靥、噫气、吐痰、腹胀、足指冷过节，急灸关元三百壮可保。**"

此乃《扁鹊心书·窦材灸法》言"伤寒少阴证"的证治。

《伤寒论·辨少阴病脉证并治》篇云："少阴之为病，脉微细，但欲寐也。"此为《伤寒论》论少阴寒化证之提纲。少阴属心肾两脏，心主血，属火；肾藏精，主水。病邪直犯少阴，或他经病误治、失治损及心肾，而形成心肾虚衰，阳气式微，无力鼓动血行，则脉微，阴血不足以濡脉则脉细。心肾阳虚，阴寒内盛，神失所养，则症见"但欲寐"。故大凡见到"脉微细，但欲寐"，就知心肾之阳已虚。《伤寒论》第388条有"四肢拘急，手足厥冷者，四逆汤主之"。此条乃为辨吐利亡阳的证治。第324条有"少阴病，饮食入口则吐……手足寒，脉弦迟者……当温之，宜四逆汤"，此乃少阴病膈上有寒饮的证治。而《扁鹊心书·窦材灸法》中此条之证候，亦属少阴病寒化之证，或谓"四逆证"。诚如成无己所云："四逆者，四肢逆而不温也。四肢者，诸阳之本。阳气不足，阴寒加之，阳气不相顺接，是致手足不温，而成四逆也。"故"法当回阳救逆""启下焦之生阳，温中焦之大气"。取任脉之关元穴，以其益元固本，回阳复脉，以解四逆之证。且关元乃任脉与足太阴、阳明经之交会穴，而有"三结交"之名，故又有健脾胃、益气血之功，以解"噫气、吐痰、腹胀"诸脾胃虚弱之症。穴位施灸，功同"四逆汤"，以成"扶阳气、消阴翳"之法，故名"关元灸方"。

3. "脑疽发背，诸般疔疮恶毒，须灸关元三百壮以保肾气。"

此乃《扁鹊心书·窦材灸法》言"脑疽发背，诸般疔疮恶毒"的证治。

"脑疽"，外科病名，又名对口、脑后发、项中疽。指生于脑后枕骨之下，大椎之上之痈疽。此病多因湿热毒邪上壅，或风温外感，或阴虚火炽而成。大凡由外感而发者，多生于正中，属督脉经，易于高肿溃脓，生肌收口，故为顺证。从内而发者，多生于偏旁，属膀胱经，疮多平塌，难以成脓，难溃难敛。若身虽发热，面色形寒，疡不高肿，根盘平塌，脓稀不腐者，此平日肾水亏虚，阴精消涸，致正气内亏，不能使毒外泄，而显陷里之象。"发背"，亦外科病名，为有头疽生于脊背者，脏腑俞穴皆在背部，故本病多由脏腑气血不调，或火毒内壅，或阴虚火旺凝滞经脉，使气血壅滞不通而发。本病可因发病部位不同，而有上发背、中发背、下发背之分，后世医家又将其称为上搭手、中搭手、下搭手，又因其外部形态的不同，而有莲子发、蜂窝发之称。"疔疮"，外科病名，此病首见于《黄帝内经》。《素问·生气通天论》云："高粱之变，足生大丁。"此即今之疔疮、疔肿、疔毒。而广义之"丁"，泛指多种疮疡，故窦材于此条冠以"诸般疔疮恶毒"之名。此证或由恣食厚味，或由七情郁结，或受四时不正之气，以致毒邪内结，流注经络而成。《素问·刺法论》云："正气存内，邪不可干。"《灵枢·口问》篇云："故邪之所在，皆为不足。"而此条中"脑疽""发背""疔疮恶毒"之证，均属阴疽范畴。其初起之形，多阔大平，乃毒痰凝结之证；根盘散漫，色不鲜明，乃气血两虚之候。治之之法，非开腠不能解其寒凝而达阳和之效；非益气血不能化毒托脓，而成愈疾之勋。关元乃任脉与足太阴脾经、足阳明胃经之交会穴，具健脾胃、益气血之功，乃扶正达邪之用，施以灸法，俾阳和一转，则阴分凝结之毒，自能化解。故一穴之"关元灸方"而具温补和阳、散寒通滞、化痰开结，补血通络之"阳和汤"之效，犹如"阳光普照，阴霾四散"，以成"阳和"之勋。

4．"虚劳咳嗽潮热，咳血吐血，六脉弦紧，此乃肾气损而欲脱也，急灸关元三百壮。"

此乃《扁鹊心书·窦材灸法》言"虚劳咳嗽潮热，咳血吐血，六脉弦紧"的证治。

"虚劳咳嗽"，即劳嗽。此证系指由肺脏损伤所致。《证治要诀·诸嗽门》云："劳嗽，有久嗽成劳者，有因病劳久嗽者。其证寒热往来，或独热无寒，咽干嗌痛，精神疲极，所嗽之痰或浓或有血腥臭异常，语声不出者。"《万病回春》云：劳嗽者干咳、声哑、痰中有血丝，血屑者是也。""劳嗽者，盗汗，痰多，作寒热，脉数大无力是也。以上四者，皆是劳力、酒色、内伤或忧思郁结、阴虚火动而嗽者。"由此可见。《证治要诀》与《万病回春》所论"劳嗽"之证候,与窦材所论相侔。因阴虚火旺,灼肺成嗽,因金水相滋,久之,下及肾水,故可致"肾气损而欲脱"之危候重证。故窦材有"急灸关元三百壮"之治。关元为任脉与足太阴脾、足阳明胃之交会穴,即"三结交"之特殊功能穴。既有任脉补肾荣任、益气固本、回阳固脱,而荣肺系以成润肺止咳之功;又有健脾胃、补气血,以培补后天之本之功,以成培土生金之勋,则肺阴得补,肺津得布,而肺脏无损伤之虞,肾气无"欲脱"之势,则劳嗽可愈。

5. "中风失音乃肺肾气损,金水不生,灸关元五百壮。"

此乃《扁鹊心书·窦材灸法》言"中风失音"的证治。

"中风失音"即中风失语。《灵枢·忧恚无言》云:"舌者,音声之机也。"此证由邪入舌本,经脉凝滞所致。《素问·热论》云:"少阴脉贯肾络于肺,系舌本。"《素问·阴阳应象大论》云:"心主舌。"《灵枢·经脉》云:"手少阴之别……系舌本。"又云"肾足少阴之脉……循喉咙,夹舌本。"《素问·骨空论》云:"任脉者……循腹里,上关元,至咽喉。"鉴于"心主舌""少阴之脉贯肾,系舌本",故灸关元,可令金水相滋,则"失音"可解。盖因关元穴又名"三结交",为任脉与足太阴脾经、足阳明胃经交会穴,具三经之功效,故任脉之关元,可"任养"咽喉,健脾胃而培补后天之本,以益气血生化之源,于是肺肾得养,"失音"之候得解。

6. "小便下血,乃房事劳损肾气,灸关元二百壮。"

此乃《扁鹊心书·窦材灸法》言"小便下血乃房事劳损肾

气"的证治。

肾主藏精,房劳竭精损肾,必致肾气亏虚,故气虚不能摄血,且因肾与膀胱相表里,血液溢于膀胱,而致小便下血。盖因冲脉为血海,其脉起于关元,《内经》称关元为"三结交"之穴,故有益元固本,补气壮阳,调冲任,暖精茎,固精止血,回阳固脱之功,于是行关元灸法,可使肾气无亏虚之候,小便下血之候得解。

7. "砂石淋,诸药不效,乃肾家虚火所凝也,灸关元三百壮。"

此乃《扁鹊心书·窦材灸法》言"砂石淋,诸药不效"的证治。

"砂石淋",简称石淋,为尿中夹有砂石,小便艰涩,或排尿时突然中断,尿道窘迫疼痛,少腹拘急,或腰腹绞痛难忍,尿中带血的一种疾病。现代医学称为泌尿系结石,包括肾、输尿管、膀胱结石。

究其因及证候,《诸病源候论》记云:"诸淋者,由肾虚膀胱热故也。膀胱与肾为表里,俱主水。水入小肠,下于胞,行于阴,为溲便也……肾虚则小便数,膀胱热则水下涩,数而且涩,则淋沥不宣,故谓之淋。"故肾家虚火所凝,即"肾虚而膀胱热也"。又云:"肾主水,水结则化为石,故肾客沙石。肾虚为热所乘,热则成淋。其病之状,小便则茎里痛,尿不能卒出,痛引少腹,膀胱里急,沙石从小便道出,甚者塞痛令闷绝。"《素问·逆调论》云:"肾者水脏,主津液。"《灵枢·本输》篇云:"膀胱者,津液之腑也。"《素问·灵兰秘典论》云:"膀胱者,州都之官,津液藏焉,气化则能出矣。"由此可见,泌尿系结石的病理机制在于肾与膀胱的功能失常,即脾肾气虚,膀胱气化无权之谓。故其治当温肾健脾,化气通脉,消石导滞。任有担任、任受之意,任脉与手足三阴经及阴维脉交会,总任一身阴经,故有"阴脉之海"之称。关元乃任脉与足太阴、足阳明交会穴,《黄帝内经》名其"三结交"穴,且冲脉起于关元,故关元有益肾元,调冲任,健脾胃,补气血之功。于是一穴关元施灸,名"关元灸方",则任脉畅达,肾与膀胱气化有司,三焦之通行无阻,则肾无虚、膀胱无热,砂石淋可解也。

8."上消病,日饮水三五升,乃心肺壅热,又吃冷物,伤肺肾之气,灸关元一百壮,可以免死。或春灸气海,秋灸关元三百壮,口生津液。"

此乃《扁鹊心书·窦材灸法》言"上消病"的证治。

消渴,是多饮、多食、多尿、身体消瘦,或尿浊、尿有甜味为特征的一种疾病。其名,首见于《黄帝内经》。如《素问·奇病论》云:"帝曰:有病口甘者,病名为何?何以得之?岐伯曰:此五气之溢也,名曰脾瘅。夫五味入口,藏于胃,脾为之行其精气,津液在脾,故令人口甘也。此肥美之所发也,此人必数食甘美而多肥也,肥者令人内热,甘者令人中满,故其气上溢,转为消渴。""五气",即水谷之气。张介宾注云:"五气,五味之所化也。""瘅",热也。"脾瘅",指脾热而谷气上溢所致口中有甜腻之候。此条经文表述了过食肥甘而产生内热,久则"其气上溢"可成消渴。他如《素问·气厥论》云:"心移热于肺,传为膈消。"表述了上消之属热者。《证治准绳·消瘅》篇谓"渴而多饮为上消"，故"膈消"属上消范畴。

根据《灵枢·逆顺肥瘦》篇可知，冲脉又为"五脏六腑之海""五脏六腑皆禀焉"，《灵枢·动输》谓"冲脉者，十二经之海"。《素问·举痛论》谓"冲脉起于关元"，且《灵枢》称关元为"三结交"穴，盖因关元为任脉与足太阴脾、足阳明胃之交会穴。该穴内应胞宫、精室，为元阴、元阳之气闭藏之处，故有关元之名。以其益元固本，安和五脏，通行十二经脉，调和冲任，补气养血，生津止渴之功，适用于一切证型之消渴，尤对上消者，以其健脾胃，培后天气血生化之源以养肺肾，此乃金水相滋而清上焦心肺壅热之治。

气海亦任脉之经穴，为元气之海。春天属肝木，肝者体阴而用阳，故灸气海乃重在益元荣肾，调冲任之功，俾水足肝柔，则肝肾之阴得养，而无阴虚壅热之弊，故借自然界万物"春生"盎然之气，而肝阴得充，谓"春灸气海"。秋天属金，为收成之季，借"秋成"之气机，以助关元补肾元，益肾阴之功，此乃金水相滋之治，俾肺无壅热之候，故谓"秋灸关元"。虽云"或春灸气海，秋灸关元"，实则四季皆可灸之，说明了消渴重证，无论上、中、下消，亦不论春、夏、秋、冬之季，均可二穴合用，今名"气海关元灸方"。

9."中消病，多食而四肢羸瘦，困倦无力，乃脾胃肾虚也，当灸关元五百壮。"

此乃《扁鹊心书·窦材灸法》言"中消病"的证治。

《灵枢·大惑论》云："黄帝曰：人之善饥而不嗜食者，何气使然？岐伯曰：精气并于脾，热气留于肾，胃热则消谷，谷消故善饥。"此条经文表述了中消的病因病机。《灵枢·经脉》篇云:"胃足阳明之脉……气盛则身以前皆热,其有余于胃,则消谷善饥,溺色黄。"此证由阳旺阴衰,脾胃蕴热所致。诚如《证治准绳·消瘅》篇所云:"消谷善饥为中消。"其治当清胃泻火,养阴增液,故有灸关元之治。因其为"三结交"之穴,以泻法,以祛胃经之火,继而用补法,荣任脉、养肝肾、健脾气、补脾阴、增津液,以解中消。

10."腰足不仁,行步少力,乃房劳损肾,以致骨痿,急灸关元五百壮。"

此乃《扁鹊心书·窦材灸法》言"腰足不仁,行步少力""骨痿"的证治。

《素问·痿论》云:"肾气热,则腰脊不举,骨枯而髓减,发为骨痿。"其意谓肾有邪热,热灼精枯,而导致髓减骨枯。因腰为肾之外府,督为肾之外垣,督脉循腰脊,故肾虚则腰脊不能举动,骨枯髓减,则变生骨痿。该篇又云:"有所远行劳倦,逢大热而渴,渴则阳气内伐,内伐则热舍于肾,肾者水脏也,今水不胜火,则骨枯而髓虚,故足不任身,发为骨痿。故《下经》曰:骨痿者,生于大热也。"此段经文表述了因长途跋涉劳累太甚,又逢炎热天气而口渴,于是阳气化热内扰,以致热侵肾,肾为水脏,若水不胜火,灼伤肾之阴精,就会导致骨枯髓空,两足不能支持身体,形成骨痿。所以古医籍《下经》谓骨痿是由于大热所致。综上所述,造成骨痿的成因,为热伤肾精,致骨枯髓减或骨枯髓空,而发骨痿。《灵枢·邪气脏腑病形》篇云:"肾脉……微滑为骨痿,坐不能起,起则目无所见。"滑脉示有湿热之候,脉

"微滑",提示乃骨痿之脉象。其意谓热邪灼阴精而发骨痿,肾主骨生髓,肾精耗损,故发骨痿,骨枯故坐不能行。该篇有"其精阳气上走于目而为睛"之记,故肾气衰,致骨痿不能起床。又因肾虚精阳之气不能上走目,故起则昏眩目盲。关元名"三结交"之穴,其一可任养肾元,故有荣骨益髓、添精明目之功,其二又可健脾胃,有补后天之本,益气血生化之源之功,故为骨痿治穴。

11. "耳轮焦枯,面色渐黑,乃肾劳也,灸关元五百壮。"

此乃《扁鹊心书·窦材灸法》言"耳轮焦枯,面色渐黑"的证治。

"肾劳",系指因劳损伤肾所致的疾病。虚寒则遗精白浊,多梦纷纭,甚则面垢耳鸣,腰脊痛如折。实热则小便黄赤涩痛。对此《诸病源候论》云:"肾劳者,背难以俯仰,小便不利。"对其病因病机,《医醇剩义》有"肾劳者,真阴久亏,或房事太过,水竭于下,火炎于上"之论。《灵枢·卫气失常》篇云:"耳焦枯受尘垢,病在骨。"因肾主骨,肾开窍于耳,肾阴不足,故耳轮失濡,而见"耳轮焦枯"。《灵枢·五色》篇云:"五色命脏……黑为肾。"《素问·五脏生成》篇云:"五脏之气……黑如炲者死。""面色渐黑",即"面色黧黑"之谓也,亦肾元亏虚"肾劳"之候也。关元乃"三结交"之穴,且冲脉又起于关元,故灸关元以其益肾元、健脾胃、司气化之功,俾先后天之本得补,而肾劳之证得解,则诸病候得除。

12. "中年以上之人,口干舌燥,乃肾水不生津液也,灸关元三百壮。若误服凉药,必伤脾胃而死。"

此乃《扁鹊心书·窦材灸法》言"中年以上之人,口干舌燥"的证治。

"中年以上之人",多因劳倦过度,或房事不节,或久病之后,肾中真阴耗伤,致"肾水"亏虚,而"不生津液",不能上濡口舌,故见"口干舌燥"。因"肾主水液",据"若服凉者,必伤脾"之言,可知此乃因脾肾气虚,气化失司,阳不布津,而见"口干舌燥",此乃"冷燥"。故有关元之灸,当用补法,以成"保扶阳气""消尽阴翳"之效。

13. "中年以上之人,腰腿骨节作疼,乃肾气虚惫也,风邪所乘之证,灸关元三百壮。若服辛温除风之药,则肾水愈涸,难救。"

此乃《扁鹊心书·窦材灸法》言"中年以上之人,腰腿骨节作疼"的证治。

痹证多由风、寒、湿邪侵犯人体,闭阻经络,气血运行不畅,而致风寒湿痹;或热邪直中,或风寒湿痹病日久,郁而化热,而成热痹;或因脏腑功能失调,而致气血亏虚,肢体失濡,而造成脉痹、筋痹、肉痹、皮痹、骨痹之形体痹。《素问·痹论》云:"痛者,寒气多也,有寒故痛也。"《素问·举痛论》云:"寒则气收。"故此乃因寒而致"腰腿骨节作疼"。此属阳虚阴盛之候,乃"内生五邪"之谓也。《素问·宣明五气》篇云:"肾主骨。"《素问·六节藏象论》云:"肾者,主蛰,封藏之本,精之处也,其华在发,其充在骨。"故"腰腿关节作疼"乃肾元亏虚,真阴衰弱,精血亏损,或阳虚生内寒之证,此即《素问·阴阳应象大论》"阴胜则寒"之谓也。气血亏虚,营卫失和,寒气得以乘之,此即《素问·宣明五气》篇"邪入于阴则痹"之谓也。是以治之之法，最宜峻补真阴，使气血通行，则寒随去。故此疾窦材有"灸关元"之法。盖因关元乃"三结交"之穴，且任脉乃阴脉之海，具任养诸阴经及脏腑之功，且冲脉尚起于关元，《灵枢·逆顺肥瘦》有"冲脉者，五脏六腑之海也，五脏六腑皆禀焉"之论。《灵枢·五音五味》篇谓"冲脉、任脉皆起于胞中，上循脊里，为经络之海"之记。故关元又具调冲任、养肝肾、健脾胃、益气血、和营卫、荣筋骨、疏经通络之效。于是加之艾灸，又以其具温阳散寒之功，俾阳气得扶，阴翳得除，而无"肾气虚惫"之虞，犹如"阳光普照，阴霾四散"，此乃"阳和"之大法也。

14."腿骱间发赤肿，乃肾气风邪着骨，恐生附骨疽，灸关元二百壮。"

此乃《扁鹊心书·窦材灸法》言"骨骱间发赤肿"的证治。

骱骨，小腿胫腓骨统称。《素问·骨空论》云"骱骨空在辅骨之上端"。"附骨疽"，外科病证名。首见于《肘后备急方》，又名多骨疽、朽骨疽、贴骨疽、附骨流注。对其病机，《外科精义》记云："夫附骨疽者，以其毒气深沉，附着于骨也。""骨骱间发赤肿"，此邪气外袭，着于筋骨间，非着于骱骨间。风寒湿邪内犯关节，则营卫失和，气血运行受阻，则蕴而成热发为赤肿，若不及时化解其湿热之毒，则势必"着骨"成疽。关元具益肾元、强筋骨、密骨髓、和营卫、补气血之功，鉴于肾主骨生髓，故有"灸关元"之治。施以灸法，具开腠理、行气血、和营卫之功，以解毒邪而消散骨疽。热毒壅盛可施泻法，待其势减，仍行补法。

15. "老人气喘，乃肾虚气不归海，灸关元二百壮。"

此乃《扁鹊心书·窦材灸法》言"老人气喘"的证治。

喘证是以呼吸困难，甚则张口抬肩，鼻翼煽动，不能平卧为特征的一种疾病。《灵枢·五阅五使》篇云："故肺病者，喘息鼻张。"《素问·至真要大论》云："诸气膹郁，皆属于肺……诸痿喘呕，皆属于上。""膹郁"，膹者，喘急也；郁者，痞闷也。"喘呕"，即喘逆呕吐之候。二者都属于上焦之病。虽说喘证多因肺气痹阻，气机不利，肺气不得肃降，而发气逆作喘。然肾居下焦而属水，主藏精又主纳气，肺为司气之官，肾为生气之源，故气出于肺而本于肾，故前人有"标在肺，本在肾"及"久病在肾"之说。老年之人，肾元亏虚，或肾精不足，不能上滋于肺，失其"金水相滋"之功能，或真阳不足，真火不能生土，土衰无以生金，均可导致肺之宣发、肃降功能失司，痰气交阻，气逆而喘。前人谓此乃"肾不纳气"之病机。虽说"脾为生痰之源，肺为贮痰之器"，然肾之司蒸化开阖、固藏摄纳之功，实属首位。盖因关元乃任脉之穴，为"三结交"之穴，具培补先、后天之本之功，且冲脉为"五脏六腑之海""经络之海"，冲脉又起于关元。故关元有益元固本、调补冲任、回阳固脱、纳气定喘之功，并施以灸法，于是真阳得收，真气归海，使肾充、肺肃、脾健、痰除，而喘证得愈。

16. "两眼昏黑，欲成内障，乃脾肾气虚所致，灸关元三百壮。"

此乃《扁鹊心书·窦材灸法》言"两眼昏黑，欲成内障"的证治。

"内障"，即晶珠混浊，视力缓降，渐至失明的一种眼科疾病，多发于老年人。文献记录，目之内生障翳者，有园翳内障、冰翳内障、滑翳内障、涩翳内障、散翳内障、浮翳内障、沉翳内障、横翳内障、偃月翳内障、枣花翳内障、白翳黄心内障、黑水液翳内障、胎患内障、雷头风内障、惊振翳内障、肝虚雀目翳内障、高风雀目内障、五风内障之别。究此条之证，盖因脾肾气虚，脏腑之精气不足，不能上贯于目，晶珠失养，渐变浑浊，故见"两眼昏黑，欲成内障"。关元为任脉与足三阴经交会穴，即"三结交"之穴，故有益脾肾，培补先、后天之本之功。"冲脉者，为五脏六腑之海也，五脏六腑皆禀焉""冲脉、任脉皆起于胞宫""为经络之海"，且冲脉又起于关元，故关元又可安和五脏，通行诸经脉，则五脏之精气上贯于睛，则无成障之虞。

17. "破伤风，牙关紧急，项背强直，灸关元百壮。"

此乃《扁鹊心书·窦材灸法》言"破伤风"的证治。

破伤风是一种急性外科感染，是破伤风杆菌引起的，可经伤口、产妇产道、婴儿脐带侵入人体，产生大量外毒素，作用于中枢神经系统，而产生咀嚼无力，吞咽不便，语言不清诸候。继之面肌痉挛，牙关紧闭，呈苦笑面容，四肢拘挛，角弓反张，全身阵发性肌肉痉挛。然患者始终神志清晰，窒息和肺炎是死亡的主要原因。根据其症状和感染途径，中医学又有"痉病""金疮痉""小儿脐风""产妇风"之称。南唐·陈士良谓"此皆损伤之处，中于风邪，故名破伤风"。

对其发病之由，历代医籍皆有论述，如《素问·至真要大论》云："诸暴强直，皆属于风。"《金匮要略·痉湿暍病脉证》

篇云："痉为病，胸满口噤，卧不着席，脚挛急，必龄齿。"《诸病源候论》云："夫金疮痉者，此由血脉虚竭……荣卫伤穿，风气得入……则痉，其状，口急背直，摇头马鸣，腰为反折……不及时救者，皆死。"综上所述，破伤风皆由血衰不能濡养筋脉，风毒由创口乘隙侵入肌腠经脉，营卫不得宣通而发诸症。甚则内传脏腑，毒气攻心，痰迷心窍，导致病情恶化，故病属外风为患。取"三结交"穴关元，以其养肝肾，益气血，濡筋脉之功，而解痉息风，取其艾灸，增保扶阳气，以消尽阴毒之功。

18. "为医者，要知保扶阳气为本。人至晚年阳气衰，故手足不暖，下元虚惫，动作艰难……人于无病时，常灸关元、气海、命关、中脘……虽未得长生，亦可保百余年寿矣。"

此乃《扁鹊心书》言"须识扶阳"的临床意义及扶阳之法的内容。

鉴于此，对关元、气海、中脘、食窦四穴施灸术，名"关元扶阳灸方"。

19. "每夏秋之交，即灼关元千炷，久久不畏寒暑。"

此乃《扁鹊心书》言"住世之法"的内容。

"人之真元乃一身之主宰，真气壮则人强，真气虚则人病，真气脱则死"。故"住世之法"有"灸关元、命门各五百壮"之施，名"关元命门灸方"。关于关元一穴，窦材为歌曰："一年辛苦惟三百，灸取关元功力多，健体轻身无病患，彭篯寿算更如何。"

20. "或肾虚人，或房事后，或胃发冷气，即腹痛烦躁，甚者囊缩，昏闷而死。急灸关元一百壮，内服姜附汤、保元丹，可救一二。若迟则气脱，虽灸亦无益矣。"

此乃《扁鹊心书》言"阴毒"的证治。

此条所述之症"腹痛烦躁，甚者囊缩，昏闷而死"多因"肾虚人，或房事后，或胃发冷气"者，然其要一也，系肾阳式微之候，故回阳救逆，益元固本乃其治疗之大法。故有"灸关元一百壮"之治。姜附汤、保元丹乃补虚助阳消阴之剂，功同灸关元之效，故可辅之。

21. "凡伤寒谵语属少阴，仲景属阳明误也。阳明内热必发狂，今止谵语，故为少阴。急灸关元三百壮。"

此乃《扁鹊心书》言"伤寒谵语"的证治。

盖因"伤寒谵语"之候，病属少阴，故有"急灸关元"之治，取其益元固本、回阳救逆之功而愈病。

22. "凡鼻衄不过一二盏者，气欲和也，不汗而愈。若衄至升斗者，乃真气脱也。针关元入三寸，留二十呼，血立止，再灸关元二百壮。"

此乃《扁鹊心书》言"伤寒衄血"的证治。

此证乃属"真气脱"之危证，故有"针关元入三寸""再灸关元二百壮"之治。盖因冲脉起于关元，关元又为"三结交"之穴，故有益元固本、益气健脾、回阳固脱、降冲益任之功，以疗因真气脱之鼻衄证。故当审证施治，庶几无失误之虞。

23. "肺伤寒一证，方书多不载，误人甚多，与少阴证同，但不出汗而愈，每发于正二腊月间，亦头疼，肢节痛，发热恶寒，咳嗽脉紧，与伤寒略同，但多咳嗽耳。不宜汗，服姜附汤，三日而愈。若素虚之人，邪气深入则昏睡谵语，足指冷，脉浮紧,乃死证也。急灸关元三百壮,可生,不灸必死,服凉药亦死,盖非药可疗也。"

此乃《扁鹊心书》言"肺伤寒"之证治。

肺为娇脏,肺主皮毛。故风寒之邪外袭,首先犯肺,致肺失宣发肃降之功,故见"咳嗽"之候。太阳主一身之表,风寒外袭,阳气不舒,而见"头疼""肢节痛"。正邪相争,故发热恶寒。"脉紧",乃太阳病伤寒证之脉也。关元乃"三结交"之穴,故具通达太阳经之经气,且有补气壮阳,健脾胃,和气血,行营卫之功,并施以灸法,以其扶持阳气,消尽阴翳之功而愈病。

窦材附一验案:"一人患肺伤寒,头痛发热,恶寒咳嗽,肢节疼,脉沉紧,服华盖散、黄芪建中汤,略解。至五日,昏睡谵语,四肢微厥,乃肾气虚也。灸关元百壮,服姜附汤,始汗出愈。"《伤寒论·辨太阳病脉证并治中》篇云:"太阳病,头痛发热,身疼腰痛,骨节疼痛,恶风,无汗而喘者,麻黄汤主之。"此乃太阳病伤寒证的八个临床症状。方由麻黄、桂枝、杏仁、炙甘草组成,以成辛温发汗、宣肺平喘之治。"黄芪建中汤"方出《金匮要略》,即小建中汤(芍药、桂枝、炙甘草、生姜、大枣、饴糖)加黄芪而成,具补虚益气固表之效。故二方合用,以成扶正达邪之用。若仍未痊愈,故窦氏有"关元灸方"、姜附汤之施,以其"保扶阳气""消尽阴翳"之卓功,而收效于预期。此案乃窦材治"肺伤寒"之验案。太阳病伤寒证俱,故有华盖散、黄芪建中汤之施。"华盖散"方出自《太平惠民和剂局方》,方由《伤寒论》之麻黄汤加减而成,由麻黄四两、炒苏子、赤茯苓、陈皮、杏仁、甘草组成。今窦氏用以治伤寒头痛发热,拘急,感冒，鼻多清涕，声音不清之候，尚能解利四时伤寒、瘟疫、瘴气等证。

24．"喉痹，颐颔粗肿，粥药不下，四肢逆冷，六脉沉细。急灸关元穴二百壮，四肢方暖，六脉渐生。"

此乃《扁鹊心书》言"喉痹"一验案之记。

窦材谓"喉痹"，"此病由肺肾气虚，风寒客之"而成，盖因喉痹乃咽喉肿痛病证的总称。《杂病源流犀烛》云："喉痹，痹者，闭也，必肿甚，咽喉闭塞。"喉痹，通常是指发病不甚危，喉证较轻者，外感内伤均可引起，外感以风热为多，内伤以阴虚为多。窦氏谓："此病轻者治肺，服姜附汤，灸天突穴五十壮亦好；重者服钟乳粉，灸关元穴，亦服姜附汤。"肾足少阴之脉"入肺中，循咽喉，夹舌本"，咽喉乃肾之系也，且"任脉者，起于中极之下，以上毛际，循腹里，上关元，至咽喉"。关元乃"三结交"之穴，且冲脉又起于关元，故关元有益肾固元，调补冲任，健脾和胃之功。故窦氏谓"灸关元""此治肾也"。

25．"此病由七情六欲，损伤脾肾，早尚易治，迟则难愈，必用火灸，方得回生。若用温平药及黄芪建中、鳖甲饮之类，皆无益于病，反伤元气。其证始则困倦少食，额上时时汗出，或自盗汗，口干咳嗽，四肢常冷，渐至咳吐鲜血，或咯血多痰，盖肾脉上贯肝膈，入肺中，肾既虚损，不能上荣于肺，故有是病，治法当同阴证治之。先于关元灸二百壮，以固肾气，后服保命延寿丹，或钟乳粉，服三五两，其病减半，一月全安。若服知、柏、地黄、当归之属，重伤脾肾，是促其死也，切忌房事。然此病须早灸，迟则无益，丹药亦不受矣，服之反发热烦，乃真脱故也，

若童男女得此病，乃胎秉怯弱，宜终身在家，若出嫁犯房事，再发必死。"

此乃《扁鹊心书》言"虚劳"的证治。

窦氏之论可谓经验之论。然"保命延寿丹""钟乳粉"，多金石之药，尤前者，内有雄黄、辰砂，含砷、汞，有损肝肾之弊，故今多不用。如窦氏曾治一咳嗽病人，症见"咳嗽，盗汗，发热，困倦，减食，四肢逆冷，六脉弦紧"，认为"乃肾气虚也"。故予灸关元五百壮以治之。尚治一人每日四五遍出汗，灸关元穴亦不止，乃房事后，饮冷伤脾气，复灸左命关百壮而愈。又治一妇人伤寒瘥后转成虚劳，乃前医下冷药，损其元气故也。病人发热咳嗽、吐血少食，为灸关元二百壮。盖因脾肾者先后天之本与元也，虚劳之病虽有五脏之殊，皆由于脾肾受病，而脾肾之治殊难见效，不知肾之元于生阳，脾之本于焦火，温温不息，元本日充，自然真水流行，津液四布，神精内守，烟焰不生，五脏无偏颇之虞，水火有交济之益。此乃灸关元愈虚劳之机理也。

26."凡疮口或金刃破处，宜先贴膏药以御风，不然致风气入内，则成破伤风。此证最急，须早治，迟则不救。若初得此时，风客太阳经，令人牙关紧急，四肢反张，项背强直，急服金华散，连进二三服，汗出即愈。若救迟则危笃，额上自汗，速灸关元三百壮可保，若真气脱，虽灸无用矣。"

此乃《扁鹊心书》言"破伤风"之证治。附家父吉忱公治疗破伤风的经验。

速灸关元，乃益元固本，回阳固脱之施。窦氏"金华散"药物不详。验之临床，余多用家父吉忱公之"加味玉真散"。药由胆星10g，白附子10g，防风10g，白芷10g，天麻10g，羌活10g，蜈蚣2条，全蝎7个，僵蚕7个，蝉衣7个，钩藤12g，鱼鳔胶10g（炒），朱砂1.5g，甘草10g。童便引，水煎服。小儿剂量酌减。方中南星，以其味辛烈，开泄走窜，主治"诸风口噤""破伤风瘀"。其"诸暴强直"以此平之，乃"风从燥已"之义也。若证见热象，则用胆南星，以其味更芳，而性转凉之故。防风，性浮升散，善行全身可疗肌中之风。白附子辛甘有毒，性燥而升，为风药之阳草，能引药势上行于面，为阳明经要药。经云"足阳明之脉""夹口、环唇"。若风痰阻络，发为口噤者，则任为主药，故云"白附子祛头面之风。"因其性燥烈最易伤阴，故阴虚阳亢者忌用。白芷，具春生发陈之气，应于夏气而蕃秀，其子结于伏后，其苗枯于立秋，正合于两阳合明而秉其盛气，为手阳明本药，又通行两阳明经。故风痰阻络，发为口噤、苦笑面、抽搐诸症，乃必用之药。天麻，辛平微温，能于肝经通脉强筋，疏痰利气，辛而不燥，得气之平，则肝虚风作，故又名为定风草。同解药则治虚风，同散药则治外风。羌活，辛苦性温，味薄气雄，功长上升，凡病因于足太阳膀胱经而风见游于头，发为头痛，并循经脊强而厥，发为刚痉、柔痉，并当用此调治，有"却乱反正之效"。钩藤，入肝经以凉血祛风，味甘寒而除邪定搐，故有息风解痉定搐之效。蜈蚣，其味辛，辛则能以散风，其性善走窜，而有解痉定搐，清风解毒之效。全蝎，味辛而甘，气温有毒，色青属木，故长于入肝祛风，对于破伤风之角弓反张，肢体搐搦者疗效卓然。僵蚕，味辛微咸，气微温，为祛风化痰止痉之品。李时珍认为："取蚕之病风者，治风化痰，散结行经，殆因其气相感，而以意使之者也。"蝉身、蝉蜕，味咸甘，气寒。蝉身本浊阴而化清阳，体阴而阳用，凡阳之淫而化风者，可居先而清其气之出机，不同于诸祛风之味。故风邪内传脏腑经络，毒气攻心之破伤风患者当用蝉身。至于蝉蜕，具由阴育阳，复由阳畅阴之气，多用于风毒陷于肌腠者。鱼鳔胶，味咸甘气平，具养血解痉之效，用治"产后风搐，破伤风痉"尤效。朱砂，甘寒质重，寒能清热，重可镇怯，具镇静解毒之功。甘草，味甘性平，和中解毒，张秉成谓"善解百毒，以诸药遇甘则补，百毒遇土则化之意"。童便，气味咸寒，仆损瘀血有益，凡一切伤损，不问壮弱及有无瘀血，俱宜服此。

观"加味玉真散"全阵，南星、防风二味，童便为引，乃《普济本事方》之"玉真散"，具化痰祛风之功。《医宗金鉴》通过后人的临证经验，加入白附子伍南星以化痰祛风、定搐止痉；合于羌活、白芷、天麻助防风疏散经络肌腠之风邪，亦名之曰"玉真散"，又因其解痉之功不足，故合以"止痉散"（蜈蚣、全蝎）、全衣（或蝉身）、钩藤诸药以解痉定搐，佐以朱砂镇静解毒而宁心，鱼鳔胶养血柔筋以缓急，使以甘草解毒以和中。诸药合用，集"玉真散""止痉散""五虎追风散"三方于一剂，则功效倍增。

临证贵临机通变，对该方之灵活应用介绍如下：

（1）若邪毒入里，抽搐频作，呼吸急促，痰涎壅盛（以痰液及口腔、鼻咽分泌物多为见症），小便短少者，大有邪毒攻心之势，宜加入竹沥（或天竺黄）、槐沥（或槐胶）、川贝母、瓜蒌、猪胆汁，以资疗效。

（2）若高热神昏、痉挛频作、腹壁紧张、便秘，宜去白附子、羌活等辛温燥热之品，胆星易天南星，加入石菖蒲、郁金、大黄、石膏、金银花诸药。

（3）若手足颤掉者，可加入人指甲、乌蛇、鸽粪、龟甲、白芍等柔肝息风之品。

（4）若牙关不开，可加入竹沥、黄蜡，以资开窍化痰之功。

（5）若抽搐、寒战、身凉者，可加入制川乌、乌蛇、桂枝，以佐温经散寒，解痉定搐之力。

（6）若发热、自汗、项强者，可合入葛根汤，以疗肌解痉。

（7）若产后破伤风者，可加入芥穗，以祛血中之风。

（8）若大汗不止者，可加入黄芪、浮小麦、白术、牡蛎，以益气固表。

（9）若创口感染者，去辛温燥烈诸药，合金银花、野菊花、蒲公英、地丁诸药，以清热解毒。

（10）若体虚或恢复期，可入当归、黄芪、白芍、熟地黄、阿胶、黄精诸益气养血之品。

（11）若大便秘结者，实证加大黄、芒硝等药，虚证加蜂蜜、麻仁诸味。

（12）若脸肿或尿血者，停用朱砂。

27."少年酒色太过，脾肾气虚，忽然脱气而死，急灸关元五百壮。"

此乃《扁鹊心书》言"气脱"之证治。

对此，窦材明示："此证须早治，迟则元气亦脱，灸亦无及矣。"胡珏注云："更有血脱、神脱、精脱、津脱、液脱，若汗脱即津液脱也。"此证因"少年酒色太过，脾肾气虚"而致，故有"急灸关元五百壮"之治。关元取其益元固本、暖肾固精、回阳固脱之功而愈病。

28. "此由少年七情六欲所损，故致晚年真气虚衰，死脉见于两手，或十动一止，或二十动一止，皆不出三年而死。又若屋漏、雀啄之类，皆是死脉。灸关元五百壮。"

此乃《扁鹊心书》言"死脉见"之证治。

取关元灸之，以其益元固本、暖肾荣任、养血通脉之功，俾真气得复，而解死脉之危，尚可佐以中药调之。如窦材在篇中记一验案：初冬，一董姓者，来求诊脉。其脉，或二动一止，或七动一止，或十二动一止，或十七动一止，此心绝脉也。仲冬水旺，其何能生，故定参、芪、茸、附、河车、脐带、桂心、枣仁等方与之。服十剂，脉之歇止参差，不似前之有定数矣，又十剂而歇止少矣，又十剂六脉如常矣。噫！不可谓药之无功也，且知治早，虽不用丹艾，亦有可生全者。

窦材所用之药，实乃"复脉"之方，可名曰"窦氏复脉汤"。人参味甘微苦，微温，不燥，性禀中和，善补脾肺之气，故为大补元气之药，尤为元气虚衰、脉微欲绝之证之用药；黄芪甘温，具生发之性，为补气之要药，与人参相伍，名"参芪汤"，增其大补元气复脉之功；附子辛热善行，能通十二经脉，为治亡阳欲脱、脉微欲绝者，与黄芪相伍，名"芪附汤"，共成扶阳救逆之功；肉桂，又名桂心，具温中补阳之功，与附子相伍，以培补命门之火，以生肾气而助心阳之力，此即"益火之源，以消阴翳"之谓也；鹿茸甘温，大补肝肾而益精血，且茸乃骨属，具荣督益阳之功，故有通心阳、益心血之力，而成养心复脉之效；紫河车甘咸性温，为大补气血之品，大凡一切虚损劳伤、气血不足之证皆可用之，故有益心复脉之效；脐带既具紫河车补气血、荣冲任之功，又具养血通脉之力；酸枣仁甘酸性平，功于补益肝肾，滋养心脾，故有益气养心宁心之功。诸药合用，方有参、芪之大补元气，又有紫河车、脐带、枣仁大补阴血，尚有附、桂培补命门之火，以助心阳。于是，气与血、阴与阳共补，此即《黄帝内经》"从阴引阳""从阳引阴"之伍，故为十全育真复脉之良剂，与"关元灸方"相须为用，故"死脉见"之证得解。

脐带属难觅之药，余以地龙代之，以成养血通脉之治。

29."老年肾气衰，又兼风寒客之，腰髋髀作痛，医作风痹走痛，治用宣风散、趁痛丸，重竭真气，误人甚多。正法服姜附汤散寒邪，或全真丹，灸关元百壮，则肾自坚牢，永不作痛，须服金液丹，以壮元阳，至老年不发。"

此乃《扁鹊心书》言"腹痛"之证治。

此病尚可服用中药，对此，胡珏注云："老年腰痛而作风气痹证治者，多致大害，即使风痹，重用温补亦能散去。"

盖因腰为肾之外府，督脉为肾之外垣。肾元亏虚，腰府失养，督脉失荣，络脉瘀阻，必致腰痛。关元具益肾荣督、温补和阳、补气壮阳之功，故为治腰痛之要穴，且施以艾灼，以成"保扶阳气"之治，而消尽阴翳，则病臻愈可。药用姜附汤助散寒邪，全真丹以补脾肾之虚损。

30."凡人至中年，天数自然虚衰，或加妄想忧思，或为功名失志，以致心血大耗，痴醉不治，渐致精气耗尽而死，当灸关元穴三百壮。"

此乃《扁鹊心书》言"神疑病"的证治。

窦材谓:"此证寻常药饵皆不能治,惟灸艾及丹药可保无虞。"胡珏注云:"此乃失志之证,有似痴呆,或如神祟,自言自笑,神情若失,行步若听,非大遂其志不能愈,故愈者甚少。"癫与狂均属情志异常疾患,大凡癫病多由忧思久郁,损及心肺,痰气交阻,蒙蔽神明使然,表现为沉默痴呆,语无伦次,静而少动,俗称"文痴"。狂病多由喜怒愤愦,郁而化火,痰火扰心,神明逆乱而发,表现为喧扰躁妄,动而多怒,俗称"武痴"。今考此证,当属中医癫病"文痴"范畴。故有"关元灸方"之用,以益元养血,健脾和胃,豁痰醒神,交泰心肾之功而愈病。

31. "凡腰以下肾气主之,肾虚则下部无力,筋骨不用,可服金液丹,再灸关元穴,则肾气复长,自然能行动矣。若肾气虚脱,虽灸无益。"

此乃《扁鹊心书》言"足痿病"的证治。

胡珏注云:"此证《内经》皆言五脏虚热,故后人有补阴、虎潜、金刚、地黄等丸。东垣又作湿热,而以潜行散为治痿妙药,然不可泥也。虚寒之证亦颇不少,临证审详,自有分晓。"

痿证是指肢体筋脉弛缓,软弱无力,日久因不能随意运动而致肌肉萎缩的一种疾病。"足痿病",《黄帝内经》称之为"痿躄",是指下肢软弱无力之候。《素问·痿论》云:"有所远行劳倦,逢大热而渴,渴则阳气内伐,内伐则热舍于肾,肾者水脏也,今水不胜火,则骨枯而髓虚,故足不任身,发为骨痿。故《下经》曰:骨痿者,生于大热也。"于是"足痿病"在《黄帝内经》中又称为骨痿。《素问·宣明五气》篇云："肾主骨。"《素问·阴阳应象大论》云："肾生骨髓。"《素问·解精微论》云："髓者，骨之充也。"故窦氏谓"足痿病"乃"肾虚则下部无力，筋骨不用"所发。其理源自《黄帝内经》，治有"灸关元穴"之施，乃取其益肾固本，补气壮阳，养肝肾，健脾胃，强筋骨之功而愈病。

金液丹，即保元丹、壮阳丹，乃硫黄所制，具补火助阳之功。惟温热之品，中病则已，不可久服，以免伤阴。其他益肾填精，强筋健骨之剂分述之。

"补阴丸"：方出自《丹溪心法》，方由酒炒黄柏、酒炒知母、熟地黄、制龟甲、制白芍、陈皮、牛膝、锁阳、当归、炙虎骨（用代用品）组成。功于益肾填精，强筋健骨，故为骨痿之治方。

"虎潜丸"：方亦出自《丹溪心法》，又名健步虎潜丸。当由酒炒黄柏、酒炙龟甲、陈皮、知母、熟地黄、制白芍、锁阳、炙虎骨（用代用品）、干姜组成。功于养阴降火，强筋健骨，为主治肝肾阴虚，精血不足之痿证。

"金刚丸"：方出自《素问病机气宜保命集》，方由萆薢、杜仲、苁蓉、菟丝子、酒煮猪腰子为丸。功于补肾填精，强筋健骨，故为治肝肾不足而致筋骨酸软之方。

"地黄丸"：即六味地黄丸，方出自《小儿药证直诀》，由熟地黄、山萸肉、山药、丹皮、茯苓、泽泻组成。功于滋阴补肾，主治肾阴不足，精血亏乏诸候。

"潜行散"：方出自《丹溪心法》。乃由一味酒制黄柏组成，每服一钱，或一钱五分，空腹时姜汁和醇酒调下（注：酒非白酒，乃米酒），若兼四物汤相间服之尤妙。"

32. "凡膏粱人，火热内积，又多房劳，真水既涸，致阴血不静，流入膀胱，从小便而出……灸关元。"

此乃《扁鹊心书》言"溺血"之证治。

溺血，属淋证范畴。《中藏经》有冷、热、气、劳、膏、砂、虚、实八种；《诸病源候论》有石、劳、气、血、膏、寒、热七类；《备急千金要方》提出五淋之名；《外台秘要》指明五淋为石、气、膏、劳、热淋。此篇之溺血，当归劳淋、血淋的范畴，故其治有"关元灸方"之施。鉴于关元乃任脉之穴，故有任养肾元之功。"冲脉起于关元""冲脉为血海"，故有养血固冲之效。关元为任脉与足太阴脾、足阳明胃经交会穴，即《灵枢》名之曰"三结交"之穴，故又有健脾和胃、调补气血之勋。于是关元以其培补先后天之本，益元固本，调补冲任，引血归原之治而收卓功。

33. "此由房事太过，肾气不足，致包络凝滞，不能通行水道则成淋也……若包络闭涩，则精结成砂子，从茎中出，痛不可忍……甚者灸关元。"

此乃《扁鹊心书》言"淋证"之证治。

大凡因房劳过度，肾之气化失司，致包络闭涩，则精结成砂子，从茎中出，痛不可忍，故有"灸关元"之治。此篇所述之淋证，属砂石淋范畴。然其当属肾虚气化失司，而成砂石者，或因肾虚而致之劳淋、膏淋者，皆可行关元之灸，以其益肾元，司气化之功而愈病。淋浊之证，古人多用寒凉分清通利之品，然初起则可，久而虚寒，又当从温补一法，故有"关元灸方"之施。

34. "此由酒色过度,真气虚耗,故血化为脓,令人渐渐羸瘦,六脉沉细……腹中微痛,大便滑,小便长。忌房事,犯之复作。若灸关元二百壮,则病根去矣。"

此乃《扁鹊心书》言"阴茎出脓"的证治。

胡珏注云:"遗滑淋浊,无不由酒色之过,至于血出,可谓剧矣。又至化血为脓,则肾虚寒而精腐败,非温补不可。更须谨戒,若仍不慎,必致泄气而死。"实考此证,当属肾虚精关不固"滑精"之候。故窦氏有灸关元之施。鉴于"冲脉起于关元",关元又为"三结交"之穴,故有益肾元、调冲任、健脾胃之治。取关元益元固本,调补气血,暖肾固精之功而愈病。盖因命门火衰,故脾阳式微,清浊不分,故有大便滑之候,肾虚气化失司,故小便长。其治仍在益元荣肾,健脾益气,渗湿化浊,固精止遗,即行"保扶阳气""消尽阴翳"之大法。

35. "此由酒肉饮食太过,致经脉解而不收,故肠裂而为痔……外取鼠妇虫十枚,研烂摊纸上贴之,少刻痛止。若老人患此,须灸关元二百壮,不然肾气虚,毒气下注,则难用药也。"

此乃《扁鹊心书》言"肠痔"的证治。

痔,是直肠末端黏膜下和肛管皮下的静脉丛发生扩大曲张所形成的柔软静脉团,故中医又称其为"隐疮"。此类病人素体禀赋不足,加之饮食不节,阻碍气机,致气血纵横,筋脉交错,结滞不散而成。故窦氏有"灸关元"之施。盖因以关元益元固本,调和冲任,通脉导滞之功而愈病。

鼠妇虫,《神农本草经》称"鼠妇";《诗经》名"伊威";《尔雅》名"鼠负";《太平圣惠方》称"湿生虫";《中药志》

称"潮湿虫"。其基原为鼠妇科动物平甲虫干燥的全体，具活血、利水、解毒、止痛之功。适用于久疟疟母之证，如《金匮要略》鳖甲煎丸中有之。尚可用于经闭、癥瘕、小便不通、痔疮、惊风撮口、口齿疼痛、鹅口诸候。今用治"肠痔"，乃取其活血、解毒、止痛之功。

此灸关元，敷鼠妇之法，尚可用于肛裂者。

36."咳嗽多清涕者，肺感风寒也，华盖散主之。若外感风寒，内伤生冷，令人胸膈作痞，咳而呕吐……咳嗽烦躁者，属肾……大凡咳嗽者，忌服凉药，犯之必变他证，忌房事，恐变虚劳。久咳而额上汗出，或四肢有时微冷，间发热困倦者，乃劳咳也。急灸关元三百壮，服金液丹、保命丹、姜附汤，须早治之，迟则难救。"

此乃《扁鹊心书》言"肺感风寒""劳咳"的证治。

胡珏注云："治咳嗽之法，若如先生因证制宜，焉有瘵癯不治之患？无知医者辄以芩知桑杏为要药，致肺气冰伏，脾肾虚败，乃至用补，又不过以四君、六味和平之剂、和平之药与之，所谓养杀而已。"关元灸方，乃为劳咳证之治方，盖因关元为"三结交"之穴，有培补先后天之本之功，以其益元固本，补气壮阳，润肺止咳之效而愈咳嗽。保命丹不宜用，可佐服姜附汤。

37."凡色欲过度，或食冷物太过，损伤脾肺之气，故令人咯血……服阿胶散而愈，若老年多于酒色，损伤脾气则令人吐血，损伤肾气则令人泻血，不早治多死……伤肺气则血从鼻出，名曰肺衄，乃上焦热气上攻也……凡肺衄不过数杯，如出至升斗者，乃脑漏也……由真气虚而血妄行，急针关元三寸，留二十呼立止，再灸关元二百壮。"

此乃《扁鹊心书》言因脾肾气虚而致"咯血""泻血"及"肺衄""脑漏"的证治。

胡珏注云："失血之证，世人所畏，而医人亦多缩手，其畏者为殒命之速，而成痨瘵之易，缩手者，恐不识其原，而脱体之难。不知能究其原，察其因，更观其色，辨其脉，或起于形体之劳，或成于情志之过，由于外感者易治，出于内伤者难痊。络脉与经隧有异，经隧重而络脉轻；肝脾与肺肾不同，肺肾难而肝脾易。苟不讹其治法，虽重难亦可挽回，唯在辨别其阴阳，权衡其虚实，温清补泻，各得其宜。不可畏其炎焰，专尚寒凉，逐渐消伐其生气，而致不可解者比比矣。"鉴于关元乃任脉之腧穴，又为"三结交"之穴，故具培补先后天之本，益脾肾，安和五脏六腑之功，且冲脉为血海，其脉又起于关元，又有安血之功，故为治失血必用之穴。

38."夫人以脾为母，以肾为根，若房事酒色太过，则成肾劳，令人面黑耳焦，筋骨无力。灸关元三百壮。"

此乃《扁鹊心书》言"肾劳"的证治。

肾劳，五劳之一。此证由色欲过度，或矜持志节所致。虚寒则遗精白浊，多梦纷纭，甚至面垢耳焦，腰脊痛如折。故窦氏有灸关元之施，以其益肾固本、调冲任、养肝肾、健脾胃之功而愈病，并谓"迟则不治"。

39."四肢为诸阳之本，阳气盛，则四肢实，实则四体轻便。若手足颤摇，不能持物者，乃真元虚损也……若灸关元三百壮则病根永去矣。"

此乃《扁鹊心书》言"手颤病"的证治。

肢颤,非惟指手颤,意谓肢体震颤、动摇不定的一种症状。《素问·阴阳脉解》篇云:"四肢者,诸阳之本也。"《素问·太阴阳明论》云:"四肢皆禀气于胃,而不得至经,必因于脾,乃得禀也。"故"手足颤摇不能持物者",当责之于脾胃生化气血之功受损也。盖因关元乃任脉与足太阴脾、足阳明胃经之交会穴,故有培补脾胃之功,以益气血生化之源。《素问·脉要精微论》云:"骨者髓之府,不能久立,行则振掉,骨将惫矣。"此乃肾虚骨髓失充而发振掉。《素问·至真要大论》云:"诸风掉眩,皆属于肝。"此肝肾亏虚,阴虚风动而发振掉。故其治当滋养肝肾而育阴息风。冲脉为血海,且起于关元,关元又为"三结交"之穴,故关元又具养肝肾,健脾胃,补气血,益筋骨,濡肢节,育阴息风之功。施以灸法,则卫气通达,气血以行,而无肢体震颤之虞。故窦材云:"若灸关元三百壮则病根永去矣。"

40. "老人脾虚,则气逆冲上逼肺,令人动作便喘,切不可用削气苦寒之药,重伤其脾,致成单腹胀之证……甚者灸关元穴。"

此乃《扁鹊心书》言"老人口干气喘"的证治。

盖因肾脉贯肺系舌本,主运行津液,上输于肺,若肾气一虚,则不上荣,致阳不布津,故口常干燥,若不早治,死无日矣。当灸关元五百壮。对此,胡珏注云:"口干气喘,系根元虚而津液竭,庸医不思补救,犹用降削苦寒之品,不惭自己识力不真,而妄扫温补之非宜,及至暴脱,更卸过于前药之误。此辈重台下品,本不足论,但惜见者闻者,尚不知其谬妄,仍奉之如神明，重蹈覆辙者，不一而足，岂不哀哉！"《素问·玉机真脏论》云："五脏者皆禀气于胃，胃者五脏之本也。脏气者，不能自致于手太阴，必因于胃气，乃至于手太阴也。"老年之人，肾虚命门火衰，必致脾阳不振，化源不足，即脾胃之运化功能不足，造成肺气不充，肺之宣发肃降功能失司而作喘，加之冲脉隶属于阳明胃经，脾胃虚弱，胃气上逆，夹冲气上逆，故喘尤重。因关元乃"三结交"之穴，冲脉又起于关元，故灸关元有健脾胃、调冲任、益肾元之功，而以益元固本，健脾益气，和胃降逆，益肺平喘之效而愈病。

第六节

《扁鹊心书》食窦灸方方证法式

一、概述

《扁鹊心书·周身各穴》篇云："食窦，即命关，在中府下六寸。"

食窦乃足太阴脾经之穴，居于任脉旁开6寸，即乳中线外2寸，第5肋间隙中。窦者，洞也。饮食入胃，胃之余气注入肠，谷之精入脾养肺，使食谷之精气贯胸膈以助肺气，故名食窦。《扁鹊心书》谓其"能接脾脏真气，治三十六种脾病"，而窦材以其具保命全真之要，而称之为"命关"。《铜人》《甲乙经》均谓"灸五壮"。

二、方证应用

1. "久患脾疟,灸命关五百壮。"

此乃《扁鹊心书·黄帝灸法》言"久患脾疟"的证治。

《素问·刺疟》篇云:"脾疟者,令人寒,腹中痛,热则肠中鸣,鸣已汗出,刺足太阴。"盖因食窦乃足太阴经之穴,以其"能接脾脏真气"之功,具健脾胃,补气血,和营卫之力,而为脾疟之治穴。

2. "黄黑疸,灸命关二百壮。"

此乃《扁鹊心书·黄帝灸法》言"黄黑疸"的灸法灸方。

《金匮要略·黄疸病脉证并治》篇云:"酒疸下之,久久为黑疸,目青面黑,心中如啖蒜齑状,大便正黑,皮肤爪之不仁,其脉浮弱,虽黑微黄,故知之。""心中如啖蒜齑状"即心中懊恼之证。此乃酒疸误治而转成黑疸,即黄黑疸。大凡黄疸经久,均可转成黄黑疸。故食窦以其"能接脾脏真气"之功,而成健脾和胃、益气渗湿正治之法而愈病。

3. "水肿臌胀,小便不通,气喘不卧,此乃脾气大损也,急灸命关二百壮,以救脾气。"

此乃《扁鹊心书·窦材灸法》言"水肿臌胀,小便不通,气喘不卧"的证治。

盖因食窦乃补脾气之要穴,以其健脾和胃、益气渗湿之功,而温化痰饮水气,故上可疗痰饮犯肺之"气喘不卧"之症,下可疗"水肿""小便不通"之候。

4. "此证由脾胃素弱,为饮食冷物所伤,或因病服攻克凉药,损伤脾气,致不能通行水道,故流入四肢百骸,令人遍身浮肿,小便反涩,大便反泄,此病最重,世医皆用利水消肿之药,乃速其毙也。治法:先灸命关二百壮,服延寿丹、金液丹,或草神丹,甚者姜附汤,五七日病减,小便长,大便实或润,能饮食为效。惟吃白粥,一月后,吃饼面无妨,须常服金液丹、来复丹,永瘥。若曾服芫花、大戟通利之药,损其元气或元气已脱,则不可治,虽灸亦无用矣。若灸后疮中出水或虽服丹药而小便不通,皆真元已脱,不可治也,脉弦大者易治,沉细者难痊。"

此乃《扁鹊心书》言"水肿"的证治。

水肿是因感受外邪,或劳倦内伤,或饮食失调,致气化不利,津液输布失常,导致水液潴留,泛溢肌肤,引起以头面、眼睑、四肢、腹背甚至全身浮肿为临床特征的疾病。窦氏认为"此证由脾胃素弱,为饮食冷物所伤,或因病服攻克凉药,损伤脾气"所致。此即窦氏"先灸命关"之理也。

《素问·厥论》云:"脾主为胃行其津液者也。"《素问·玉机真脏论》云:"脾脉者土也,孤脏以灌四旁者也。"意谓脾"为胃行其津液",同时脾胃又通过经脉将津液"以灌四旁"。若脾之运化功能失职,则"行津液""灌四傍"失司,导致水液潴留,泛溢肌肤而成水肿。此即《素问·至真要大论》"诸湿肿满,皆属于脾"之谓也。《甲乙经》谓食窦乃足太阴脉气所发之穴,《扁鹊心书》云其"能接脾脏真气",故有健脾渗湿之功,而愈水肿。盖因延寿丹、金液丹、草神丹均含硫黄、铅、汞、砷之成分,易伤肝肾,故弃之。"甚者姜附汤",此乃温阳行水之剂也。

5. "此病之源,与水肿同,皆因脾气虚衰而致,或因他病攻

损胃气致难运化，而肿大如鼓也。病本易治，皆由方书多用利药，病人又喜于速效，以致轻者变重，重者变危，甚致害人。黄帝正法：先灸命关百壮，固住脾气，灸至五十壮，便觉小便长，气下降。再灸关元三百壮，以保肾气，五日内便安。服金液丹、草神丹，减后，只许吃白粥，或羊肉汁泡蒸饼食之。瘥后常服全真丹、来复丹。凡臌胀脉弦紧易治，沉细难痊。"

此乃《扁鹊心书》言"臌胀"的证治及其预后。

胡珏注云："此病若带四肢肿者，温之于早尚可奏功，若单腹胀而更青筋浮露者难治。苟能看破一切，视世事如浮云，置此身于度外，方保无虞，次则慎起居，节饮食，远房帏，戒情性，重温急补，十中可救二三。先生之丹艾，用之得宜，其庶几乎。"

此病之治，诚如窦氏所论，"先灸命关"，乃固住脾气之谓，"再灸关元"，乃"保住肾气"之谓。此乃脾肾同治，先后天并补之谓也，故谓此乃"黄帝正治"之法，即《内经》之治疗大法也。"草神丹"不可服，然"金液丹""全真丹""来复丹"尚可用之。

"全真丹"：此丹补脾肾虚损，和胃，健下元，进饮食，行湿气。治心腹刺痛，胸满气逆，胁下痛，心腹胀痛，小便频数，四肢厥冷，时发潮热，吐逆泄泻，暑月食冷物不消，气逆痞闷，男女小儿面目浮肿，小便赤涩淋沥，一切虚寒之证。药由高良姜（炒）四两，干姜（炒）四两，吴茱萸（炒）三两，大附子（制），陈皮、青皮各一两。上为末，醋糊丸梧子大。每服五十丸，小儿三十丸，米饮下，无病及壮实人不宜多服。

"来复丹"：此丹治饮食伤脾，心腹作痛，胸膈饱闷，四肢厥冷,又治伤寒阴证,女人血气刺痛,或攻心腹,或儿枕作痛及诸郁结之气。方由陈皮(去白)、青皮、大川附(制)、五灵脂各六两,消石、硫黄各三两。上为末,蒸饼丸梧子大。每服五十丸,白汤下。

6. "痢因暑月食冷,及湿热太过,损伤脾胃而致。若伤气则成白痢,服如圣饼、全真丹、金液丹亦可;若伤血则成赤痢,服阿胶丸、黄芩芍药汤。初起腹痛者,亦服如圣饼,下积血而愈,此其轻者也;若下五色鱼脑,延绵日久,饮食不进者,此休息痢也,最重,不早治,十日半月,害人性命。治法:先灸命关二百壮,服草神丹、霹雳汤三日便愈,过服寒凉下药必死。"

此乃《扁鹊心书》言"休息痢"的证治。

对此,胡珏注云:"痢至休息无已者,非处治之差,即调理之误,或饮食之过,所以止作频仍,延绵不已,然欲使其竟止亦颇费手。有肺气虚陷者,有肾阴不足者,有脾肾两亏者,有经脉内陷者,有肝木乘脾者,有腐秽不清者,有固涩太早者,有三焦失运者,有湿热伤脾者,有生阳不足者,有孤阴注下者,有暑毒未清者,有阴积肠蛊者,有风邪陷入者,一一体察,得其病情,审治得当,自能应手取效。"休息痢,乃痢之时发时止者。《素问·至真要大论》云:"诸湿肿满,皆属于脾……诸呕吐酸,暴注下迫,皆属于热。"故窦氏谓此疾乃"湿热太过,损伤脾胃而致"痢疾,故有诸方药灸疗之治。若为"休息痢",有"先灸命关",温补脾肾,壮阳光以消阴翳。续服"草神丹""霹雳汤",宜温补脾肾,回阳救逆,温阳固脱之治。

"阿胶丸":乃为治冷热不调,下痢赤白证而设方,药由黄连、黄柏（盐水炒）、当归各一两，乌梅肉（炒）一两，芍药二两，阿胶（蛤粉炒）一两组成。为末，蒸饼丸梧子大，白汤下，五十丸。方中黄连味苦性燥，能泻心胃肝胆之实火，燥胃肠积滞之湿热，为清心除烦、消痞止痢之要药。黄柏苦寒沉降，长于清下焦之湿热，为治下痢常用之药。当归甘补辛散，苦泄温通，既能补血，又可活血，且兼行气止痛，为血病之要品。白芍苦酸微寒，酸能收敛，苦凉泄热，故具补血敛阴之功。阿胶甘平质黏，为血肉有情之品，既能入肝经以养血，又能入肾以滋水，水补而热自制，故为赤痢之用药。乌梅味酸涩，功于敛肝涩肠，和胃生津，而有止血、止泻之功。故诸药合用，乃窦氏"治冷热不调，下痢赤白"证之效方。

"黄芩芍药汤"：乃为热利腹痛证而设方，实《伤寒论》之黄芩汤，方由黄芩、白芍、大枣、甘草组成。方中黄芩苦寒，清解阳明在里之热；芍药甘寒，泄热敛阴和营，并于土中伐木而缓急止痛；大枣、甘草益气敛阴，顾护正气，故为治痢之要剂。

7."凡饮食失节，冷物伤脾，胃虽纳受，而脾不能运，故作吐，宜二圣散、草神丹，或金液丹。若伤之最重，再兼六欲七情有损者，则饮蓄于中焦，令人朝食暮吐，名曰翻胃，乃脾气太虚，不能健运也，治迟则伤人。若用攻克，重伤元气，立死，须灸左命关二百壮，服草神丹而愈，若服他药，则不救。"

此乃《扁鹊心书》言"呕吐反胃"的证治。

对此，胡珏云："呕吐一证，先当审其所因，轻者二陈、平胃、藿香正气一剂可定；虚者六君、理中亦易为力；唯重者，一时暴吐，厥逆汗出，稍失提防，躁脱而死，不可不知。至于翻胃，虽属缓证，治颇棘手，惟在医者细心，病人谨摄，治以丹艾，庶可获痊，不然生者少矣。"二圣散药由硫黄、水银组成，故不宜用，而胡珏所言之二陈汤、平胃散、藿香正气散、六君子汤、理中丸诸方，均可根据病情需要选用。惟灸命关之法必用，以其接脾脏之真气而宽胸利膈，健脾和胃，降逆止呕而愈病。

8."凡饮食冷物太过，脾胃被伤，则心下作痞，此为易治，宜全真丹一服全好，大抵伤胃则胸满，伤脾则腹胀。腹胀者易治，宜草神丹、金液、全真、来复等皆可服，寒甚者姜附汤。此证庸医多用下药，致一时变生，腹大水肿，急灸命关二百壮，以保性命，迟则难救。"

此乃《扁鹊心书》言"痞闷"的证治。

胡珏注云："此证乃《内经》所谓阳蓄积病死之证，不可以误治也。若腹胀，所谓脏寒生满病是也，苟不重温，危亡立至。"方药全真丹、来复丹、姜附汤，可酌情选用，而草神丹、金液丹，今当慎用，然"命关灸方"乃不可易之法也。以食窦"能接脾脏真气"之功，而益气健脾，消胀除满，此即《黄帝内经》"诸湿肿满，皆属于脾"之谓也。

他如，窦氏有治一小儿食生杏致伤脾，胀闷欲死之案，灸左命关二十壮即愈，又服全真丹五十丸以为愈后之施。

9."此证由忧思恼怒，饮食生冷，醉饱入房，损其脾气，又伤肝气，故两胁作痛。庸医再用寒凉药，重伤其脾，致变大病，成中满、翻胃而死。或因恼怒伤肝，又加青陈皮、枳壳实等重削其肝，致令四肢羸瘦，不进饮食而死。治之正法，若重者，六脉微弱，羸瘦，少饮食，此脾气将脱，急灸左命关二百壮，固住脾气则不死，后服金液、全真、来复等丹及荜澄茄散随证用之，自愈。"

此乃《扁鹊心书》言"两胁连心病"的证治。

盖因此证古法，在左为肝木为病，瘀血不消，恼怒所伤，在右为脾土为病，则为痰，为饮，为食积气滞，此乃灸左命关即补脾气又疏肝木养肝阴之理。汤剂来复丹、全真丹尚可服之，金液丹可慎用之。若宗气有乖，虚里作楚，荣气失调，脾络作痛，此非积渐温养不愈。至若两胁连心，痛如刀刺，此三阴受损，逆于膈肓之间，非重用温补不可。故有"急灸左命关二百壮"之治。

10. "凡疟病，由于暑月多吃冰水冷物，伤其脾胃，久而生痰，古今议论皆差，或指暑邪，或分六经，或云邪祟，皆谬说也。但只有脾胃之分，胃疟易治，脾疟难调。或初起一日一发，或间日一发，乃阳明证也。清脾饮、截疟丹皆可。若二三日一发，或午后发，绵延不止者，乃脾疟也。此证若作寻常治之，误人不少。正法当服全真、草神、四神等丹，若困重日久，肌肤渐瘦，饮食减少，此为最重，可灸左命关百壮，自愈。穷人艰于服药，只灸命关亦可愈。凡久疟止灸命关，下火便愈，实秘法也。"

此乃《扁鹊心书》言"脾疟"的证治。

疟均由感风邪而致，而且休作有时，对其病因、病理、病证及治疗，《素问》有《疟论》《刺疟》专篇。对脾疟之症状及治疗，《素问·刺疟》篇云："脾疟者，令人寒，腹中痛，热则肠中鸣，鸣已汗出，刺足太阴。"此乃邪伤脾胃所致。故窦材宗"刺足太阴"法，而有"灸左命关百壮"之施。

在该篇中，窦材尚笔录一验案："一人病疟月余，发热未退，一医与白虎汤，热愈甚。余曰：公病脾气大虚，而服寒凉，恐伤脾胃。病人云：不服凉药，热何时得退。余曰：《内经》云疟之始发，其寒也，烈火不能止；其热也，冰水不能遏。当是时，良工不能措其手，且扶元气，待其自衰。公元气大虚，服凉剂退火，吾恐热未去，而元气脱矣。因为之灸关元，才五七壮，胁中有气下降，三十壮全愈。"胡珏注云："久疟而用白虎，真所谓盲人说瞎话也。缪仲醇一代名医，论多出此，窃所未解。予观《广笔记》，疑其所学，全无巴鼻，至于《本草经疏》，设立许多禁忌，令后人疑信相半，不敢轻用，为患匪细。"胡氏重视窦材"扶阳气"之法，然不可忘记"存阴液"之治，凡事不可偏执，更不可诋毁他医也。

11. "暑月饮食冷物，损伤脾肾。脾主土，故见黄色，又脾气虚脱，浊气停于中焦，不得升降，故眼目遍身皆黄，六脉沉紧。宜服草神丹及金液、全真、来复之类，重者灸食窦穴百壮，大忌寒凉。"

此乃《扁鹊心书》言"黄疸"的证治。

胡珏注云："此证第一要审阴阳，阳黄必身色光明，脉来洪滑，善食发渴，此皆实证，清湿热利小便可愈，若身热脉浮亦可发表。阴黄则身色晦暗，神思困倦，食少便溏，脉来无力，重用温补，则小便长而黄自退，若误作阳黄治之，为变非细。又一种胆黄证，因大惊卒恐，胆伤而汁泄于外，为病最重，惟觉之早，而重用温补者，尚可挽回。"

黄疸，乃一种以身黄、目黄、小便黄为主症的疾病。有阴黄、阳黄之分。本篇所述之黄疸，鉴于因"暑月饮食冷物，损伤脾肾"而发黄疸。脉弦为拘急紧为寒，而六脉弦紧，当属阴黄范畴。其治有"草神丹及金液、全真、来复之类",然草神丹、金液丹当慎用之,而全真丹、来复丹乃补脾肾,和胃化湿之剂,可选用之。食窦乃补脾脏之要穴,以其"能接脾脏真气"之功,而行健脾渗湿,宣发肌肤寒湿之邪,而退黄疸。故窦材谓"重者灸食窦穴百壮"。

该篇尚附一验案,以资佐证:"一人遍身皆黄,小便赤色而涩,灸食窦穴五十壮,服姜附汤、全真丹而愈。"

12. "由于脾肾二经,纵酒贪色则伤肾,寒饮则伤脾,故两目遍身皆黄黑色,小便赤少,时时肠鸣,四肢困倦,饮食减少,六脉弦紧,乃成肾痨。急灸命关三百壮……若服凉药必死。"

此乃《扁鹊心书》言"黑疸"的证治。

黄疸病,《金匮要略》有专篇,且从其不同的发病原因及证候,而又有谷疸、酒疸、女劳疸之分,并谓"酒疸下之,久久为黑疸",即酒疸误治而伤及脾肾,故窦氏有命关之灸。

13. "肺喜暖而恶寒,若寒气入肺,或生冷所伤,又为庸医下凉药,冰脱肺气,成膈噎病。觉喉中如物塞,汤水不能下,急灸命关二百壮,自然肺气下降而愈。"

此乃《扁鹊心书》言"噎病"的证治。

胡珏注云:"噎病之多死者,皆由咽中堵塞,饮食不进,医人畏用热药,多用寒凉润取其滋补,焉能得生?用先生灸法甚妙。"噎病,又名膈噎病,或名噎膈病,系指吞咽之时哽噎不顺之候。膈为格拒,指食饮不下,或食入即吐。对此《素问·阴阳别论》云:"三阳结谓之隔。""三阳",即太阳、巨阳之异名,意谓邪气郁结于手足太阳经,则为上下不通之膈证。《素问·通评虚实论》云："隔塞闭绝，上下不通，则暴忧之病也。"其意谓因过忧可以伤肺。故《素问·阴阳应象大论》有"忧伤肺"之论。由此可知，脾肺气虚，气机不畅，致吞咽不畅发为噎膈。鉴于命关能接脾脏之真气，贯胸膈以助肺气，故名食窦，此即该穴可愈噎膈之由也。

14. "人因饮食失节，或吐泻、服凉药，致脾气受伤，令人面黄肌瘦，四肢困倦，不思饮食，久则肌肉瘦尽，骨立而死。急灸命关二百壮……甚者必灸关元。"

此乃《扁鹊心书》言"脾劳"的证治。

胡珏注云："先天之原肾是也，后天之本脾是也。人能于此二脏，谨摄调养，不使有乖，自然脏腑和平，经脉运行，荣卫贯通，气血流畅，又何劳病之有？病至于劳则已极矣，非重温补何由得生。"可谓肯綮之论。命关乃补脾益气之要穴，关元为益肾固本之必须，故《扁鹊心书》多处二穴同灸，今名"命关关元灸方"，乃先后天之本同补，脾肾二脏同治之良方。脾劳，五劳之一。此证由饥饱过度或思虑过度，或因吐泻，或因服用凉药，损伤脾气所致，又鉴于火旺则土健，故补脾尚须补肾，故窦氏于虚劳证有脾肾同治之用。

15. "凡人年少，过食生冷硬物面食，致冷气积而不流，至晚年，脾气一虚，则胁下如水声，有水气，则大便随下而不禁……甚者灸命关穴。此病须早治，迟则多有损人者。"

此乃《扁鹊心书》言"老人便滑"的证治。

胡珏注云："老人大便失禁，温固灸法为妥，若连及小便而用草神丹，中有朱砂、琥珀，恐非其宜。"此论乃经验之谈，胡珏乃清代钱塘人，说明清代医家已认识到含有朱砂、雄黄等药物的"丹药"能造成肾毒害，故有此论。"便滑"，即滑泄，乃大便泄下不禁之候，多因中焦气弱，脾胃受寒而肠之传化物失司，发为滑泄。老年人脾肾俱虚，复因过食生冷，便发"便滑"。故其治有命关之灸，以健脾益气，固肠止泻。尚可佐灸关元、气海、中脘诸穴，此即"保扶阳气"之治也，则脾肾得健，胃肠得和，而无复发之虞。

第七节

小儿发热摩方方证法式

一、概述

发热即体温升高，是小儿常见的疾病之一。根据清·熊应雄《推拿广意》所述，有胎热、潮热、惊热、风热、烦热、脾热、虚热、实热、积热、疳热、血热、骨蒸热、壮热、温壮热、变蒸热之别。其治，在拙著《小儿推拿讲稿》中，有详尽的介绍。而本讲以人体经穴组方，以按摩法施于临床，形成"按摩处方"，简称"摩方"，以示摩方在小儿发热疾病中的方证法式。

二、方证法式

1. 列缺谷池解表摩方

处方：列缺、合谷、风池。

功效：疏风发汗解表。

主治：感冒。

方解：列缺为手太阴肺经脉气所集之处，又为肺经之络穴，其别走于手阳明大肠经，具清泄肺气，通达大肠经腑气之功。伍手阳明之原穴合谷，可祛邪解表。二穴乃脏腑表里、原络穴之配伍。阳维属阳主表，故取足少阳、阳维脉交会穴风池，以其疏解表邪，发汗解肌，而镇头痛，止寒热，故列缺伍合谷、风池，施以按摩术，方名"列缺谷池解表摩方"，为风寒感冒之摩方法式。

2. 列缺谷池大椎摩方

处方：列缺、合谷、风池、大椎。

功效：发散风热。

主治：风热感冒发热。

方解：《素问·骨空论》云："灸寒热之法，先灸项大椎，以年为壮数。""壮"，灸法中术语，每艾灸一炷为一壮。"以年为壮"，即以患者的年龄为根据，一岁一壮。此段经文表述了灸大椎穴为治发热恶寒之用方。《甲乙经》云："大椎，在第一椎上陷者中，三阳督脉之会。"又云："伤寒热盛，烦呕，大椎主之。"意谓大椎乃督脉之腧穴，又为手足三阳经交会穴，而有"阳脉之海"之称，以其通达阳气、敷布津液之功，散阳邪而解热，故为治感冒、项背强痛之要穴。"列缺谷池解表摩方"伍大椎，施以按摩术，今名"列缺谷池大椎方"，以其宣散风热、清肃肺气之力，而为风热感冒之摩方法式。

3.《百症》经都退热摩方

处方：经渠、大都。

功效：清泄里热，理气消食。

主治：外感误治，或乳食内伤，肺胃蕴热。

方解：经渠乃手太阴肺经之经穴，气血运行至此，运行畅达而不绝，具宣发肺气、清热散郁、消胀除满之功。故《难经》云："经主喘咳寒热。"《神应经》谓经渠治"伤寒汗不出"。《针灸大全》用治"伤风四肢烦热，头痛"。大都乃足太阴脾经之荥穴，有下气平喘、回阳救逆、健脾补中之功。《甲乙经》《针灸聚英》均有治"热病汗不出"之用；《玉龙经》有"热病遗热不解，足心发热，脾胃不和，胸膈痞闷，腹痛吐逆"之治。其治热病之由，诚如《难经》所云："荥主身热。"故《百症赋》有"热病汗不出，大都更接于经渠"之论。按摩二穴，可使中焦化生之气血上达于肺经，手足太阴之经气相接，则营卫调和，气血贯注充盈，经脉流行得畅，气机无壅滞之弊。故外有疏邪散郁、清肺退热之功，而内有健脾益气、升清降浊之效。对两穴施以按摩术，今名"《百症》经都退热摩方"。既可用于外感发热，亦可用于外感误治，或小儿乳食内伤而致肺胃壅实，郁而化热之证。

4.《图翼》膏肓骨蒸摩方

处方：膏肓、百劳、肺俞、肾俞、魄户、四花、间使、足三里。

功效：滋阴清热。

主治：阴虚内热。

方解：《千金要方》云："膏肓俞无所不治。"《明堂灸经》谓灸膏肓"无不取效""无所不治"。《类经图翼》云："骨蒸寒热夜热，百劳、膏肓、肺俞、四花、间使、足三里。"按摩诸穴，今名"《图翼》膏肓骨蒸摩方"。膏肓俞为治虚损、五劳七伤之要穴。《素问·骨空论》云："灸寒热之法，先灸项大椎。"《圣济总录》云："治寒热，先灸项大椎。"盖因大椎为"诸阳之会""阳脉之海"，可通达阳气，贯心肾，通任脉，故又有和营卫，行气血，濡脏腑之功，故《窦太师针经》谓其治"一切虚，潮热，百损"，故又名"百劳"。肺俞，可达宗气，行肺气，和营血，俾上焦无壅滞之弊。肾俞，可助司气化，无虚火上炎之弊。肺藏魄，魄户在肺俞之旁，为肺脏外热之气外传之内户，可泻肺经之郁热。四花，经外奇穴，今用《外台秘要》之说，即脊旁胆俞、膈俞两穴。胆俞，可调达枢机，无胆火蕴结之虑。膈俞为血会，具清营凉血，宽胸利膈之功。间使为手厥阴心包经之经穴，具汇集、转输心包经气血之功，有调达枢机，透理三焦之功，俾上焦心肺无郁滞之热邪。足三里为足阳明胃经之合穴，有健脾胃，补中气，调气血，通经络之功，俾阳明无热结之候。故该方之用，非但骨蒸劳热之阴虚内热可清，亦为体虚感冒发热之良方。

第八节

小儿咳嗽摩方方证法式

一、概述

咳嗽是肺脏疾病的主要症状之一。中医认为，无痰有声者谓之咳,有痰无声者谓之嗽,有痰有声者谓之咳嗽。

二、病因病机

最早的文献见于《黄帝内经》,《素问》有"咳论"专篇,并有"五脏六腑皆令人咳"之论。《小儿推拿广意》云:"夫咳嗽者,未有不因感冒而成也。经曰:肺之令人咳,何也?岐伯曰:皮毛者,肺之合也。皮毛先受邪气,邪气得从其合,则伤于肺,是令嗽也。乍暖脱衣,暴热遇风,汗出未干,遽尔戏水,致令伤风咳嗽。初得时面赤唇红,气粗发热,此是伤风。痰壅作嗽,若嗽日久,津液枯耗,肺经虚矣。肺为诸脏华盖,卧开而坐合,所以卧则气促,坐则稍宽,乃因攻肺下痰之过,名曰虚嗽,又当补脾而益肺,借土气以生金,则自愈矣。"

三、方证法式

1. 手太阴标本摩方

处方:太渊、中府。

功效:宣发肺气,止咳化痰,宽胸快膈。

主治:风寒咳嗽。

方解:《灵枢·卫气》篇云:"手太阴之本,在寸口之中,标在腋内动脉也。"马莳注云:"本,即太渊穴,标,即中府穴。本者,犹木之根干;标者,犹树之梢杪,出于络外经路。"大凡手足诸经,在下为本,本虚则厥,盛则热;在上为标,标虚则眩,标盛则热而痛。治之之法,虚则补之,实则泻之,故手太阴肺经之病,取中府伍太渊,乃肺经标本之配伍,有激发经气,宣达宗气之用。对两穴施以按摩术,名"手太阴标本摩方",以宣发肺气,宽胸利膈之功,为咳嗽、外感发热之用方。

2. 肺经募郄摩方

处方:中府、孔最。

功效:清热宣肺,化痰止咳。

主治:风热咳嗽。

方解:中府为手太阴肺经之募穴,又为手、足太阴经之交会穴,乃中焦脾胃之气由手太阴肺经汇聚于胸部之处,而有益气宣肺,止咳定喘,健脾和胃之功。孔最为手太阴肺经之郄穴,"郄有空郄义,临床能救急",故按摩诸穴有清热降逆,宣肺止咳之功。二穴相伍,施以按摩术,名"肺经募郄摩方",以其清热宣肺,化痰止咳之功,而为肺热咳喘病之良方,为现代医学之支气管炎、肺气肿、肺炎之治穴。

3. 侠白宣肺摩方

处方:侠白、列缺、肺俞。

功效:益肺气,达宗气,化痰止咳。

主治:内伤咳嗽。

方解:侠白乃肺经之腧穴,可宣通手太阴肺经之气。《甲乙经》云:"咳,干呕烦满,侠白主之。"《明堂灸经》谓灸侠白,"主咳,干呕,烦满",该穴可用于咳嗽、哮喘诸证。列缺,为手太阴之络穴,又为八脉交会穴之一,通于任脉,具宣发肺气,通达腑气,导引肾间动气之功,故为外感咳喘或内伤咳喘之治穴。肺俞,为足太阳膀胱经之经气输注于背部的腧穴,内对肺脏,有调肺气、达宗气、止咳喘之功。《素问·水热穴论》云:"五脏俞

(肺、心、肝、脾、肾俞）旁五，以十者，以泻五脏之热也。"故该穴以其宣达太阳经脉、敷布津液之功，具清解肺经郁热之效，故为治热咳之用穴。侠白伍列缺、肺俞，施以按摩术，名"侠白宣肺摩方"，以其宣肺解表之力，为清热宣肺、止咳定喘之良方。

若侠白伍肺俞及脾之原穴太白、足阳明别络丰隆，施以按摩术，名"侠白化痰止咳摩方"，可运中焦脾胃之气，俾气行津布，痰湿自化，肺气宣通，以治痰饮侵肺之咳嗽。

4. 培土生金止咳摩方

处方：太渊、太白、脾俞、章门。

功效：益肺健脾，化痰止咳。

主治：痰饮咳嗽。

方解：《素问·刺法论》云："肺者，相傅之官，治节出焉，可刺手太阴之源。""治节"，治理调节之意。盖因太渊为手太阴肺经之输穴、原穴，有宣发调节手太阴肺经经气之功，俾呼吸调畅。故按摩太渊穴，名"《素问》太渊治节方"。太白乃足太阴脾经之输穴、原穴，具健脾益气之功；脾俞乃脾之背俞穴，以健脾土、助脾阳之功，与太白共助后天气血生化之源，又可因土健而痰饮之邪得化。《灵枢·卫气失常》篇云："其气积于胸中者，上取之；积于腹中者，下取之；上下皆满者，旁取之。"又云："卫气之留于腹中，蓄积不行，菀蕴不得常所，使人支胁，胃中满，喘呼逆息……上下皆满者，旁取之。""旁取之"，即取章门穴。盖因章门为肝经之腧穴，又因其为脾经之募穴，八会穴之脏会，故有健脾益气、养肝益血、疏肝理气、宽胸消胀之用。

于是诸穴揉之或摩之,名"培土生金止咳摩方",为内伤咳嗽之良方。

第九节

足少阴肾经摩方方证法式

一、概述

《灵枢·经脉》篇云:"肾足少阴之脉……是动则病饥不欲食,面如漆柴,咳唾则有血,喝喝而喘,坐而欲起,目脘脘如无所见,心如悬若饥状,气不足则善恐,心惕惕如人将捕之,是为骨厥。是主肾所生病者,口热舌干,咽肿上气,嗌干及痛,烦心心痛,黄疸,肠澼,脊股内后廉痛,痿厥嗜卧,足下热而痛。为此诸病,盛则泻之,虚则补之,热则疾之,寒则留之,陷下则灸之,不盛不虚以经取之。灸则强食生肉,缓带披发,大杖重履而步。盛者寸口大再倍于人迎,虚者寸口反小于人迎也。"此段经文表述了足少阴肾经的异常变动,有"是动则病"及"是主肾所生病"的病证。概而论之,肾经的主要病证是气喘、舌干、咳血、咽喉肿痛、水肿、大便秘结、泄泻、腰痛、脊股内后侧痛、痿弱无力、足心热诸疾。鉴于证分虚实,宗"为此诸病,盛则泻之,虚则补之,热则疾之,寒则留之,陷下则灸之,不盛不虚以经取之"之法,今以摩法代针法,名"足少阴肾经摩方"。至于何以知虚实,而有人迎、寸口通行之诊法。

二、方证法式

1. 肾俞摩方

肾俞乃足少阴肾经经气输注、敷布于背部之腧穴，内应肾脏，以其具益肾培元之功，而为治肾经病之要穴，今施以按摩术，名"肾俞摩方"。

2. 肾经五输摩方、肾经四时摩方

《灵枢·本输》篇云："肾出于涌泉，涌泉者，足心也，为井木；溜于然谷，然谷，然骨之下者也，为荥；注于太溪，太溪，内踝之后，跟骨之上，陷者中也，为俞；行于复留，复留，上内踝二寸，动而不休，为经；入于阴谷，阴谷，辅骨之后，大筋之下，小筋之上也，按之应手，屈膝而得之，为合，足少阴经也。"此言肾经井、荥、输、经、合之穴也，即肾之井穴涌泉，荥穴然谷，输穴太溪，经穴复溜，合穴阴谷。宗《灵枢》"病在脏者，取之井"之法，若肾经病可取井穴涌泉治之，今名"肾病涌泉摩方"。经云："盛则泻之，虚则补之。"临证除采用补泻手法外，尚可根据脏腑及腧穴的五行属性，实施"实则泻其子""虚则补其母"的治疗法式以调之。如肾经五行属水，若运用泻法按摩属木的井穴涌泉，名"肾实涌泉摩方"。因水生木，木为水之子，乃"实则泻其子"之法，若运用补法，取肾经属金之经穴复溜，名"肾虚复溜摩方"。因金生水，金为水之母，乃"虚则补其母"之法。宗"不盛不虚以经取之"之法，取肾经之经穴复溜，施平补平泻之术，名"足少阴经穴摩方"。宗《灵枢·本输》春取荥穴，夏取输穴，长夏取经穴，秋取合穴，冬取井穴之法，而有肾

经病春取然谷，夏取太溪，长夏取复溜，秋取阴谷，冬取涌泉之治，名"肾病四时摩方"。

"肾虚复溜摩方"与"足少阴经穴摩方"均取穴于复溜，然前者行补法，后者用平补平泻之法，此即《内经》引《大要》之论："谨守病机，各司其属。"

3. 肾经原穴摩方

《灵枢·九针十二原》篇云："五脏有疾，当取之十二原。"《素问·刺法论》云："肾者，作强之官，伎巧出焉，刺其肾之源。"故肾经之功能失司所生之疾病，可取肾经原穴太溪，今以摩法代针法，名"肾经原穴摩方"。

4. 肾病摩方

《素问·脏气法时论》云："肾病者，腹大胫肿，喘咳身重，寝汗出，憎风；虚则胸中痛，大腹小腹痛，清厥，意不乐，取其经，少阴太阳血者。"此段经文表述了肾经病当取足少阴肾经之经穴复溜及足太阳膀胱经之经穴昆仑，施以按摩术，名"肾病摩方"。

5. 足少阴标本摩方

《灵枢·卫气》篇云："足少阴之本，在内踝下上三寸中，标在背腧与舌下两脉也。"马莳注云："其本为肾经之交信穴，其标为肾俞、廉泉穴。"三穴相伍为用，今名"足少阴标本摩方"，以其通达肾经脉气之功，而为肾经病之治方。

6. 足少阴根结摩方

《灵枢·根结》篇云："少阴根于涌泉，结于廉泉。"又云："太阴为开，厥阴为阖，少阳为枢……枢折则脉有所结而不通，不通者取之少阴，视有余不足。"枢机不利，故经脉不通而生疾病。涌泉为足少阴肾经之井穴，又为肾经之根穴，具补肾益元、纳气定喘、温阳健脾、柔肝定搐、宽胸益肺之功，又为回阳九穴之一，有通关开窍、醒脑复苏之功。廉泉乃任脉与阴维脉之交会穴，又为足少阴肾之结穴，尚为足少阴肾经、足太阴脾经之标穴，具激发肾气、调节五脏六腑功能之用。涌泉与廉泉相伍，施以按摩术，名"足少阴根结摩方"，乃足少阴肾经病之治方。

7. 邪在肾摩方

《灵枢·五邪》云："邪在肾，则病骨痛阴痹。阴痹者，按之而不得，腹胀腰痛，大便难，肩背颈项痛，时眩。取之涌泉、昆仑，视有血者尽取之。"马莳注云："此言刺肾邪诸病之法也。"盖因肾主骨，而阴痹当在阴分，邪气犯肾，肾经血气留闭，故"病骨痛，阴痹"。因肾脉入小腹，腰为肾之外府，肾司二便，故邪在于肾，而见"腹胀腰痛，大便难"。肾与膀胱经互为表里，邪犯肾经，必然造成膀胱经脉气运行受阻，血气留闭，则致其循行部位络脉痹阻，故有"肩背颈项痛"。又因肾主骨生髓，肾脉痹阻则髓海失荣，因膀胱之脉"上额交巅""其直者，从巅入络脑，还出别下项，循肩髆内，夹脊抵腰中，入循膂，络肾属膀胱"，故邪犯肾经，血气闭阻，而致"肩背颈项痛"。涌泉为肾经之井穴，具补肾益元、温阳通痹之功；昆仑乃足太阳膀胱经之经穴，具敷布太阳经脉气、舒筋通络缓急之功，故邪气犯肾，有取涌泉、昆仑之治，施以按摩术，名"邪在肾摩方"。

第十节

头痛摩方方证法式

一、概述

头痛，是一种自觉症状，可单独出现，也可出现于多种急慢性疾病中。本节要讨论的是以头痛为主症的内科疾病。

头痛在历代医学文献中尚有不同的病名，如《素问·风论》有"脑风""首风"之名。详而论之，《证治准绳》云："浅而近者名头痛，其痛卒然而至，易于解散速安也。深而远者为头风，其痛作止不常，愈后遇触复发也。"《黄帝内经》认为六经病变皆可引起头痛，而《伤寒论》六经条文中，提出有头痛者，计有太阳病、阳明病、少阳病、厥阴病，而太阴、少阴则无。《东垣十书》将头痛分为内伤头痛和外感头痛两大类，且根据症状和病因的不同，又有伤寒头痛、湿热头痛、气虚头痛、血虚头痛、气血俱虚头痛、厥逆头痛等，还在《黄帝内经》《伤寒论》的基础上，补充了太阴头痛、少阴头痛，开创了头痛分经用药之先河。根据头痛的部位不同，可分为前头痛、偏头痛、颠顶痛、后头痛等。根据经络循行部位，又有阳明经头痛、太阳经头痛、少阳经头痛之分。《丹溪心法》记云："头痛多主于痰，痛甚者火多。"故根据病机，又有痰厥头痛、气滞头痛、火郁头痛之分。

头为诸阳之会，又为髓海所在之处，大凡五脏精华之血、六腑清阳之气，皆注于头。故六淫之邪上犯颠顶，邪气稽留，阻遏清阳，名外感头痛。或内生五邪，致气血逆乱，经络瘀阻，脑络髓海失濡，名内伤头痛。本节主要讨论内伤头痛。

二、方证法式

1. 肝阳头痛

临床症状：头痛而眩，心烦易怒，夜寐不宁，或兼胁痛，面红口苦，苔薄黄，脉弱有力。

证候分析：《素问·至真要大论》云："诸风掉眩，皆属于肝。"大凡肝失条达，肝阳偏亢，循经上扰清窍，故见头痛、目眩之候。肝郁化火，扰乱心神，则烦躁易怒、夜寐不宁、胁痛、口苦、面红、苔薄黄、脉弱有力。

治法：平肝潜阳，清窍止痛。

处方：推桥弓（自上而下每侧30～50次）、风府风池肩井摩方、合谷头维厉兑摩方、肝经原穴摩方、《素问》肝病摩方、足厥阴根结摩方、足厥阴标本摩方、魂门膏肓俞摩方、收功法。

方解：（1）推桥弓：桥弓，乃耳后翳风到缺盆一线。运用推、揉、按、摩诸法对其施术名推桥弓，同时可对天柱、天牖、天容、天窗、天鼎行按摩术。翳风乃手少阳三焦经腧穴，又为手、足少阳经交会穴，具调达枢机、疏经通络、解痉镇痛之功，故可平上亢之肝阳而止头痛，又可清泻肝胆之火，以除心烦、易怒、不寐等症。翳风至缺盆一线，过手足阳明、手太阳经循行处，故可通达三阳经血分运行而解痉定挛。缺盆，又名天盖，与诸经之"天穴"，可激发诸阳经之脉气上达清窍，故有通调气血、开窍醒神、益脑荣髓之功，则头痛目眩之候得除。按摩翳风至缺盆一线及诸"天穴"，可使经脉畅通，故不论内伤头痛、外感头痛或外伤头痛，均可施之。

（2）风府风池肩井摩方：风府，乃督脉经与阳维脉的交会穴，且督脉又为阳脉之海，阳维脉有维系诸阳之功，故风府具益元荣脑、畅达经脉血气运行之功，而为治疗头痛、眩晕之要穴。风池，乃足少阳胆经与阳维脉的交会穴，具调达枢机、舒筋通络、维系诸阳脉畅通之功。肩井，为足少阳胆经穴，又为手足少阳经与阳维脉交会穴，具调气机、司开阖、舒筋通络之功，故拿肩井为头部推拿术收功之法。风府、风池、肩井三穴，均是督脉、手足少阴经与阳维脉之交会穴，且头为诸阳之会，故对三穴施以按摩术，又名"维阳荣督达枢方"。该方具荣督益元、达枢通脉之功，为头痛、目眩必用之方。

（3）合谷头维厉兑摩方：合谷乃手阳明大肠经之原穴，具化气通脉、通利三焦、调气活血、扶正达邪之功。头维乃足阳明胃经脉气所发之处，又为足阳明、足少阳、阳维之会，可激发阳明、少阳经血气达于颠顶，故《针灸聚英》谓头维"主头痛如破，目痛如脱"之候，且头维又被《灵枢》称为足阳明之结穴，若与该经之井穴、根穴厉兑相伍，名"合谷头维厉兑摩方"，又以其贯根通结之功，而名"足阳明根结摩方"。对此三穴施以按摩术，则手足阳明经得畅，而头痛不论偏正或外感内伤，均可施之。

（4）肝经原穴摩方：《灵枢·九针十二原》篇云："五脏有疾，当取之十二原。"故肝经病，取其原穴太冲，施以按摩术，名"肝经原穴摩方",为肝阳上亢头痛之摩方。

(5)《素问》肝病摩方:《素问·脏气法时论》云:"肝病者,两胁下痛引少腹,令人善怒;虚则目䀮䀮无所见,耳无所闻,善恐……取其经,厥阴与少阳。"此段经文表述了肝经病可取肝经之经穴中封与胆经之经穴阳辅。《勉学堂针灸集成》云:"经者,水行经而过,故所行为经。"今对中封、阳辅二穴施术,名"《素问》肝病摩方",有调达枢机、畅达肝胆经血气运行之功,俾肝阴得养,而肝阳无上亢之弊。

(6)足厥阴根结摩方:《灵枢·根结》云:"厥阴根于大敦,结于玉英,络于膻中。"玉英,即任脉之玉堂穴。大敦,乃足厥阴肝经之井穴、根穴。《灵枢·顺气一日分为四时》云:"病在脏者,取之井。"脉气所出为根,所归为结。膻中,任脉之穴,又为气会,具宽胸利膈、升清降浊之功。故对上述三穴施以按摩术,名"足厥阴根结摩方",具濡养肝阴、激发通达肝气之功,以达平肝潜阳之效而愈头痛。

(7)足厥阴标本摩方:《灵枢·卫气》篇云:"能知六经标本者,可以无惑于天下。"又云:"足厥阴之本,在行间上五寸所,标在背腧也。"故肝经之本穴为中封,标穴为肝俞。中封尚为肝经之经穴,具畅达肝经血气运行之功;肝俞,乃肝经经气汇聚于背俞之处,具疏达肝气、养血消瘀之功。故二穴相伍,施以按摩术,名"足厥阴标本摩方",为治疗肝经病之用方,尤为阴亏风动之头痛、眩晕、胁痛必选之法式。

(8)魂门膏肓俞摩方:膀胱经与督脉同行于脊背,魂门夹肝俞,为太阳经脉气敷布之处,内应于肝,为肝魂出入之门户,故具疏肝理气、除烦制怒之功。《千金要方》谓"膏肓俞无所不治",《明堂灸经》谓灸膏肓俞"无不取效",故膏肓俞为治虚损证之要穴。对二穴施以按摩术,名"魂门膏肓俞摩方",以其养肝阴、安魂魄之功,为疗肝阴不足、肝阳上亢证而见头痛之良方。

(9)收功法:自上星循督脉及双眉冲循足太阳经行推拿术,至项背运用㨰法至腰处,然后揉运委中,对拿昆仑、太溪。

2. 肾虚头痛

临床症状:头脑空痛,耳鸣目眩,少寐,腰膝酸软,遗精带下。阳虚者四肢逆冷,舌淡胖,脉沉细无力;阴虚者口干少津,舌红少苔,脉细数。

证候分析:《素问·奇病论》云:"髓者以脑为主。"《素问·五脏生成》篇云:"诸髓者,皆属于脑。"《素问·解精微论》云:"髓者,骨之充也。"《素问·阴阳应象大论》云:"肾生骨髓……肾主耳。"综上所述,脑为髓海,肾主骨生髓。今肾虚髓海失荣,脑海空虚,故头脑空痛、耳鸣少寐。肾虚精关不固,男子遗精、女子带下。且腰为肾之外府,肾府失荣,骨失所荣,故腰膝酸软。精血同源,肾虚精血不足,心失所养,故少寐。肾阳不足,命门火衰,故肢冷、舌淡胖、脉沉细;肾阴不足,肾虚火旺,故舌红少苔、脉细数。

治法:益元荣肾。肾阳虚者,兼温补肾阳;肾阴虚者,兼滋补肾阴。

处方:关元气海固本摩方、头街摩方、肾经募俞摩方、肾经原穴摩方、足少阴根结摩方、足少阴标本摩方、志室膏肓俞摩方、阴谷滋阴清火摩方。

方解：(1) 关元气海固本摩方：关元为任脉与三阴经交会穴，此即《灵枢》所谓"三结交"，且"冲脉起于关元"，故本穴为人身强壮要穴，有益元固本之功。气海为任脉腧穴，为升气之海，具调补下焦、益元荣肾之功。二穴相伍，施以按摩术，名"关元气海固本摩方"，以其益元荣肾、补益髓海之功，为治肾虚头痛之良方。

(2) 头街摩方：《灵枢·卫气》云："头气有街……故气在头者，止之于脑。""止之于脑"，当穴在百会。《灵枢·海论》云："脑为髓之海，其腧上在于其盖，下在风府。"马莳注云："其盖当为百会穴。"故而自上星沿督脉循行线推拿至风府，并对上星、囟会、前顶、百会、后顶、强间、脑户、风府揉运按摩，名"头街摩方"。该方具荣髓益脑、平肝息风、豁痰开窍之功，适用于肝肾亏虚之头痛，亦适用于一切头痛之候。若加用膀胱经之眉冲、曲差、五处、承光、通天、络却、玉枕、天柱及胆经之头临泣、目窗、正营、承灵、脑空、风池，今名"大头街摩方"之法式，疗效尤佳。

(3) 肾经募俞摩方："募"穴是五脏六腑之气汇聚于胸腹部的腧穴；"俞"穴是脏腑气输注于背部的腧穴。今取肾经之募穴京门、俞穴肾俞，施以按摩术，名"肾经募俞摩方"。二者一背一腹，一阴一阳，相辅相成，故具益肾荣脉之功，为肾虚头痛之治方，亦为肾虚诸候常用之方。

(4) 肾经原穴摩方：《灵枢·九针十二原》篇云："五脏有疾，当取之十二原。"故肾虚，髓海失荣而见头痛、眩晕、耳鸣之候，可取肾经之原穴太溪，施以按摩术，名"肾经原穴摩方"。该方可导肾间动气而输布全身，上可达头颠之上，下可至足下之涌泉，具壮元阳、利三焦、补命火之功，又具滋肾阴、退虚火之效。故不论阴虚、阳虚之证均可用之。

（5）足少阴根结摩方：《灵枢·根结》篇云："少阴根于涌泉，结于廉泉。"又云："太阴为开，厥阴为阖，少阳为枢……枢折则脉有所结而不通，不通者取之少阴，视有余不足。"故对二穴施以按摩术，名"足少阴根结摩方"。涌泉为足少阴肾经之井穴，又为肾经之根穴，又为回阳九针之一，有补肾益元、通关开窍、柔肝定搐、醒脑复苏之功。廉泉乃任脉与阴维脉的交会穴，又为足少阴肾经之结穴及足少阴肾经、足太阴脾经之标穴，故具激发脾肾之气、调补先后天之本之效。故对二穴施以按摩术，为肾元亏虚，髓海失濡，致脑络痹阻而发头痛之良方。

（6）足少阴标本摩方：《灵枢·卫气》云："足少阴之本，在内踝下上三寸中，标在背腧与舌下两脉也。"马莳云其本为肾经之交信穴，其标为肾俞与廉泉。交信乃肾经之本穴，本者经脉之气由此而出，故交信具益肾元、司气化、通经活络之功；肾俞乃肾经之脉气输注于背部之腧穴；廉泉乃任脉与阴维脉的交会穴，亦具益元荣肾之功。故三穴相伍，施以按摩术，名"足少阴标本摩方"，共成益肾荣脉、濡养脑髓、养血通络之功，而为肾虚头痛常用之方。

（7）志室膏肓俞摩方：志室乃足太阳膀胱经之腧穴，旁依肾俞，内应肾脏，其气与肾俞相通，故具益肾元、促气化、通肝脉、制悲宁神之功。志室伍"无所不治"之膏肓俞，名"志室膏肓俞摩方",为肾虚头痛之治方。

(8) 阴谷滋阴清火摩方：大凡肾阴虚者，可取肾经之合穴阴谷、经穴气海，脾经之合穴阴陵泉，共成滋脾肾、清虚火之功。今对三穴施以按摩术，名"阴谷滋阴清火摩方"。

3. 血虚头痛

临床症状：头痛而晕，心悸不宁，神疲乏力，面色㿠白，舌质淡，苔薄白，脉细弱。

证候分析：《素问·六节藏象论》云："心者，生之本，神之变也，其华在面，其充在血脉。"《灵枢·口问》云："心者，五脏六腑之主也。"《素问·五脏生成》云："心之合脉也，其荣色也……诸血者，皆属于心。"《素问·宣明五气》云："心主脉。"《灵枢·营卫生会》云："血者神气也。"综上所述，心主血脉，故血虚不能荣脉，不能上行以养髓海，脑络痹阻，故头痛；血虚，不能濡养肌肤，故面色㿠白、舌质淡、苔薄白；血虚不能荣脉，故脉细弱；气血生化不足，"神之变"则见心悸不宁、神疲乏力。

治法：养血荣脑，通脉止痛。

处方：益心养血摩方、心经原穴摩方、手少阴标本摩方、神堂膏肓俞摩方。

方解：（1）益心养血摩方：阳明经为多气多血之经，而足三里乃足阳明经之合穴，具健脾胃、补中气、调气血、通经络之功；阴陵泉乃足太阴经之合穴，具健运中宫、化气通脉之功，与足三里相伍，一脾一胃，一脏一腑，一表一里，一纳一运，一升一降，乃相反相成，而成相对性配伍法式，名"脾胃合穴摩方"，为培补后天之本之良方。心俞乃心经血气输注于背部之处，又为手少阴心经之标穴，具通达心脉、调理心血、安神定志、理气止痛之功；膈俞乃血之会穴，其应胸膈，具行营运血、宽胸利膈、通达血府之效。诸穴合用，施以按摩术，以其益心、养血、通脉之功，上可通达诸阳脉，以解头痛眩晕之候；中可益心胸通心阳，而解胸痹、心悸不宁之疾；下可达胞脉，调冲任，为治经带异常之良方，故名"益心养血摩方"。

（2）心经原穴摩方：《素问·刺法论》云："心者，君主之官，神明出焉，可刺手少阴之源。"意谓心经功能失司，可取心经原穴神门。今以按摩术代针刺术，名"心经原穴摩方"，尤为头痛、心悸、不寐证之良方。

（3）手少阴标本摩方：《灵枢·卫气》云："手少阴之本，在锐骨之端，标在背腧也。"马莳注云："手少阴之本，在锐骨之端，即神门穴，标在背之心俞穴。"由此可知，神门除为心经之原穴、输穴外，尚为心经之本穴。本者，犹树之根干，经脉之穴由此而出。伍该经之标穴心俞，俾心经之血气畅达，心脉得通，心神得养，以除因血虚所致之头痛、脉痹、心悸、神疲之候。故对二穴施以按摩术，今名"手少阴标本摩方"。

（4）神堂膏肓俞摩方：神堂居心俞之旁，其气与心之相通，故具通达心脉、安定神志之功，伍"无所不治"之膏肓穴，名"神堂膏肓俞摩方"，为心血亏虚所致头痛之治方。

4. 痰浊头痛

临床症状：头痛昏蒙，胸脘满闷，呕恶痰涎，苔白腻，脉滑。

证候分析：脾失健运，痰浊中阻，上蒙清窍，清阳不展，故头昏蒙而痛；痰阻胸膈，故胸腹痞闷；痰浊上逆，则呕恶痰涎；舌脉之候亦痰浊内停之候。

治法：化痰降逆，清利头目。

处方：二关中脘气海摩方、《灵枢》天枢腹街摩方、脾经募俞摩方、脾经原穴摩方、脾经井穴摩方、足太阴根结摩方、足太阴标本摩方。

方解：(1) 二关中脘气海摩方：关元为任脉与足三阴经交会穴，此即《灵枢》所谓"三结交"之穴。冲脉起于关元，故其为人体强壮要穴，有益气固本之功。以关元佐同经之气海、脾经之"能接脾脏真气"之命关食窦穴、胃之募穴中脘，四穴相得益彰，具壮肾元、健脾胃、司气化、生气血、化湿浊之功。今施以按摩术，名"二关中脘气海摩方"，为痰浊头痛之治方。

(2)《灵枢》天枢腹街摩方：街者，路也。气街是经气聚集通行的道路，其作用是十二经气血运行于四肢末端及头部时，因卒遇大寒或其他六淫之邪，或内生五邪，使经气受阻，则经气会沿着气街这一通道复还原经脉而不失终而复始之运行，故称其为"气之径路也"。《灵枢·卫气》云："胸气有街，腹气有街，头气有街，胫气有街……气在腹者，止之背腧与冲脉于脐左右之动脉者。"天枢，足阳明胃经脉气所发之处，又为大肠经之募穴，故《标幽赋》有"虚损天枢而可取"之言。其穴当脐旁，为上下腹之界畔，通行中焦，有斡旋上下、职司升降之功。五脏六腑之俞，有益脏通腑之功，故揉运天枢及五脏六腑之俞，并对背部督脉两侧之脏腑俞，施以一指禅法或㨰法，名"《灵枢》天枢腹街摩方"。俾腹街畅通，脏腑安和，更无痰浊上逆之候，且头街亦通，而无痰浊蒙蔽清阳之候，故为治痰浊上逆所致头痛之良方。

（3）脾经募俞摩方：募穴和背俞穴与各自的脏腑有着密切的关系，某一脏腑发生病变时，即可取其募穴、背俞穴进行治疗。章门为肝经之腧穴、脾之募穴，又为八会穴之脏会，具疏肝气、健脾胃、安和五脏之功。脾俞为脾经脉气输注于背部之处。背为阳，腹为阴，二穴相伍，一腹一背，一阳一阴，乃从阳引阴，从阴引阳之伍，其效，诚如张景岳所云："善补阳者，必于阴中求阳，则阳得阴助而生化无穷；善补阴者，必于阳中求阴，则阴得阳升而泉源不竭。"故对二穴施以按摩术，名"脾经募俞摩方"，俾清阳得升，浊阴得降，而无痰浊上逆所致头痛之患。

（4）脾经原穴摩方：《灵枢·九针十二原》篇云："五脏有疾，当取之十二原。"意谓五脏六腑有病，可取其原穴以治之。脾虚失运，痰浊中阻，蒙蔽清阳，故而头痛。太白乃脾经之原穴、输穴，具健脾土、助脾阳之功而化痰饮。今按摩脾经原穴太白，名"脾经原穴摩方"，可疗痰浊上逆之头痛。

（5）脾经井穴摩方、足太阴根结摩方：《灵枢·顺气一日分为四时》篇云："病在脏者，取之井。"故脾经有病取其井穴，施以按摩术，名"脾经井穴摩方"。《灵枢·根结》云："不知根结，五脏六腑，折关败枢，开阖而走，阴阳大失，不可复取。"盖因根结乃成病之由、治病之法，医者当明根结之理。该篇有"太阴根于隐白，结于太仓"之记。即足太阴脾经之根穴隐白，又为该经之井穴，有健脾胃、调气血、启闭开窍、清心定志、升举下陷之功；太仓乃任脉之中脘穴，且为胃经之募穴、足太阴脾经之结穴、六腑之会穴及任脉与手太阳、手少阳、足阳明经的交会穴,尚为回阳九穴之一,具较强的健脾和胃、化痰导积之功。隐白伍中脘乃足太阴经根结之伍,施以按摩术,名"足太阴根结摩方",为疗痰浊头痛之良方。

(6)足太阴标本摩方:《灵枢·卫气》云:"足太阴之本,在中封前上四寸之中,标在背腧与舌本也。"马莳注云"足太阴脾经之本,在中封前上四寸之中,疑是三阴交穴,标在背之脾俞与舌本廉泉穴也。"本者,经脉气血所出之处,三阴交为足太阴脾经之本穴,且为足三阴经交会之处,故又为肾精、肝血、脾津会聚之地,而有三阴并补之功。脾俞为脾经血气输注于背俞之处,具健脾和胃、益气生津之效。廉泉乃任脉与阴维脉交会之穴,具益气养阴、生津补任脉之用。三穴相须为用,以成足太阴标本之法式,施以按摩术,名"足太阴标本摩方",以其健脾渗湿、化气通脉之功,而疗痰浊上逆而致头痛之候。

5. 血瘀头痛

临床症状:头痛经久不愈,痛处固定不移,痛如锥刺,或有头部外伤史,舌质暗紫,苔薄白,脉细或细涩。

证候分析:久病入络,或头部外伤,致瘀血内停,脉络不畅,故头痛经久不愈,痛有定处,且痛如锥刺。脉舌亦为瘀血内阻之候。

治法:活血化瘀,通脉止痛。

处方:以痛为腧摩方、下合穴摩方。

方解:(1)以痛为腧摩方:《玉龙经》云:"不定穴,又名天应穴,但疼痛便针。"此法源于《灵枢·经筋》,其中治诸经筋之痹痛，有"以痛为腧"之法，是以病痛局部或压痛点为穴位的一类穴。《千金要方》记云："吴、蜀多行灸法，有阿是之法，言人有病痛，即令捏其上。若里当其处，不问孔穴，即得便快或痛处，即云阿是。灸刺皆验，故曰阿是穴也。"大凡头痛，寻其痛点，以指代针，宗《素问·至真要大论》"结者散之"之法，按摩之或用一指禅推法，名"以痛为腧摩方"，还可佐以"头街摩方"，其效尤佳。

（2）下合穴摩方：《灵枢·邪气脏腑病形》云："合治内腑。"即在临床上，根据头痛的部位属何经所布，又宗《素问·至真要大论》"上之下之"之法，取六阳经各自所属的下合穴，施以按摩术，名"下合穴摩方"。大凡前头痛属阳明经，取足阳明胃经之下合穴足三里，或与其相表里的手阳明大肠经之下合穴上巨虚。颠顶及后头痛，可取足太阳膀胱经之下合穴委中，或与其相表里的手太阳小肠经之下合穴下巨虚。偏头痛可取足少阳胆经之下合穴阳陵泉，或与其表里的手少阳三焦经之下合穴委阳。

第十一节

眩晕摩方方证法式

一、概述

目花为眩，头旋为晕，二者常同时出现，故统称眩晕。《素问·至真要大论》云:"诸风掉眩,皆属于肝。"此即"无风不作眩"之谓。《灵枢·口问》云:"故上气不足,脑为之不满,耳为之苦鸣,头为之苦倾,目为之眩。"《灵枢·海论》云:"脑为髓之海……髓海不足,则脑转耳鸣,胫酸眩冒,目无所见,懈怠安卧。"此即"无虚不作眩"之谓也。《丹溪心法·头眩》云:"头眩,痰夹气虚并火……无痰则不作眩。"此即"无痰不作眩"之谓也。

根据眩晕发病的原因及临床表现,其治分为四端。

二、方证法式

1. 肝阳上亢

临床症状:眩晕耳鸣,头痛且胀,每因烦劳或恼怒而头晕头痛加剧,面时潮红,急躁易怒,少寐多梦,口苦,舌质红,苔黄,脉弦。

证候分析:肝气郁结,肝火偏旺,或肝阴不足,肝风内动,肝阳上亢,上犯清窍,故见眩晕、头痛。劳则伤肾,怒则伤肝,故烦劳或恼怒头痛、眩晕加剧。面潮红、急躁易怒、少寐多梦、口苦及脉舌之候,均为肝阳上亢之症也。若脉弦而细数者,则为肝肾阴虚之候。

治法:滋养肝肾,平肝息风,育阴潜阳。

处方:《大全》头晕摩方、清潜肝阳摩方、肝经原穴摩方。

方解:(1)《大全》头晕摩方:《针灸大全》云:"阴厥头晕及头目昏沉,大敦二穴,肝俞二穴,百会一穴。"《灵枢·顺气一日分为四时》云:"病在脏者,取之井。"井穴乃经脉所出之处,大敦为足厥阴肝经之井穴，又为足厥阴肝经之本穴，有激发经脉血气运行之功，具濡养肝阴之效。外关，乃手少阳三焦经之络穴，又为八脉交会穴之一，通于阳维脉，有调达气机、清利头目、聪耳定搐之功。肝俞乃肝经血气灌注之处，又为该经之标穴，具清利肝胆、养血柔肝、育阴潜阳之功。头为诸阳之会，百会为督脉与手足三阳经、阳维脉之交会穴，具荣督益髓、清热开窍、平肝息风、健脑宁神之功。四穴合用，施以按摩术，名"《大全》头晕摩方"，以其育阴潜阳之功而为疗肝阳上亢之眩晕证。

（2）清潜肝阳摩方：风池、肝俞、肾俞、行间、侠溪，乃《针灸学》用治肝阳上亢之针方，今以指代针，行按摩术，取胆经之风池、侠溪，肝经之行间，用泻法清泻肝胆上亢之阳；取肝俞、肾俞濡养肝肾之阴，此乃育阴潜阳之法。诸穴合用，则达清潜肝阳之效而收功。

（3）肝经原穴摩方：《灵枢·九针十二原》云："五脏有疾，当取之十二原。"又云："阴中之少阳，肝也，其原出于太冲。"太冲为肝经原穴，为冲脉之支别。肝主藏血，冲为血海，肝与冲脉、气脉相应合而盛大，故名太冲。太冲又为肝经之原穴，故对太冲穴施以按摩术，名"肝经原穴摩方"，具养肝血、疏肝气、调冲降逆之功。

2. 气血亏虚

临床症状：眩晕，动则加剧，劳累则发，面色苍白，唇甲不华，发色不泽，心悸少寐，神疲懒言，纳食呆滞，舌质淡少苔，脉细弱。

证候分析：气虚则清阳不展，血虚则脑海失养，故头晕目眩遇劳则加剧。心主血脉，血虚则面色苍白、唇甲不华。血不养心，故心神不宁、心悸少寐。气虚则懒言、纳食呆滞。脉舌之候亦气血亏虚之象。

治法：补气养血，健脾和胃。

处方：补气养血摩方、水谷之海摩方、冲阳原穴补方。

方解：(1) 补气养血摩方：《针灸学》中对气血不足而发眩晕者，有取脾俞、足三里、气海、百会之针方，今以指代针，对诸穴行一指禅推法，名"补气养血摩方"。方中脾俞、足三里运化水谷、生精血，以资生化之源；百会、气海乃督任二经之穴，补气以运血，俾髓海得养而眩晕自止。

(2) 水谷之海摩方：《灵枢·海论》云："胃者水谷之海，其腧上在气街，下至三里。"意谓水谷之海，其输穴上在气街，下至三里。故对二穴施以按摩术，名"水谷之海摩方"。气街，又名气冲，乃足阳明经脉气所发之处，乃经气流注之要冲，且气冲又为胃经与冲脉之交会穴，故为治水谷之海不足之要穴。足三里为足阳明胃经之合穴，有健脾胃、补中气、调气血之功。阳明经为多气多血之经，对二穴施术，俾水谷之海盈盛，则气血得补，髓海得荣，而眩晕则息。

(3) 冲阳原穴补方：冲阳乃足阳明胃经之原穴，为阳气必由之要冲，故对该穴施术，名"冲阳原穴补方"，可促进胃之受纳腐熟水谷之功，俾后天气血生化之源充盈。若伍之足厥阴肝经之原穴太冲，和内调外，宣上导下，化气通脉，以养肝血，降冲逆。太白乃足太阴脾经之原穴，具健脾胃，助脾阳，输布水谷之精微，俾气血生化之源足。故脾、胃、肝经原穴相伍，疗效倍增，俾经脉运行得畅，气血得充，髓海得濡，而眩晕自止。

3. 肾精不足

临床症状：眩晕而见精神萎靡，少寐多梦，健忘，腰膝酸软，耳鸣，男子遗精，女子带下。偏于阴虚者，五心烦热，舌质红，脉弦细而数；偏于阳虚者，四肢不温，形寒怯冷，舌质淡，脉沉细无力。

证候分析：脑为髓之海，肾虚失濡，髓海空虚，故发眩晕、少寐多梦、健忘耳鸣。肾主骨生髓，腰为肾之外府，肾虚则骨失所养，故腰膝酸软。肾气虚，精关失束，故遗精。带脉不束，故带下。肾阳虚，命门火衰，阳气不能通达四肢，故形寒肢冷、四肢不温、脉微沉细。脾肾阳虚，故舌淡。肾阴不足，则阴虚火旺，故见舌红、脉弦细之象。

治法：益元荣肾。肾阳虚者，佐以温补脾肾；肾阴虚者，佐以滋养肝肾。

处方：肾经原穴摩方、肾经募俞摩方、涌泉井穴摩方。

方解：(1) 肾经原穴摩方：宗《灵枢·九针十二原》"五脏有疾，当取之十二原"之法，按摩肾经原穴太溪，名"肾经原穴摩方"。尚可伍脾经之原穴太白，以其导肾间动气输布全身，而有壮元阳、补命火、益脑髓、健脾肾之功，以疗肾阳虚之眩晕。伍肝经之原穴太冲，以其滋肾阴、退虚热、养肝肾之功，而疗肾阴虚之眩晕。今名"足三阴原穴摩方"。

(2) 肾经募俞摩方：募穴，是五脏六腑之气汇集在胸腹部的腧穴；俞穴是脏腑之气输注于背部的腧穴。募为阴，俞为阳，故募俞穴相伍，乃一脏一腑、一腹一背、一阴一阳，对称之配伍。此乃从阴引阳，从阳引阴之施治大法，今取肾经之募穴京门、俞穴肾俞，以其益肾阴、补肾阳之功，则肾元得充，髓海得荣，而眩晕自止。

（3）涌泉井穴摩方：《灵枢·本输》篇云："肾出于涌泉，涌泉者，足心也。"穴居足底，属足少阴肾经之井穴，如水之源头，经气犹泉水涌出，故名涌泉。对涌泉施以按摩术，名"涌泉井穴摩方"。该方具益肾元、温阳健脾、柔肝止眩之功，且涌泉又为回阳九穴之一，有通关开窍、醒脑益神之效。若涌泉伍任脉经补气壮阳、益元固本之关元，则清阳得升、髓海得荣。此乃"益火之源，以消阴翳"之谓也，故为肾阳虚衰眩晕之治方。"荥主身热"，然谷为足少阴肾经之荥穴，具补肾荣冲、通调三焦、清退虚热之功。若涌泉伍肾经之荥穴然谷，乃"壮水之主，以制阳光"之谓，故为肾阴虚眩晕之治方。

4. 痰湿中阻

临床症状：眩晕而见头重如蒙，胸闷恶心，食少多寐，苔白腻，脉濡滑。

证候分析：脾虚失运，痰浊中阻，蒙蔽清阳，故眩晕而头重如蒙、多寐。痰浊中阻，浊阴不降，气机不利，故胸闷恶心。脾阳不振，运化失职则少食。苔白腻、脉濡滑，均为痰浊内蕴之象。

治法：健脾和胃，豁痰开窍。

处方：脾经募俞摩方、足太阴原穴摩方、足太阴根结摩方、豁痰止眩摩方。

方解：（1）脾经募俞摩方：募穴和俞穴与其所属的脏腑关系密切，募穴是脏腑之气灌注于胸腹部的腧穴；俞穴是脏腑之气输注于背部的腧穴。章门乃脾经之募穴，又为八会穴之脏会，故具安和五脏、健脾益气之功；脾俞乃脾经之背俞穴，具健脾渗湿之功。故对二穴施以按摩术，名"脾经募俞摩方"，以其调达五脏、健脾益气之治，以杜生痰之源，而解痰浊中阻，蒙蔽清窍之候。

（2）足太阴原穴摩方：宗《灵枢·九针十二原》"五脏有疾，当取之十二原"之法，按摩脾经原穴太白，以其调达枢机、通利三焦、健脾益气之功，杜生痰之源，而解因痰湿中阻之眩晕。

（3）足太阴根结摩方：脉气所起者为根，所归者为结。故根结乃成病之由，亦治病之法也。《灵枢·根结》云："太阴根于隐白，结于太仓。"太仓者，中脘也。《灵枢·顺气一日分为四时》篇云："病在脏者，取之井。"隐白乃足太阴脾经之井穴，经脉之气所出之所，具激发经脉之气运行之功，故单取隐白，名"脾经井穴摩方"。因该穴尚为脾经之本穴，故隐白伍脾经之结穴、募穴中脘，具灌根通结之大法，俾气化有序，脾之运化有司，而无痰饮之疾，更无痰浊中阻之候，则眩晕之证得除。

（4）豁痰止眩摩方：对痰湿中阻而致眩晕证者，《针灸学》有取丰隆、中脘、内关、解溪、头维之法。今针方变摩方，名"豁痰止眩摩方"。取中脘、丰隆穴可运脾胃以涤痰浊；内关穴和胃降逆而止呕；近取头维穴可以止目眩。

第十二节

中风摩方方证法式

一、概述

中风,又名卒中。盖因本病起病急骤,证见多端,变化迅速,与风性善行而数变的特征相似,故以中风名之。本病是以猝然昏仆、不省人事,伴口眼㖞斜、半身不遂、语言不利,或不经昏仆,仅以㖞僻不遂为主症的一种疾病。

有关中风的记载,首见于《黄帝内经》。针对发病的不同阶段,对其症有着不同的记载,如对卒中昏仆有仆击、大厥、薄厥的描述;对半身不遂有偏枯、偏风、身偏不用、痱风等不同名称。对其病因病机,亦多有论述,如《灵枢·刺节真邪》云:"虚邪偏客于身半,其入深,内居荣卫,荣卫稍衰,则真气去,邪气独留,发为偏枯。"《素问·生气通天论》云:"阳气者,大怒则形气绝,而血菀于上,使人薄厥。"《素问·调经论》云:"血之与气并走于上,则为大厥。"同时还认识到体质、饮食对发生本病的关系甚密,如《素问·通评虚实论》记云:"仆击、偏枯……肥贵人则高梁之疾也。"《灵枢·九宫八风》云:"其有三虚而偏中于邪风,则为击仆偏枯矣。"还认识到四时不正之邪,也可影响人体的脏腑功能而发病,如《素问·本病论》记云:"木运升天,金乃抑之,升而不前……民病卒中偏痹,手足不仁。"对其治,

《灵枢·热病》云："偏枯，身偏不用而痛，言不变，志不乱，病在分腠之间，巨针取之，益其不足，损其有余，乃可复也。"

后世医家因受历史条件和个人经验的不同，对中风的病因病机及其治法也颇不一致。直至近代，始对中风发生的病因病机及治疗逐渐有了统一的认识。即本病的发生，病情有轻重缓急的区别，轻者仅限于血脉经络，重者则波及有关脏腑，故临床将中风分为中经络与中脏腑两大类。中经络，一般无神志改变，病症较轻；中脏腑常有神志不清，病情较重。

二、方证法式

1. 中经络

临床症状：病在经络未及脏腑，症见半身不遂，肌肤不仁，舌强言謇，口角㖞斜，语言不利，口角流涎，或见肢体震颤，脉弦或滑。

证候分析：病在经络，多因经络气血阻滞而见诸候。

治法：调气机，和营卫，益气血，通经络。

处方：独取阳明摩方（又名治痿九穴摩方）、支沟阳陵摩方、十二原穴摩方、天星十一穴摩方、调和营卫摩方、八脉交会摩方、足阳明根结摩方、手阳明标本摩方、足阳明标本摩方、足太阴标本摩方、《大全》面瘫摩方、《千金》合谷收吻方。

方解：（1）独取阳明摩方：《素问·痿论》云："阳明者，五脏六腑之海，主润宗筋，宗筋主束骨而利机关也。冲脉者，经脉之海也，主渗灌溪谷，与阳明合于宗筋，阴阳总宗筋之会，会于气街，而阳明为之长，皆属于带脉，而络于督脉。故阳明虚则宗筋纵，带脉不引，故足痿不用也。"《素问·厥论》云："前阴者，宗筋之所聚，太阴阳明之所合也。"由此可见，阳明是五脏六腑营养的源泉，能濡养宗筋。宗筋主约束骨节，使关节活动灵活。冲脉为十二经气血汇聚之处，输送气血以渗灌肌肉间隙，与足阳明经会合于宗筋。阴经、阳经总汇于宗筋，再会合于足阳明经的气街穴。故阳明经为诸经之统领，而诸经又均连属于带脉，系络于督脉。所以阳明经气血不足，则宗筋失养而弛缓，带脉不能引领诸经而发肢体痿废不用，或为痿证，或为偏枯。故气街为治痿第一要穴。气街又名气冲，为足阳明胃经之腧穴。单取此穴，名"《素问》治痿方"。百会为诸阳之会，又为手足三阳经交会于头颠之处，又为头街之要穴，具荣督益髓、平肝息风之功。单取此穴，名"头街百会方"。人迎，又名"天五会"，乃足阳明、少阳之会，又为足阳明经之标穴，具调气血、和脾胃、达枢机、通经络之功，亦为治痿之要穴。《灵枢·海论》云："胃者水谷之海，其腧上在气街，下至三里。"盖因气冲为足阳明脉气所发之处，乃经气流注之要冲，为治水谷之海不足之要穴；足三里为足阳明胃经之合穴，具健脾胃、调气血、和营卫、通经络之功。二穴合用，名"水谷之海方"。且冲脉隶属于足阳明胃经，故气冲尚可用于冲脉病变诸证。《灵枢·逆顺肥瘦》云："冲脉者，五脏六腑之海也，五脏六腑皆禀焉。其上者，出于颃颡，渗诸阳，灌诸精；其下者，注少阴之大络，出于气街，循阴股内廉，入腘中，伏行骭骨内，下至内踝之后属而别；其下者，并于少阴之经，渗三阴；其前者，伏行出跗属，下循跗，入大指间，渗诸络而温肌肉。"《灵枢·海论》云："胃者水谷之海，其腧上在气街，下至三里。冲脉者为十二经之海，其腧上在于大杼，下出于巨虚之上下廉。膻中者为气之海，其腧上在于柱骨之上下，前在于人迎。"此即《黄帝内经》"治痿独取阳明"之理及阳明经与冲脉、带脉、督脉的内在关系。盖因大杼为手足太阳经交会穴，有激发经气运行之功，又为八会穴之骨会，故有荣督、益脑、坚骨之功；上、下巨虚为手阳明、手太阳经之下合穴，有和气血、通经脉之功。故三穴相伍，名"十二经之海方"。膻中为气会，有益气举陷、通脉导滞之功；百会为诸阳之会，有荣督益髓、升阳举陷之功；风府为督脉与阳维脉交会穴，具荣督维阳之功。故膻中、百会、风府三穴相伍，名"气之海方"。对上述诸穴施以按摩术，综诸海之功而成"治痿独取阳明"之法式及"治痿九穴摩方"，为痿证、中风偏枯证之要方。

（2）支沟阳陵摩方：支沟又名"飞虎"，为手少阳三焦经之经穴，具通达三焦、调和脏腑、通关开窍、活络通脉之功。阳陵泉，又名"阳陵"，为足少阳胆经之合穴，又因其善治筋病，故又为筋之会穴，有调达枢机、疏泄肝胆、活络舒筋之效。阴阳互根，阴阳之根同于肾。肾中元阳，又称命门之火，且为少阳相火之源，故谓少阳之根出于肾。《灵枢·本输》有"少阳属肾"之说，元阳闭藏即是少阴，元阳活动即是少阳。一静一动，一体一用，体之枢在少阴，用之枢在少阳。元阳为全身动力的根源，《难经》称元阳为"五脏六腑之本，十二经脉之根，呼吸之门，三焦之原。"《周慎斋遗书》认为"枢机有二，一者两肾中间一阳藏处，命门是也"，为"人身之枢也"。人体开阖、升降、出入之枢，不动在少阴，动在少阳，故《素问·六节藏象论》云："凡十一脏取决于胆也。"少阳内联三阴，外出二阳，为入病之门户，出病之道路。少阳在足为胆，脏腑活动均听从胆的决断；在手为三焦，三焦分属胸腹，是水谷出入的道路。其经脉布膻中，散络于心包，总司人的气化活动。三焦主少阳相火，导引命门元气和胃气分布周身。上焦心肺一气一血，赖宗气之敷布；下焦肝肾一泄一藏，赖元气之蒸腾；中焦脾胃一升一降，赖中气之转输。故《难经》称三焦为"原气之别使也，主通行三气"，为"水谷之道路，气之所始终"。二穴合用，乃成调达枢机法式，施以按摩术，今名"支沟阳陵摩方"。本方具小柴胡汤之效，有调达枢机、和解少阳、解痉制挛之功，故为中风偏瘫之治方。

（3）十二原穴摩方：合谷，手阳明之原穴；腕骨，手太阳之原穴，位于腕部；阳池，手少阳之原穴，位于腕部；太渊，手太阴之原穴、输穴、八会穴之脉会，位于腕部；神门，手少阴之原穴、输穴，位于腕部；大陵，手厥阴之原穴、输穴，位于腕部；冲阳，足阳明之原穴；京骨，足太阳之原穴；丘墟，足少阳之原穴，位于踝部；太白，足太阴之原穴、输穴；太溪，足少阴之原穴、输穴，位于踝部；太冲，足厥阴之原穴、输穴。

原穴大都分布于四肢腕踝关节附近。"原"即本原、原气之意。脏腑的病变往往反映于十二原穴处。原穴在六阳经中，排列于五输穴之"输穴"之后，而六阴经则以"输穴"为原穴。原穴与三焦关系密切。三焦是原气之别使，导源于脐下肾间动气，而输布全身，有和调内外、宣上导下之功效，从而促进人体的气化功能，特别是促进了五脏六腑的生理活动。于是针灸、按摩十二原穴，能通达三焦原气，调整内脏功能，故《灵枢·九针十二原》云："五脏有六腑，六腑有十二原，十二原出于四关，四关主治五脏，五脏有疾，当取之十二原。十二原者，五脏之所以禀三百六十五节气味也。五脏有疾也，应出十二原。"且十二原穴均在腕踝关节部，故对十二原穴施以按摩术，名"十二原穴摩方"，对手足痿废、中风偏瘫之候均有良效。

位于腕关节周围的有阳溪、阳谷、阳池、太渊、神门、大陵六穴，其中阳溪、阳谷二穴非原穴而为经穴；位于踝关节周围的有解溪、昆仑、丘墟、商丘、太溪、中封六穴，其中解溪、昆仑、商丘、中封四穴，非原穴而为经穴。经气所过之处，如水在通畅的河道中流过，故称为"经"。故腕踝部经穴，非原即经，刺之可激发脉气，促进经络通畅，气血得以渗灌全身，并具司腕踝矫健之制，故为治痿、痹疾必取之穴。今对腕踝部诸穴施以按摩术，名"腕踝腧穴摩方"。综两方之效，名"十二原穴摩方"。

（4）天星十一穴摩方：《扁鹊神应针灸玉龙经》中所载《天星十一穴歌诀》乃疏筋通络之大法，今对诸穴施以按摩术，名"天星十一穴摩方"。鉴于"治痿独取阳明"，故取足阳明胃经之足三里、内庭，手阳明大肠经之曲池、合谷。盖因足太阳膀胱经居三阳之表，而其脉上额交颠，入络脑，还出别下项，循脊背，络肾属膀胱，直下髀枢至足，交足少阴肾经，具通达一身阳气之功，故取委中、承山、昆仑。少阳为枢，内联三阴，外络二阳，为入病之道路，出病之门户，故取足少阳胆经之环跳、阳陵，具调达枢机之功。心主行血，肺主气，故取手少阴心经之通里、手太阴肺经之列缺，以成畅行气血之用。凡此十一穴共奏畅阳气、调枢机、行气血、和营卫、通经络之效。马丹阳撰有《天星十二穴主治杂病歌》，计有"天星十一穴"加"太冲"一穴。心主血，肝藏血，人体的血液，化生于脾，贮藏于肝，通达于心，运行于全身。心主行血之功能正常与否，有赖于肝之藏血功能，故加足厥阴经之输穴、原穴太冲。《天星十一穴歌诀》云："三里内庭穴，曲池合谷彻。委中配承山，下至昆仑绝。环跳与阳陵，通里与列缺。合担用法担，合截用法截。专心常记此，莫与闲人说。三百六十穴，不如十一穴。此法少人知，金锁都关镥。将针治病人，有如汤沃雪。非人莫传与，休把天机泄。"马丹阳《天星十二穴主治杂病歌》云："三里内庭穴，曲池合谷接。委中配承山，太冲昆仑穴，环跳与阳陵，通里并列缺。合担用法担，合截用法截。三百六十穴，不出十二诀。"

由此可知，"十一穴歌"功效之要点，为"下至昆仑绝""三百六十穴，不如十一穴"。而"十二歌"为"太冲昆仑穴""三百六十穴，不出十二穴"。由此可见，这十一穴或十二穴可综人身"三百六十穴"之要，为祛除人身疾病之大法。此即运用中医学整体观念的学术思想，通过经穴调整人体的脏腑经络系统，形成了中医治疗中风偏瘫的"天星十一穴摩方"（足三里、内庭、曲池、合谷、委中、承山、昆仑、环跳、阳陵泉、通里、列缺）或"丹阳十二穴摩方"（天星十一穴加太冲）之方证法式。并在此基础上形成了"疏经通络"之治疗大法，为人体守"形与神俱"之健身方法。

（5）调和营卫摩方：此法源于《扁鹊神应针灸玉龙经》之《磐石金直刺秘传》，原为"中风半身不遂瘫病"而设方，取穴合谷、手三里、曲池、肩井、环跳、血海、阳陵泉、阴陵泉、足三里、绝骨、昆仑。方中合谷为手阳明经之原穴，与三焦关系甚密，有化气通脉、调气活血、扶正达邪之功，为人体四总穴之一；曲池为手阳明经之合穴，有通腑气、调气血、疏风邪之功；手三里乃手阳明经之穴，为诸络交会穴，具通达阳气、舒筋通络之功。故合谷伍曲池、手三里，则疏经通络之功倍增，为小儿脑瘫、中风偏瘫之上肢不遂之用穴。肩井乃足少阳胆经之穴，又为手、足少阳经、阳维脉之交会穴，具调达气机、舒筋通络、维系诸阳脉之功，故软瘫及五软之疾用之，有激发脉气运行之功，而硬瘫之疾用之，有解痉制挛之用。环跳乃足少阳经之腧穴，又为足少阳、足太阳经交会穴，故有调达气机、转输阳气、舒筋通络之功效，尤为下肢痿躄者必用之穴。血海乃足太阴脾经之腧穴，专走血分，为活血通络之要穴。故血海伍曲池，名"海池活血方"，为通营开膝之伍。阳陵泉为足少阳胆经之合穴，又以其善治筋病，而为筋会；悬钟又名绝骨，为八会穴之髓会；阴陵泉乃足太阴脉所入之合穴，具健运中宫、化气通脉之功；足三里为足阳明胃经之合穴，又为人身四总穴之一，具健脾胃、补中气、通经络之功；昆仑为足太阳膀胱经之经穴，具敷布太阳经气、疏通经络、舒筋缓节之功。故诸穴合用，施以按摩术，以成"调和营卫摩方"之法式。其用重在健脾胃、达枢机、和营卫、益肌腠、通经络，故对脑瘫、诸痿者皆可用之。先取无病手足，宜泻不宜补；次取有病手足，宜补不宜泻。

（6）八脉交会摩方：明·高武《针灸聚英》中载"窦氏八穴"之应用法式，或云少室隐者之所传。

①公孙内关摩方：公孙为足太阴脾经之络穴，又为八脉交会

穴，通于冲脉。高氏称其"合于心胸，主治二十七证"。内关为手厥阴心包经之络穴，又为八脉交会穴，通于阴维脉。高氏称其"主治二十五证"。临证先取公孙，后取内关，两穴相伍有调心脾之功，今施以按摩术，名"公孙内关摩方"，可为中风中经络、中脏腑诸证之治方。

②临泣外关摩方：临泣为足临泣也，足少阳胆经之输穴。本穴又为八脉交会穴，通于带脉。高氏称其"合于目，上走耳后颊颈、缺盆、胸膈，主治二十五证"。外关为手少阳三焦经之络穴，又为八脉交会穴，通于阳维脉。高氏称其"主治二十七证"。临证先取临泣后取外关，两穴相伍，有调达枢机、疏肝利胆、通利三焦之功，今施以按摩术，名"临泣外关摩方"，为中风偏瘫之用方，亦适用于脑梗死、脑萎缩、手足徐动型、震颤型及共济失调型脑瘫患者。

③后溪申脉摩方：后溪为手太阳小肠经之输穴，又为八脉交会穴，通于督脉。高武称其"合于内眦，走头项、耳中"，"主治二十四证。"申脉为足太阳膀胱经之经穴，为阳跷脉所生，为八脉交会穴之一。高武称其"通阳跷，主治二十五证"。太阳主一身之表，督脉为阳脉之海，"阳跷为病，阴缓而阳急"。临证先取后溪，后取申脉，故二穴相伍，今施以按摩术，名"后溪申脉摩方"，为中风偏瘫之用方。

④列缺照海摩方：列缺为手太阴肺经之络穴，又为八脉交会穴之一。高氏称其"通任脉，合肺及肺系、喉咙、胸膈，主治三十一证"。照海为足少阴肾经之穴，为阴跷脉所生。高氏称其"通阴跷，主治二十七证"。《灵枢集注》云："十二经脉三百六

十五络之血气，始于足少阴肾，生于足阳明胃，主于手少阴心，朝于手太阴肺。"故列缺伍照海，有通营卫、运气血之功，且二穴又分别通于任脉、阴跷脉二脉，故取列缺有宣通肺气、育养阴脉之功；照海有维络诸阴之用。故先取列缺，后取照海，今施以按摩术，名"列缺照海摩方"，为中风偏瘫、肌张力低下之用方。

上述窦氏八穴，实为奇经八脉之交会穴的临床应用。八脉纵横交叉于十二经脉之间，其作用有三：其一，进一步密切十二经脉之间的联系，如"阳维维于阳"，维系所有阳经；"阴维维于阴"，维系所有阴经；带脉"约束诸经"，沟通腰腹部的经脉；冲脉通行上下，渗灌三阴、三阳诸经脉；督脉"总督诸阳"；任脉为"阴脉之海"等。其二，调节十二经脉气血。十二经脉气血有余时，蓄以备用；十二经脉气血不足时，可由奇经"溢出"，予以补充。其三，奇经与肝、肾等脏及女子胞、脑、髓等奇恒之腑的关系密切，相互之间在生理、病理上均有一定的联系。此即"八脉交会穴"在中风偏瘫治疗中的作用机理，即"八脉交会摩方"之方证应用法式，或名"窦氏八穴摩方"，适用于痿证及中风偏瘫的任何证型。

（7）足阳明根结摩方：《灵枢·根结》云："阳明根于厉兑，结于颡大，颡大者钳耳也。"即头维穴。根者，经气相合而始生；结者，经气相将而归结之处。该篇又云："太阳为开，阳明为阖，少阳为枢……阖折则气无所止息而痿疾起矣，故痿疾者取之阳明，视有余不足。无所止息者，真气稽留，邪气居之也。"盖因阳明为二阳，居阳之中，故为关之阖。若关之阖折，则气无所止息，而痿疾生焉。是以有痿疾者，当取足阳明之根结，即根穴厉兑、结穴头维,今称灌根通结法式。今对二穴施以按摩术,其方名曰"足阳明根结摩方",有激发脉气运行,以通经开腠之功而起痿疾。故该篇之首,即强调"不知根结,五脏六腑,折关败枢,开阖而走,阴阳大失,不可复取。九针之玄,要在终始。故能知终始,一言而毕,不知终始,针道咸绝。"故此方适用于痿证,尤为中风偏瘫可用之方。

(8)手阳明标本摩方:《灵枢·卫气》云:"手阳明之本在肘骨中、上至别阳,标在颜下合钳上也。"马莳认为本在曲池穴,标在足阳明胃经头维处,故有"下虚则厥","引而起之";"下盛则热","绝而止之"之法。盖因营行脉中,卫行脉外,经脉之血气,外内出入,阴阳相贯,环转无端,经脉所起处为本,所出处为标。故于标本处,予以补法,可激发手足阳明经经气,有起痿通痹之用,此即《黄帝内经》"治痿独取阳明"之谓,乃贯本通标法式之一。今对二穴施以按摩术,名"手阳明标本摩方",故适用于痿证及中风偏瘫之任何证型,尤适用于肢体偏废者。

(9)足阳明标本摩方:《灵枢·卫气》云:"足阳明之本在厉兑,标在人迎颊夹颃颡也。"足阳明脉气或虚或实,必致气血运行失常,或厥逆,或眩晕,可取足阳明经之本穴厉兑、标穴人迎,此即《灵枢》贯本通标法式之一,有激发经气、调节脏腑经络功能,今对二穴施以按摩术,名"足阳明标本摩方"。今用于中风偏瘫,亦《黄帝内经》"治痿独取阳明"之谓也。

(10)足太阴标本摩方:《灵枢·卫气》云:"足太阴之本,在中封前上四寸之中,标在背腧与舌本也。"马莳认为其本穴为三阴交,其标穴为脾俞与廉泉。故三阴交、脾俞、廉泉三穴相伍，乃贯本通标法式之一，今对三穴施以按摩术，名"足太阴标本摩方"。本方具激发、聚汇、转输足三阴经与任脉脉气运行之功而使血气充盈，与手、足阳明标本刺方一样，为起痿通痹之用方，故适用于中风偏瘫诸证型者。

（11）《大全》面瘫摩方：本方源自《针灸大全》，由颊车、外关、太渊、太溪、合谷五穴组成，用治"上片牙痛及牙关紧闭不开"之证。今对诸穴施以按摩术，名"《大全》面瘫摩方"，用治面瘫之颜面神经麻痹。盖因足阳明胃经乃多气多血之经，颊车乃足阳明胃经行于面颊之腧穴，具调补气血、疏经通络、温通肌腠之功，而为口面疾病之要穴；外关乃手少阳三焦经之络穴，又为八脉交会穴之一，通于阳维脉，具调达气机、通窍定搐、活络通痹之功；太渊为手太阴肺经之原穴，又为八会穴之脉会，具宣发肺气、通达宗气之功；合谷为手阳明大肠经之原穴，又为回阳九针之一，并为人体四总穴之一，具疏筋通络、调补气血之功；太溪乃足少阴肾经脉气汇聚之处，而由太溪转注入海又为足少阴肾经之原穴，可导肾间动气而输布全身，具益元荣肾之功。《素问·刺法论》云："肺者，相傅之官，治节出焉，可刺手太阴之源……大肠者，传道之官，变化出焉，可刺大肠之源……肾者，作强之官，伎巧出焉，刺其肾之源。"《灵枢·九针十二原》云："五脏有疾，当取之十二原。十二原者，五脏之所以禀三百六十五节气味也。"原，即本原、原气之谓。因为脏腑的病变，多反映于十二原穴上。原穴是人体原气（元气）作用集中的地方，故脏腑经络的病变在原穴反应较为敏感。对于原穴的功效，《勉学堂针灸集成》有"原者，三焦所行之原也。三焦者，元气之别名，故所过为原"的论述。故以足少阴肾经原穴太溪、手阳明大肠经原穴合谷，以激发先、后天气血生发之源；辅以手太阴肺经原穴太渊，通达宗气，以鼓舞血行；佐以手少阳三焦经之络穴外关，以贯上、中、下三焦之气，俾枢机有序，气化有司，则经脉运行通畅，而痿、痹之疾可除，故名"原络通痹起痿方"。方加颊车，可引领经气上达面颊。由此可知"《大全》面瘫摩方"之作用机理，而为面瘫可用之良方。

（12）《千金》合谷收吻方：《千金要方》以合谷伍水沟，主治唇吻不收、暗不能言、口噤不开之证。方中合谷为手阳明大肠经之原穴，有导肾间动气、通调三焦原气之功，具调补气血、化气通脉、扶正达邪之用；人中当口水吞咽向上翻转之路，故名水沟，乃督脉之穴，具回阳救逆、醒脑清神之功。二穴相伍，则通关启闭、醒脑开窍之功益彰。今名"《千金》合谷收吻方"，乃为中风不语、小儿语迟、唇吻不收证必用之方。

2. 中脏腑

中脏腑，病变深，病证重，症见突然昏仆、不省人事。根据邪正情况，有闭证与脱证的不同。闭证以邪实为主，属实证，急宜祛邪；脱证以阳气欲脱为主，属虚证，急宜扶正。

（1）闭证

临床症状：神志昏昧，半身不遂，牙关紧闭，两手紧握，面赤气粗，喉中痰鸣，二便不通，舌苔黄腻，脉弦数或滑数。

证候分析：《素问·调经论》云："血之与气并走于上，则为大厥。"意谓气逆冲上，血菀于上，风火相煽，痰浊壅盛，痰火上蒙清窍，故突然昏仆、不省人事。风火痰热之邪，内闭经络，故见半身不遂、面赤、口噤、手握、气粗、便闭、苔黄、脉弦数或滑数。

治法：清肝息风，开窍醒神，解痉定搐。

处方：四神聪摩方、人中委中摩方、十二井穴摩方、益元荣督摩方、醒脑益智摩方。

方解：①四神聪摩方：百会乃督脉与手足三阳经、阳维脉交会于头颠之处，故百会又有三阳五会之名，具荣督益髓、清热开窍、平肝息风、健脑宁神、回阳固脱、升阳举陷之功。故《灵枢》谓百会为"头街刺方"之法式，今以指按代替针刺，名"指针"，曰"头街摩方"。若取百会前后左右各1寸处，共按摩之，则"罗布有序"，若百脉朝会，则功效倍增，今名"百脉朝会摩法"，又名"四神聪摩方"。若自督脉上星按摩至风府，并揉运前顶，经百会、后顶，继而双侧自五处沿足太阳膀胱经按摩至天柱，并揉运承光、通天、络却，继而双侧自头临泣沿足少阳胆经按摩至风池，并揉运目窗、正营、承灵，名"大百脉朝会摩方"，或"大百会摩方"。两方乃开窍醒神、平肝息风之治方，为中风偏枯必用之方，尤适用于中风闭证。

②人中委中摩方：人中又名水沟，为督脉之要穴，又为督脉与手、足阳明经交会穴，具开窍醒神、荣督通脉之功；委中，为足太阳膀胱经之合穴，又为人体四总穴之一，具激发脉气、畅达气血、舒筋通络之功。二穴合用，施以按摩术，名"人中委中摩方"，乃成益元荣督、调和营卫、开窍醒神之术，故为中风偏枯、中脏腑之治方法式。无论脱证、闭证均可用之。

③十二井穴摩方：即按摩、掐、捏十二井穴之法。十二经脉

之经气所出，像水之源头，故称为"井"。《勉学堂针灸集成》对此有形象的比喻，其云："井者，东方春也，万物始生，故所出为井。谓终日常汲而未尝损，终日泉注而未尝溢。今言井者，不损不溢，常如此焉，故名。"由此可见，井穴具激发、输注气血之功。《灵枢·顺气一日分为四时》云："病在脏者，取之井。"由此可见，按摩十二经之井穴少商、商阳、中冲、关冲、少冲、少泽、隐白、厉兑、大敦、足窍阴、涌泉、至阴，有育阴潜阳、调和营卫、开窍醒神、解痉定搐之功，为中风偏枯必用之方，尤适用于中风闭证者。

④益元荣督摩方：《灵枢·海论》云："脑为髓之海，其腧上在于其盖（百会穴），下在风府。"故髓海亏虚之证，多取百会与风府。今对二穴施以按摩术，名"髓海摩方"。肾为先天之本，主骨生髓而通于脑，故脑为元神之府，心主血脉而藏神。该方适用于中风昏仆、不省人事之候。《素问·骨空论》云："督脉为病，脊强反折。"督，有总管、统率之意。督脉行于背部正中线，其脉多次与手、足三阴经和阳维脉交会，能督一身之阳经，被称为"阳脉之海"，可调节诸阳经气血运行有序，俾脑、髓、肾之功正常。长强为督脉与足少阴肾经交会穴，并为督脉之络穴，以其循环无端谓之长，健行不息名曰强，故名长强，具调和阴阳、益肾荣督之功，为中风偏枯、肢体震颤之治穴。腰俞乃肾气输注于腰部之处，具强筋健骨、壮腰益肾之功。命门以其壮阳益肾之功，为中风脱证之治穴。筋缩乃肝胆之精气灌注于督脉之处，有强筋健骨、调达气机、醒脑益智之功。至阳为督脉之阳气自下而上汇聚之处，具益元荣督、宣达阳气之功，为治痿通痹之治穴。

大椎乃手、足三阳经交会于督脉之处，具通达阳气之功，故有"诸阳之会"之称。风府为督脉、阳维脉交会穴，与百会同为"髓海摩方"之用穴。人中为督脉与手、足阳明经交会穴，为开窍醒神、解痉定搐之治穴。今对督脉之长强、腰俞、命门、筋缩、至阳、大椎、风府、百会、人中诸穴施以按摩术，名"益元荣督摩方"，又名"荣督九穴摩方"。适用于中风偏枯、中经络或中脏腑者，尤为脑梗死、脑萎缩者之用方。

⑤醒脑益智摩方：列缺乃肺经脉气所聚之处，又为肺经之络穴，而别走于手阳明大肠经，具宣发肺气、通达阳明经气之功。通里为手少阴心经之输穴、络穴，别走入手太阳小肠经，有养心血、益心气、宁心安神之功。故以手太阴肺经之络穴列缺伍手少阴心经之络穴通里，乃相须配伍，一宣达肺气，一通行血脉，俾卫气营血通行于十二经脉而增行气血、通经络、益心肺之功，今施以按摩术，名"心肺络穴摩方"。若伍心之原穴神门、髓会悬钟、足阳明胃经下合穴足三里、腑会中脘、小肠经募穴关元、足三阴经交会穴三阴交，方名"醒脑益智摩方"。该方有补益气血、醒脑益智之功，可用于脑梗死、脑萎缩、脑血管病后遗症、老年痴呆及小儿脑瘫等病，尤为中风偏瘫、中脏腑之治方。

（2）脱证

临床症状：突然昏仆，不省人事，目合口张，鼻鼾息微，手撒肢冷，汗多，大小便失禁，肢体软瘫，舌痿，脉细弱或脉微细欲绝。

证候分析：阳浮于上，阴竭于下，有阴阳离决之势，故具正气虚脱、心神颓败之证。呼吸低微、多汗不止、四肢逆冷、脉微细欲绝，乃阳气暴脱之候。

治法：调达枢机，益气回阳，救阴固脱。

处方：交通任督摩方、交五体摩方。

方解：①交通任督摩方：取督脉之人中、任脉之承浆，施以按摩手法，今名"人中承浆摩方"，又名"交通任督摩方"。方中人中乃督脉穴，又为督脉、手足阳明经之交会穴，有通达经脉、开窍醒神、解痉定搐之功。承浆乃任脉穴，又为任脉、足阳明胃经之交会穴，具调补气血、濡养冲任、益元荣任之功。因督任二脉有总督、任及全身经脉气血、阴阳的作用，今对督任失调、阴阳失和、气机紊乱之证，施以此方，故名"交通任督摩方"。大凡中风偏瘫各证型均可选用，尤适用中风脱证。

②交五体摩方："五大"即五体，故又名"交五体刺"，即二陵、二跷、二交刺方（阴陵泉、阳陵泉、阴跷、阳跷、阴交、阳交）。《标幽赋》"二陵二跷二交，似续而交五大"句。明·杨继洲《针灸大成》注云："二陵者，阴陵泉、阳陵泉也；二跷者，阴跷、阳跷也；二交者，阴交、阳交也；续，接续也；五大者，五体也。言此六穴，递相交接于两手、两足并头也。"阳陵泉足少阳胆经之合穴，又为八会穴之筋会；阴陵泉为足太阴脾经之合穴；阳跷即申脉穴，为阳跷脉与足太阳膀胱经之交会穴；阴跷即照海穴，为足少阴肾经与阴跷脉交会穴；阳交，足少阳胆经穴，又为阳维脉之郄穴，其穴当四条阳经依傍交错处而得名；阴交，属任脉，为任脉与足少阴肾经、冲脉交会穴。盖因穴居腹，腹为阴，穴为任脉、冲脉、足少阴肾经交汇之处，故名阴交。故临证取二陵、二跷、二交六穴，俾枢机运转有司，奇经八脉运行有

序，人身之血气敷布通畅，而人体阴平阳秘，脏腑合调，则有利于肢体残障的康复。此法乃《黄帝内经》"法于阴阳，和于术数""形与神俱"之大法，故名平秘阴阳法式。凡中风偏瘫，小儿五迟、五软、五硬诸候及形体痹者皆可应用。今对诸穴施以按摩术，名"交五体摩方"。

第十三节

腰痛摩方方证法式

一、概述

腰痛，病证名，系指以腰部疼痛为主要症状的一类疾病。外感内伤均可致病，最早的医学文献见于《黄帝内经》，如《素问·病能论》云："冬诊之，右脉固当沉紧，此应四时；左脉浮而迟，此逆四时。在左当主病在肾，颇关在肺，当腰痛也。"此段经文，表述了通过脉象可知病腰痛之由。《素问·脉要精微论》云："腰者肾之府，转摇不能，肾将惫矣。"表述了肾虚腰痛的临床特点，而《素问·刺腰痛》专篇根据经络，详尽论述了诸多经脉的病变所致腰痛的证治。

二、方证法式

1. 寒湿腰痛

临床症状：腰部冷痛重着，转侧不利，逐渐加重，静卧痛不减，阴雨天加重，苔白腻，脉沉而迟缓。

证候分析：寒湿乃阴邪，寒性收引，侵犯腰部，痹阻经络，故络脉拘紧而挛痛。湿性凝滞重着，故不可转侧。湿为阴邪，得阳运始化，卧则湿邪更易停滞，故静卧痛不减。阴雨寒冷天气，寒湿更重，故而痛剧。脉舌亦为寒湿停滞之象。

治法：散寒行湿，温经通络，解痉定痛。

处方：足太阳脉令人腰痛摩方、阳关委中肾俞摩方。

方解：（1）足太阳令人腰痛摩方：《素问·刺腰痛》云："足太阳脉令人腰痛，引项脊尻背如重状，刺其郄中。"盖因足太阳脉，别下项，循肩膊内，夹脊抵腰中。故足太阳经发病，血气留闭，脉络痹阻，令人腰痛，并引项脊尻背重着不适。"郄中"，即委中。《灵枢·经别》云："足太阳之正，别入于腘中。"今变针刺术为推拿术，掐揉或一指禅推足太阳膀胱经之委中穴。委中乃足太阳膀胱经之合穴，具激发、承接、枢转足太阳脉气之功，为治腰痛之要穴，故《四总穴歌》有"腰背委中求"之验，今名"足太阳脉令人腰痛摩方"。

（2）阳关委中肾俞摩方：《推拿学》讲义有取腰阳关、肾俞、委中，行滚、按、揉、擦之法。腰为肾之外府，督为肾之外垣。腰阳关为督脉腰脊部腧穴，具益元荣督、强筋健骨、舒筋通络、缓急止痛之功，故为治腰痛之要穴。肾俞为肾气输注于腰背部的穴位，具益肾强腰之功，故《通玄指要赋》有"肾俞把腰疼而泻尽"之治验。委中为足太阳膀胱经之下合穴，为治腰痛要穴，故《四总穴歌》有"腰背委中求"之治。委中以其具激发、承接足太阳膀胱经脉气之功，而为治腰痛必用之穴。对三穴施以按摩术,今名"阳关肾俞委中摩方",适用一切腰痛之候。

2. 湿热腰痛

临床症状:腰部弛痛,痛处有热感,热天或雨天疼痛加重,而活动后可减轻,小便短赤,苔黄腻,脉弦数或滑数。

证候分析:湿热之邪壅滞腰部,筋脉弛缓,故见腰弛痛而伴有热感。因热天、雨天湿热之气厚重,故疼痛加重;活动后气机舒展,故痛或有减轻。湿热下注膀胱,故小便短赤。脉舌亦湿热蕴结之象。

治法:清利湿热,舒筋止痛。

处方:地机然谷摩方、《灵枢》热邪摩方。

方解:(1)地机然谷摩方:《素问·刺腰痛》云:"腰痛……上热,刺足太阴。"《难经·六十八难》云:"荥主身热。"郄,有空隙意,郄穴是经气深聚的地方。足太阴脾经之郄穴为地机,《类经图翼》用以治"腰痛不俯仰"之候。盖因湿热蕴伏于肌腠关节,当健脾除湿,故取脾之郄穴,以健脾渗湿、和营卫、益气血、通利关节,取"郄有空隙意,临床能救急"之谓也。腰为肾之外府,故"身热"取足少阴肾经之荥穴然谷,以其补肾荣冲、通调三焦之功,而治"身热"。此即"壮水之主,以制阳光"之谓也。对二穴施以按摩术,名"地机然谷摩方"。

(2)《灵枢》热邪摩方:《灵枢·刺节真邪》云:"凡刺热邪……为开通辟门户,使邪得出病乃已。"大凡其热盛,当开辟其门户,使热邪得出。所谓泻其有余也,则病瘥愈。临证多查其何经为病,则取其荥穴或输穴,以泄其热。此即《难经》"荥主身热,输主体重节痛"之谓。而手足三阳经有热,尚可取其下合穴摩之，此《灵枢·邪气脏腑病形》"荥俞治外经，合治内腑"之谓。因腰为肾之外府，故取足少阴肾经之荥穴然谷、输穴太溪。手足三阳经具通达阳气、清利湿热之功，故可伍诸下合穴，如手太阳小肠经下巨虚、手少阳三焦经委阳、手阳明大肠经上巨虚、足太阳膀胱经委中、足少阳胆经阳陵泉、足阳明胃经足三里。故对诸穴施以按摩术，名"《灵枢》热邪摩方"。该方非但为治"湿热"腰痛之方，亦为热痹之治方。

3. 瘀血腰痛

临床症状：腰痛如刺，痛有定处，日轻夜重，轻者俯仰不便，重者不能转侧，痛处拒按，舌质暗紫或有瘀斑，脉涩。部分患者有外伤史。

证候分析：瘀血阻滞经脉，致血气运行不畅，不通则痛，故痛如刺，痛处拒按，按之则痛剧。舌脉亦瘀血内停之象。

治法：活血化瘀，理气止痛。

处方：足少阳脉令人腰痛摩方、足阳明脉令人腰痛摩方、足少阴脉令人腰痛摩方、飞扬之脉令人腰痛摩方、腰痛不可转摇摩方。

方解：（1）足少阳脉令人腰痛摩方：《素问·刺腰痛》云："少阳令人腰痛，如以针刺其皮中，循循然不可以俯仰，不可以顾，刺少阳成骨之端出血，成骨在膝外廉之骨独起者。"盖因足少阳脉，绕毛际，入髀厌中，故经脉中血气留闭，络脉痹阻，发为腰痛。因胆经上抵头角，下耳后，循颈，故胆络不通，而见"循循然，不可以俯仰"之候。"成骨之端"，乃足少阳胆经之阳陵泉。该穴乃胆经之合穴，以其善治筋病，故又为筋之会。本穴具调达枢机、疏泄肝胆、通经活络之功,故为胆脉痹阻腰痛之治穴,尤为西医学之腰椎病伴坐骨神经痛之治方。今以按摩术代替针刺术,名"足少阳脉令人腰痛摩方"。

(2)足阳明脉令人腰痛摩方:《素问·刺腰痛》云:"阳明令人腰痛,不可以顾,顾如有见者,善悲,刺阳明于䯒前三痏。"盖因足阳明脉,起于鼻,交频中,下循鼻外,入上齿中,还出夹口环唇,下交承浆,循颐后下廉,出大迎;其支别者,下人迎,循喉入缺盆;其支者起于胃下口,循腹里至气街中而合,以下髀。故胃脉痹阻,而见腰痛不可以顾。"䯒前三痏"即足三里穴。该穴乃足阳明胃经之合穴,为该经脉气汇合之处,故有补脾胃、调气血、通经络之功,可解腰痛不可以顾之症。今以按摩术代针刺术,名"阳明脉令人腰痛摩方"。

(3)足少阴脉令人腰痛摩方:《素问·刺腰痛》云:"足少阴令人腰痛,痛引脊内廉,刺少阴于内踝上二痏。"盖因足少阴肾经之脉,上股内后廉,贯脊属肾,且"腰为肾之外府",肾脉之血气留滞,痹阻肾府络脉,故"腰痛,痛引脊内廉"。复溜穴位于踝上二寸,故谓"内踝上二痏"。盖因复溜乃足少阴肾经之经穴,具补肾益元、畅达肾经脉气之功,故施以按摩术,俾血气流畅,而无痹阻之弊,今名"足少阴脉令人腰痛摩方"。

(4)飞扬之脉令人腰痛摩方:《素问·刺腰痛》云:"飞阳之脉令人腰痛,痛上怫怫然,甚则悲以恐,刺飞阳之脉,在内踝上五寸,少阴之前与阴维之会。"《灵枢·经脉》云:"足太阳之别,名曰飞扬。"飞扬,乃足太阳膀胱经之别络,具宣发太阳经气、舒筋通络之功,为足太阳膀胱经之络穴,别走足少阴肾经,故又具通达肾府之用。足太阳经，其直者"夹脊，抵腰中，入循膂""其支者，从腰中下夹背，贯臀，入腘中""其支者……别下贯胛，夹脊内，过髀枢"。若邪犯足太阳膀胱经，则血气留闭，络脉痹阻，故病如是。盖因筑宾乃足少阴肾经与阴维脉的交会穴，又为阴维脉之郄穴，具和阴通阳、化瘀散结之功。故对二穴施以按摩术，今名"飞扬之脉令人腰痛摩方"。

(5) 腰痛不可转摇摩方：《素问·骨空论》云："腰痛不可以转摇，急引阴卵，刺八髎与痛上，八髎在腰尻分间。"盖因足太阳膀胱经"夹脊，抵腰中，入循膂……属膀胱""其支者，从腰中下夹脊""督脉者，起于少腹以下骨中央""其络循阴器""至少阴与巨阳中络者，合少阴上股内后廉，贯脊属肾""夹脊，抵腰中，入循膂，络肾"。因督脉乃阳脉之海，故邪客督脉、足太阳膀胱经，血气留闭，络脉痹阻，而见"腰痛不可以转摇，急引阴卵"之候。八髎乃足太阳膀胱经之腧穴，具益肾荣督、畅达太阳经脉气之功；"痛上"，即督脉之腰俞穴，乃腰肾精气所过之处，具益元荣督、强筋健骨、通经活络之功，而为腰痛之要穴。诸穴相伍，施以按摩术，名"腰痛不可转摇摩方"。

4. 肾虚腰痛

临床症状：腰部酸软而隐痛，喜按喜揉，腰膝无力，遇劳则甚，卧则痛减，常反复发作。偏阳虚者，则少腹拘急，手足不温，少气乏力，舌淡，脉沉细。偏阴虚者，则五心烦热，失眠，口干咽燥，面色潮红，手足心热，舌红少苔，脉弦细微数。

证候分析：腰为肾之外府，肾主骨生髓，肾元亏虚，腰脊失濡，故酸软无力、其痛绵绵、喜按喜揉，乃肾元亏虚之候。劳则气耗，故遇劳则加剧，卧则减轻。阳虚不能温煦筋脉，故见小腹拘急。四肢不得温养，故手足不温。脉舌之候亦阳虚之象。若阴虚则津液不足，虚火上炎，故见心烦失眠、口干咽燥、面色潮红、五心烦热。舌脉之象亦阴虚有热之候。

治法：偏肾阳虚者，宜温补肾阳；偏肾阴虚者，宜滋补肾阴。

处方：阳关委中肾俞摩方、肾经募俞摩方。若阳虚者，可伍肾虚扶阳摩方、人中委中摩方。若阴虚者，可伍滋肾壮水摩方。

方解：（1）阳关委中肾俞摩方（腰阳关、委中、肾俞）：见"寒湿腰痛"一节。

（2）肾经募俞摩方：募穴是五脏六腑之气汇集于胸腹部的腧穴。背俞穴是脏腑之气输注于背部的腧穴。肾经募穴为京门，为肾气集聚之处；肾俞乃肾经之背俞穴，腰为肾之府，二穴均具益元荣肾壮腰之功。故对二穴施以按摩术，名"肾经募俞摩方"，为治肾虚腰痛之效方。

（3）肾虚扶阳摩方：《扁鹊心书》云："为医者，要知保扶阳气为本。"故有"窦材灸法"传世：以关元为主穴，伍同经之气海、中脘、脾经食窦。关元为任脉与足三阴经交会之穴，此即《灵枢》所谓"三结交"之穴。冲脉起于关元，关元有益元固本、补气壮阳之功。气，指元气；海，洋也。气海穴在脐下，乃任脉经气所发之处，为人元气之海也，故名气海。气海穴又称下气海，具温补下焦、益元荣肾之功，同关元一样，乃"从阴引阳"之谓也。中脘，任脉之腧穴，为胃之募穴，腑之会穴，又为任脉与手太阳膀胱经、手少阳三焦经、足阳明胃经交会穴，具较强的健脾和胃之功。食窦乃脾经之腧穴，以其"能接脾脏真气"被窦材称为"命关"，与中脘穴共成健脾和胃、益气生血、培补后天生化之源之功。今以摩法代替灸法，名"肾虚扶阳摩方"，以其治阳虚之疾，尤为肾阳虚腰痛之良方。《灵枢·五音五味》云："冲脉、任脉皆起于胞中。"《素问·奇病论》云："胞络者系于肾。"《素问·骨空论》云："督脉者……合少阴……贯脊，属肾……与太阳……夹脊，抵腰中……络肾。"由此可见，关元、气海、中脘皆任脉经气灌注之部，关元乃"三结交"之穴，且冲脉起于关元，其益肾扶阳，乃《黄帝内经》"从阴引阳"之用也。而食窦、中脘之伍，健脾和胃，以助气血生化之源，此乃"从阳引阴"之治。故该方阴阳同补、益元补肾而愈腰痛。

（4）人中委中摩方：人中又名水沟，为督脉之要穴，又为督脉与手足阳明经的交会穴，具荣督通脉之功；委中为足太阳膀胱经之合穴，具激发脉气、畅通气血之功。二穴相伍，乃益督通阳之法，施以按摩术，名"人中委中摩方"，为阳虚腰痛之治方。

（5）滋肾壮水摩方：然谷为足少阴肾经之荥穴，具补肾荣冲、通利三焦之功而治身热。太溪为足少阴肾经之输穴，具滋肾阴、退虚热之功。复溜为足少阴肾经之经穴，具补肾益元、促气化之功，《素问·刺腰痛》谓其为治腰痛之要穴。肓俞与膏肓俞、胞肓、肓门相通，《采艾编翼》云："肓俞，背有肓门，言肾所注也。"且肓俞为足少阴肾经与冲脉交会穴，具益元荣肾之功。故诸穴相伍，施以按摩术，名"滋肾壮水摩方"。此即"壮水之主，以制阳光"之谓也。

后　　记

寄语师承工作室的同学们

《灵枢·禁服》篇，有一段雷公拜师黄帝之文字，即"割臂歃血之盟"，此乃医道须传于贤者之谓也。对此，《灵枢·终始》篇尚有"传之后世，以血为盟，敬之者昌，慢之者亡，无道行私，必得夭殃"之记；《素问·气交变大论》有"其人不教，是谓失道，传非其人，慢泄天宝"之语。均说明了良师收徒有一个很重要之医学伦理学问题，即收徒标准是有医德之人。当然现今收徒不必有"割臂歃血之盟"，然孙思邈"大医精诚"之盟，《万病回春》"医家十要"之誓，是必须具备之律条。盖因中医学乃"精光之论，大圣之业，宣明之道，通天无穷，究于无极"之学。对此，《素问·气交变大论》尚有"夫道者，上知天文，下知地理，中知人事，可以长久，此之谓也"之论。此即"通于无穷者，可以传于后世"之谓。《灵枢·官能》篇引《针经》曰："得其人乃传，非其人勿言。"何以知其可传？该篇以黄帝之言解之："各得其人，任之其能，故能明其事。"复云："各得其能，方乃可行，其名乃彰。不得其人，其功不成，其师无名。故曰：得其人乃言，非其人勿传，此之谓也。"此段经文表述了弟子能彰其师之术者，方可不侮师名。

20世纪60年代有"名师带高徒"中医政策之实施；80年代又实施了"老中医药专家继承工作指导老师"之带徒模式；近期又在实施"名中医传承工作室"之名师带高徒政策。余认为中医学术之传承，不在形式，重在内容。实际上是要达到《黄帝内经》"以彰经术，后世益明"之传承目的。《灵枢》"师传""官能"，《素问》"疏五过论""征四失论"诸篇，均有明示。如《素问·疏五过论》黄帝与雷公之问可以借鉴，其云："黄帝曰：呜呼远哉！闵闵乎若视深渊，若迎浮云，视深渊尚可测，迎浮云莫知其际。圣人之术，为万民式，论裁志意，必有法则，循经守数，按循医事，为万民副，故事有五过四德，汝知之乎？雷公避席再拜曰：臣年幼小，蒙愚以惑，不闻五过与四德，比类形名，虚引其经，心无所对。"由此可见，上古名医雷公尚且如此，而今之名师与高徒又是一种什么境界呢？以往中医传承工作败笔之处，是弟子对其师之术，正像《素问·著至教论》所云："诵而未能解，解而未能别，别而未能明，明而未能彰。"至于在名医侧侍诊半日，或听名师一堂讲座，即称"某公弟子"，更属荒唐之事了！我随家父吉忱公行医达半个多世纪，于1963年又拜师牟永昌公，也没举行仪式，更没磕头、鞠躬，因蒙师长家父三岁，我叫了声"大伯"，便开始了从师生涯。朝斯夕斯，念兹在兹，凡六易寒暑，为师唯一弟子。作为二公之传人，学研二公医疗经验，进行临床报道，探讨二公之学术思想，而有"柳吉忱及其学术思想简介""牟永昌及其学术思想简介"二文，于1995年入选《齐鲁名医学术思想荟萃》；有"果行毓德，救世济人"之文，为吉忱公之传记，入选《名老中医之路续编》第一辑。几十年来，我得暇便研读二公之医案，解读之，彰其术而习用之，并着手编撰《牟永昌诊籍纂论》《柳吉忱诊籍纂论》，其后又整理家父吉忱公之四部中医经典讲稿：《内经讲稿》《伤寒论讲稿》《温病学讲稿》《本草经讲稿》，以期传承家父、蒙师之术，此即《素问·举痛论》"令言而可知，视而可见，扪而可得，令验于己而发蒙解惑"之谓也。

近几年，大家劝我成立中医传承工作室，鉴于师承是件很严肃的事情，我均以年事已高坚辞。

戊戌年季秋，肖培新老师取道青岛，特专程来莱阳探望我，再次建议我建"中医传承工作室"，并赠其甲骨文书法大作"大医鸿儒"予我。当然朋友的盛情心领了，然"大医鸿儒"这四个字，我可就承受不起了。家父吉忱公的蒙师李兰逊先生乃清末贡医，儒医也；我蒙师永昌公之父牟熙光先生，乃清末秀才业医，儒医也。而家父吉忱公，蒙师牟永昌公，均有私塾习国学的经历，习医又从师于儒医，故二老均是学业有成的一代名医，亦儒医也。上两代之医者，不都是"大医鸿儒"吗？而我只不过是这几位"大医鸿儒"的徒子徒孙罢了！这时我恍然有悟，我秉受的是栖霞柳氏济生堂、牟氏丰裕堂两支儒医之学啊！家父吉忱公"理必《内经》，法必仲景，药必《本经》"之训，不正是儒医的传承之路吗？由此说来，"柳氏医学流派"是秉承一条世医的传承轨迹。于是看来，肖老师之书作寓意深远！我也感受到一种任重道远的担当，所以也就同意并让学生王永前筹建"中医传承工作室"事宜。在此期间，我回忆从师的往事，记述之，于是结集成《师承纪事》。其间，并将我及蔡锡英老师的学术研究论文，由工作室的负责人王永前在"柳少逸中医传承工作室"网上陆续发表之。除入选《柳少逸医论医话选》《蔡锡英医论医话选》的文章外，我还将有关文章分专题汇编了《柳少逸经络研究发微》《柳少逸肾病研究发微》。余者随同我历年的国学讲记、名医评说、序及跋语，汇编成《柳少逸讲习笔录》《柳氏方证立论法式与临床讲记》的小册子。若说《讲习笔录》是我"所传"的笔记，那《师承纪事》则是我"所承"的医事实录了。或"医话"，或"讲记"，或"发微"，或"纪事"，或"笔录"，这些我名之曰的"小册子"，不算是什么著作，其结集，意在于使同学们学习得法，传承有序，此亦"令验于己而发蒙解惑"之谓也。

工作室的同学，除了侍诊临床外，尚有写读书笔记、临床心得、病历分析等课目，为了提高同学们的学术水平，我又进行了"方证立论法式与临床"的系列讲座，事后结集，名《柳氏中医方证法式》，以供同学们在师承中借鉴之。若同学们学有所成，我此番之耕耘，也算有所获了。

今录《尚书·周官》语与同学们共勉："功崇惟志，业广惟勤。"

师字少逸
2020 年 2 月 18 日